体育康复学

（第2版）

荣湘江　刘　华　周　华　主编

人民体育出版社

图书在版编目（CIP）数据

体育康复学 / 荣湘江, 刘华, 周华主编. -- 2版
. -- 北京：人民体育出版社, 2023
全国普通高等学校运动人体科学专业与运动康复专业
教学用书
ISBN 978-7-5009-6208-3

Ⅰ. ①体… Ⅱ. ①荣… ②刘… ③周… Ⅲ. ①体育疗
法—康复医学—高等学校—教材 Ⅳ. ①R455

中国版本图书馆CIP数据核字(2022)第165081号

*

人民体育出版社出版发行
三河市紫恒印装有限公司印刷
新 华 书 店 经 销

*

787×1092　16 开本　20 印张　421 千字
2023 年 10 月第 2 版　　2023 年 10 月第 12 次印刷
印数：23,301— 26,300 册

*

ISBN 978-7-5009-6208-3
定价：57.00 元

社址：北京市东城区体育馆路 8 号（天坛公园东门）
电话：67151482（发行部）　　　邮编：100061
传真：67151483　　　　　　　　邮购：67118491
网址：www.psphpress.com
（购买本社图书，如遇有缺损页可与邮购部联系）

编写组成员

主　编：荣湘江　　刘　华　　周　华

副主编：曹　岩　　梁丹丹　　张　童

编写人员（按姓氏首字母拼音为序）

曹　岩（宝力豪健身有限公司）

戴迎春（上海市青浦区辅读学校）

江　岩（上海体育学院）

雷　莎（绵阳市第三人民医院）

李　苟（山东体育学院）

李　圆（解放军总医院第八医学中心）

刘丰彬（大连大学）

刘　刚（湖南科技大学）

刘　华（首都体育学院）

荣湘江（首都体育学院）

田　鹏（山西工程科技大学）

王　博（北京体育大学）

王　玮（安阳师范学院）

张　童（首都体育学院）

张春梅（北京大学第三医院）

周　华（北京大学第三医院）

前　言

　　本教材自出版以来深受各个开设运动人体科学专业院校的喜欢，在第一版出版后已印发了数万册，在出版社和学校的期望下，我们启动和完成了第二版的编写工作。

　　在第一版出版后的数10年里，体育康复的知识发生了翻天覆地的变化，所以第二版在第一版的基础上进行了大篇幅的修改。第二版参加编写的有首都体育学院、上海体育学院、山东体育学院、大连大学体育学院、湖南科技大学、北京体育大学、合肥职业技术学院、安阳师范学院、北京大学第三医院、上海市青浦区辅读学校、解放军总医院第八医学中心、绵阳市第三人民医院、宝力豪健身有限公司等单位，都是在体育院校从事"体育康复"课程教学的骨干。此外，还邀请了两位来自医院的临床工作者。教学和临床的紧密结合，让本书的出版充满了意义。

　　修改后共有10章，分别是体育康复学概述、康复医学概述、运动处方、体育康复的功能评定、运动系统伤病的体育康复、心血管系统疾病的体育康复、呼吸系统疾病的体育康复、代谢障碍的体育康复、神经系统疾病的体育康复、人工智能在体育康复中的应用。着重突出了疾病治疗的新方法、新技术，也跟随时代步伐，对人工智能在体育康复中的运用进行了详细介绍。

　　"体育康复学"是研究如何将体育的方法与手段运用到各种疾病和损伤的康复治疗中的一门综合性应用学科。它是在医疗保健与体育运动相结合的过程中发展起来的一门新兴的综合性交叉学科。

　　学习"体育康复学"的目的是将体育运动中的方法与手段运用到疾病和损伤的治疗中，加快患者的康复过程，减轻或减少疾病和损伤给人体带来的残疾，发展机体的代偿功能，以使伤病者尽快回归社会。随着社会的现代化发展，各种疾病和损伤的死亡率已经在逐步下降，而所遗留的各种器官的功能缺失或残疾却越来越多。在此过程中，"体育康复"发挥了不可替代的重要作用，其自身也逐步发展成为一门独立的学科。

　　"体育康复学"是运动人体科学的主干专业课程，学生通过本门课程的学习，要了解和掌握"体育康复"的发展历史、运动对人体的基本作用机理和主要作用、不同的运动方式对人体的作用特点以及目前适用运动疗法的主要疾病及其今后的发展趋势。

学习"体育康复学"，必须坚持辩证唯物主义的思想、观点和方法，正确认识人体结构与机能之间的辩证关系。结构与机能是相互依存、相互制约的。结构决定机能，而机能的运用也会对结构产生影响。例如人体的肩（盂肱）关节，从解剖学结构上看，它是一个悬垂球窝关节，可以围绕三个方向轴运动，其关节囊松弛、周围韧带薄弱、关节面差大。因此，反映到机能上，它是一个灵活度很大的关节，可以做大范围的转肩运动，但是它同时在解剖学结构上存在着关节不够牢固的弱点。

首先，要正确认识机体与外环境的辩证关系。"健康"这一概念的生理学解释应是人体内外环境的高度平衡与统一，哲学告诉我们世间一切事物的"平衡""统一"都是相对的，不平衡是绝对的。在体育康复学研究中，我们也要遵循这一客观规律，积极运用各种科学的方法和手段，不断利用环境、改善运动环境，同时调动机体的主观能动性去积极适应外界环境变化和运动负荷对人体的作用，使之进行科学、合理的体育运动。这样，就可以促进疾病的康复，减轻或减少疾病和损伤带来的残疾，发展机体的代偿功能。

其次，要学习好体育生物科学的基础理论知识，如运动生理学、运动解剖学、运动生物化学等，这些学科都是构成体育康复学这一"综合"学科的基础。

最后，要坚持理论联系实际的良好学风，做到学以致用、用以致学，不断向实践学习。要深入体育运动实践中去，要学习体育运动，熟悉体育运动，热爱体育运动，并身体力行。体育康复学的学科属性就是应用学科，学科内容中很多是实践操作。因此，要密切联系实际，加强实际动手能力的培养，除了理论知识外，还必须有感性认识与体会。

"路漫漫其修远兮，吾将上下而求索"。学科与专业建设是高校可持续发展的动力来源，其中教材建设是最为重要的环节之一。首都体育学院在教育部本科教学水平评估和北京市教委党建评估双双获优的基础上，提出注重学科与专业建设。我们期望通过这项工作的完成，能够为运动人体科学学科的可持续发展增添更多的动力。

目　录

第一章　体育康复学概述

体育康复是现代康复医学的重要内容和手段之一，也是体育学院专业核心课程之一，它是一门对功能障碍进行预防、诊断、评估、治疗、训练和处理的综合性应用学科。

第一节　基本概念

康复医学是一门新兴的交叉学科，是20世纪中期出现的一个新概念，以消除和减轻人的功能障碍、弥补和重建人的功能缺失、设法改善和提高人的各方面功能为核心。随着学科的发展，康复医学服务的对象越来越广泛，从最早的残疾残障，发展到面向临床疾患、大众健康、产后保健、运动指导等广大受众。体育康复则是康复医学中的重要分支，主要采用运动手段促进健康，改善社会功能。

一、康复的概念

康复一词，译自英语Rehabilitation，是重新得到能力或适应正常社会生活的意思。康复用于现代医学领域，主要是指身心功能、职业能力、社会生活能力的恢复。世界卫生组织（WHO）在1993年的一份正式文件中提出："康复是一个帮助病人或残疾人在其生理或解剖缺陷的限度内和环境条件许可的范围内，根据其愿望和生活计划，促进其在身体上、心理上、社会生活上、职业上、业余消遣上和教育上的潜能得到最充分发展的过程"。

二、体育康复的概念

体育康复学是体育学的一个分支，是把体育学与康复医学融于一体的应用性课程。体育康复学是现代康复医学的重要内容和手段。随着人们健康新观念的发展和对生活质量要求的提高，该学科逐渐成为体育学科领域科学研究和实践工作必不可少的核心。

体育康复是根据伤病的特点，采取体育运动的手段或机体功能练习的方法，以达到伤病的预防、治疗及康复的目的。

体育康复是促进恢复机体正常功能的行之有效的方法和手段。早在原始社会，人们在同大自然斗争的过程中，就逐渐积累了用体育手段防治疾病的经验。现代体育发展迅猛，体育康复不下数百种，但按其目的和任务来分，可分成健身类疗法、健美类疗法、娱乐类疗法和竞技类疗法。其中，健身类疗法的目的是健身、康复和治疗疾病。而医疗体操历来是体育康复的重要内容之一。

三、体育康复的特点

（一）强调积极主动性

这是与中国传统康复治疗最大的区别。进行体育康复，要求患者主动参加治疗过程，通过锻炼自我治疗。有利于调动患者治病的积极性，使其树立治疗信心，促进健康恢复。

（二）注重方法科学有效

体育康复方法、手段的应用，必须严格按照"运动处方"来执行。一个完整的运动处方除简单记录体检及功能评定结果外，还应包括康复的目的、运动的种类（项目）、运动强度、运动时间、每周运动的频率、注意事项（禁忌证）等。

（三）着眼于整体观念

将运动者看作一个整体，体育康复不仅通过神经反射和神经体液的调节机制，以达到全身体力的恢复以及功能改善的目的，而且可以根据肌力低下、关节活动度受限等局部损害进行局部体育康复，改善肌力低下、关节活动度受限的情况。

（四）自然非药物疗法

体育康复利用人类固有的自然功能（运动）作为治疗手段。运动种类丰富多样，因此，根据患者的自身特点及不同运动目的，制订运动方案，副作用小。

第二节　体育康复的生理作用

体育康复的各项运动必然会引起机体各器官、系统相应的生理反应，各种不同的专门练习对创伤和病变局部起着相应的治疗作用。

一、提高中枢神经系统的调节机能

中枢神经系统对全身各器官功能起到调节作用。对中枢神经系统来说，需要不断接受周围各器官的刺激来保持自身的紧张度和兴奋性，从而维护正常的机能运行。当人体患病或受伤后被迫采取静养或长期卧床休息时，由于缺乏运动，使运动器官及其他感受器传到大脑皮质的兴奋性明显减低，因而减弱了对全身器官系统的调节，造成机体内部以及机体与外界环境的平衡失调。针对这种情况，适当的体育运动能加强本体感受刺激，通过传入神经来提高中枢神经系统的兴奋性，改善大脑皮质和神经体液的调节功能。由于神经系统调节功能得到改善，机体对外界环境的适应能力和对致病因素的抵抗力增加，从而提高了防病能力。

二、改善血液循环和新陈代谢

卧床或缺少运动时，身体处于低机能活动水平，特别是血液循环和新陈代谢功能变得很差，不利于疾病痊愈和康复。体育锻炼能通过神经反射和神经体液调节，来改善全身血液循环和呼吸功能，改善新陈代谢和组织器官吸收营养的过程，使整体的功能活动水平提高，从而有利于身体痊愈和康复。

对于局部损伤，由于肌肉的活动能改善血液、淋巴循环及加强组织营养代谢过程，因而能加速炎症产物的吸收和局部损伤瘀血的消散，促进组织再生和修复。曾经有人在动物实验中观察到：受伤的肌肉经过早期运动后，肌肉的缺损部分完全由肌肉组织填充而愈合，并且恢复了肌肉的弹性功能。另一些没有运动的肌肉受伤后则由疤痕组织代替，而肌肉功能减弱。韧带切断实验证明，虽然损伤的韧带都可以愈合，但是，运动的韧带细胞及胶原纤维排列有规律，似正常韧带结构，而不动的细胞及胶原纤维排列零乱。在骨折病变的临床观察中可以看到，早期采用体育康复的患者，骨痂形成的时间比不进行锻炼者缩短了三分之一，而且骨痂生长良好，新生骨痂很快就具有了正常骨组织的功能。

三、维持和恢复机体的正常功能

体育康复的作用表现在可以促进机体功能的正常化，在患者机体或某一系统出现障碍时，通过专门的功能运动练习，能促使其功能恢复正常。例如，因骨折固定后引起的肢体功能丧失，进行体育康复，可使局部血管扩张，血流加快，提高酶的活性，使肌纤维增粗，改善软骨组织营养，并可牵伸挛缩粘连组织，从而使肢体功能恢复。

又如，大脑损伤或病变引起肢体麻痹时，可以通过被动运动或利用某些本体反射来恢复肢体的运动功能。此外，运动练习还能维持原有的运动性条件反射，消除或抑制病理性反射，因此有助于功能的恢复。

四、发展身体代偿功能，增强机体免疫防卫系统

损伤或疾病可使身体某些器官功能发生严重损害，甚至完全丧失，但依靠代偿作用，机体能使这些受损器官的功能尽量恢复。体育康复对发展身体的代偿功能有很大的作用。例如，断肢移植患者，经过反复的专门运动训练，可以使断肢功能形成新的运动技巧。

第三节　体育康复的基本方法

体育康复的方法和手段很多，主要有医疗运动、运动疗法和我国传统体育疗法等。

一、医疗运动

（一）医疗运动的概念

医疗运动是指将体育手段用于疾病的预防、治疗及康复。

（二）医疗运动的特点及应用

常用的体育手段是以有氧训练为主的耐力性项目，对增强患者体质、发展心肺功能有较大作用，适用于体力中等的慢性病患者和健康的中老年人。医疗运动是冠心病、高血压、糖尿病、肥胖病等患者的主要康复手段。

（三）医疗运动的分类

1. 走、慢跑、骑车、上下台阶等周期性运动

这类运动强度可达最大摄氧量的50%～60%，主要锻炼人体有氧运动功能，而且这类运动容易控制运动强度及运动量。走和跑通过调节其速度、坡度、距离、时间等；

骑车通过调节阻力大小及蹬车时间；上下台阶以调节台阶高度、上下台阶频率及持续时间等来控制运动强度及运动量。有氧运动一般以最大摄氧量的40%～70%为安全有效强度的上下限，对心肺功能和新陈代谢起着有效的锻炼作用。这类运动对增进全身健康，防止过早衰老，防治高血压、冠心病、糖尿病等慢性疾病以及"运动不足病"都有良好作用。

2. 游泳和划船

这类运动的特点是全身运动，且强度较大。从动作结构看，游泳和划船主要是上肢肌肉和肩胛带的活动，运动时下肢肌肉也参加活动，因此能加强四肢肌肉力量并改善关节的运动功能。此外，这两项运动对呼吸系统也有良好影响，广泛用于神经衰弱、脂肪代谢障碍和慢性支气管炎恢复期患者。

3. 球类运动

羽毛球、乒乓球、高尔夫球、保龄球、门球、地掷球以及篮球、排球中某些动作（如投篮、传接球等）均可选用。球类运动是一种全身肌群几乎都参与活动的综合性运动项目，能活跃情绪，对神经系统、心血管系统和呼吸系统提出了较高的要求，适合于体力达到一定水平的人。

二、运动疗法

运动疗法是指利用器械、徒手或患者自身力量，通过某些运动方式（主动或被动运动等），使患者获得全身或局部运动功能、感觉功能恢复的训练方法。运动疗法是康复医学中主要的和基本的治疗措施之一，包括医疗体操、增强肌力训练、关节活动度训练、耐力训练、平衡训练、协调性步态训练、中枢神经系统损伤后促进运动功能恢复的技术、手法治疗、牵引技术等，这些治疗措施在促进患者康复方面发挥着重要作用。

（一）医疗体操

医疗体操是为达到预防、治疗及康复目的而专门编排的体操运动及功能练习。它对运动器官的功能恢复具有良好的作用，也可用于某些内科疾病的防治。

1. 医疗体操的特点

（1）选择性强
由于医疗体操是按照伤病情况编排的体操动作及功能练习，故可根据各种伤病的性质和病情有针对性地选择运动内容，使其既可作用于全身也可作用于局部。它的准备姿势、活动部位、运动幅度、运动速度（动作的复杂性及肌肉收缩程度等）都可以根据需要来选择，并针对伤病个别对待。

（2）容易控制和掌握运动量

医疗体操根据伤病的情况，选择不同的运动量、动作幅度、持续时间、重复次数等，准确地控制运动量，使患者恢复得更快。

（3）发展不同的身体素质

根据不同伤病所编排的医疗体操，可分别达到发展力量、耐力、速度及协调、平衡关节活动的幅度等不同身体素质，适合康复者进行锻炼。

（4）提高患者情绪

因为医疗体操动作多样化，不仅可以根据病情进行编排，还可以根据患者的兴趣爱好进行编排。这样有助于提高患者的积极性，从而取得更好的锻炼效果。

2. 医疗体操的种类

医疗体操根据运动方式及目的不同，可分为下列几种：

（1）被动运动

被动运动是依靠外力帮助来完成动作的一种运动。活动时应使肌肉放松，固定其近端关节，远端肢体由助力帮助，根据病情需要尽量进行关节各方向全幅度的运动，运动应在无痛范围内进行。动作应先缓慢，活动幅度应逐渐加大，严禁冲击或使用突然的暴力活动。它适用于治疗主动运动不足、完全性瘫痪等，能起到缓解肌肉痉挛，牵伸挛缩的肌肉和韧带，恢复或维持关节活动幅度的作用。

（2）助力运动

助力运动是在患者的患肢没有足够的力量完成主动运动时，由医务人员使用患者的健侧肢体或利用器械提供力量来协助患肢进行运动。进行助力运动时，应以患者主动用力为主，助力为辅，互相配合。助力应与主动用力配合一致，避免以助力代替主动用力，随着肌肉力量的恢复，逐渐减少助力部分。助力运动适用于创伤后肌肉无力或功能丧失的情况，也可在关节活动存在障碍时用助力来帮助加大关节活动幅度。

（3）主动运动

主动运动是由患者自己主动进行单关节或多关节的、单方向和不同方向的运动。主动运动是日常生活中最常见的功能活动形式，也是体育运动中的主要运动形式，同时广泛应用于医疗康复中。还有一种称为传递神经冲动的练习，是通过意念从大脑有节律地向肌肉主动传递神经冲动，广泛应用于偏瘫、截肢和周围神经损伤等丧失功能的肌肉，可与被动运动配合应用，能有效地促进主动运动的恢复。但是任何形式的主动运动都必须注意掌握正确的姿势和适宜的活动范围。

（4）抗阻运动

抗阻运动是肢体在主动运动中克服外部给予的阻力完成动作，重点用于发展肌力。阻力可来自他人、自身、健肢或器械，但抗阻运动一般采用负重方式进行，如举哑铃、提沙袋、抛实心球、拉弹簧和橡皮筋等方式进行抗阻练习。阻力的大小根据患者的情况而定，随病情的好转逐渐调整。抗阻运动广泛用于各种原因所致的肌肉萎缩。

（5）本体促进法

本体促进法是通过刺激本体感受器而促进和加速机体神经肌肉系统功能恢复的一种方法。它是通过对动作施加阻力以加强肌肉收缩，利用牵张反射、反牵张反射、姿势反射和刺激视觉、触觉、听觉等感受器来加强运动的方法，是治疗瘫痪患者时用于神经肌肉再训练的有效方法。特别适用于肌力很弱、主动运动困难者，亦可用于一些骨关节疾病和软组织损伤的康复治疗，以增强肌力和恢复关节活动范围。

（6）放松运动

放松运动是一种常用的有节律的柔和而费力少的练习。例如，肢体摆动性练习和主动意识性放松练习等。广泛用于痉挛性麻痹、高血压、支气管哮喘等病症。此外，运动结束时也应该做放松运动，以利于肌肉疲劳的消除。

（7）矫正运动

矫正运动是一种用来矫正脊柱和胸廓畸形、扁平足及外伤引起的畸形的运动。在有利于畸形矫正的预备姿势下，进行选择性增强肌肉的练习，以增强被畸形牵拉而削弱的肌肉，加强可进行畸形矫正的肌肉群，同时牵伸由于畸形影响而缩短的肌肉和韧带。

（8）协调运动

协调运动是一种恢复和加强协调性的运动。它是由简单到复杂、由单个肢体到多个肢体的联合协调运动，包括上下肢运动协调、四肢躯干的运动协调、左右两侧肢体对称或不对称的运动协调等。上肢和手的协调运动应在训练动作的精确性、反应速度以及动作的节奏性方面进行锻炼；下肢的协调运动主要练习正确的步态和上下肢动作的配合、协调等。协调运动主要用于中枢、周围神经疾病和损伤患者。

（9）平衡运动

平衡运动是一种锻炼身体平衡能力的运动。锻炼时身体的支持面应由大逐渐到小，身体重心由低逐渐到高，由视觉监督练习逐渐过渡到闭目练习。平衡运动直接作用于前庭器官，加强其稳定性，可改善身体的平衡功能，常用于神经系统或前庭器官病变而引起的平衡功能失调。

（10）呼吸运动

呼吸运动是改善呼吸功能、促进血液循环、减轻心脏负担的一种运动。常用的有一般呼吸运动、局部呼吸运动和专门呼吸运动3种。一般呼吸运动有单纯的练习、配合肢体躯干运动的呼吸等。局部呼吸运动是重点作用于某一侧或某一部分肺叶的呼吸练习，例如，胸式呼吸主要作用于肺尖和肺上叶，膈式呼吸主要作用于肺底部和肺下叶，配合侧弯的呼吸重点作用于一侧的肺叶。专门呼吸运动有延长呼气和延长吸气的呼吸练习，在呼气时可配合发音或用手压迫胸廓来增加排气量。局部呼吸和专门呼吸练习主要用于慢性支气管炎、肺气肿、支气管哮喘和胸膜炎等呼吸系统疾病和胸腔手术后患者。

（11）器械运动

器械运动是依靠器械进行的主动、助力、抗阻或被动运动。利用器械的重量、杠杆作用、惯性力量和器械的依托来增强肌力，扩大关节运动幅度，发展动作的协调性。应用器械还可以使体操动作多样化，提高患者锻炼的兴趣。医疗体操中常用的器械有两类，一类是自由重物，如沙袋、哑铃等；另一类是大型力量练习器，如联合练习器械、墙挂拉力器、功率自行车、跑台等，常用于病愈后恢复局部力量和体力。

（二）肌力增强训练

1. 肌力和肌耐力

肌力是指骨骼肌收缩时产生的最大的力。根据收缩强度不同，Lovett徒手检测法人为地将其划分为6级，即0、1、2、3、4和5级，5级为正常肌力，其他几级都属于肌力减弱，需进行增强肌力训练，以改善运动功能。肌力有瞬时肌力和较长时间保持的肌力之分，前者称为肌力，后者称为肌肉耐力，但二者密切相关。肌力是肌肉耐力的基础，肌力增强，肌肉耐力也提高。

2. 训练方法

当肌力在3级或以下时，可采用肌肉电刺激、辅助运动、负荷运动、主动运动增强肌力；当肌力在3级或以上时，可采用抗阻训练增强肌力。根据骨骼肌肌丝滑行理论及生理学上肌纤维长度小于张力的关系，在肌纤维稍长于静息状态的长度时，肌肉收缩产生的张力最大，肌张力增加最易增强肌肉力量。因此，在肌肉收缩时给予阻力负荷以提高该肌肉的肌张力，是增强肌力的基本训练方式，即抗阻训练法。抗阻训练方式有以下3种：

（1）等长抗阻训练

等长抗阻训练又称为静力练习，指利用肌肉等长收缩进行的抗阻训练。肌肉等长收缩是指肌肉收缩时，肌肉长度不变，肌张力明显升高，肌力显著提高，但不产生关节活动的运动。

①适应证：主要适用于关节损伤、疼痛、骨折、手术后制动等情况，可防止废用性肌萎缩发生，保持和促进肌力恢复，改善运动功能。

②特点：阻力负荷可以是物品，如墙壁、杠铃、沙袋或力量训练器等，也可以是有力量的其他肌群，或是他人所施加阻力。肌力的增加取决于运动处方的设计，如肌肉收缩次数、持续时间、每周训练频度以及运动强度等。训练效果以静态肌力增加为主，对改善肌肉之间的协调性效果不如其他训练方式好。肌力的增加表现为角度特异性，即仅在训练位置20°范围内肌力增加明显，而超过该角度时肌力增加不明显。

③注意事项：等长抗阻训练时要自由呼吸，不要憋气，以免影响心脏功能和血压，尤其是老年人、体弱或有心脏病者更要注意。

（2）等张抗阻训练

该种训练方法是指当肌肉运动时，作用于肌肉上的阻力负荷就不再改变，张力也很少变化，关节产生运动，包括向心性运动和离心性运动，因此也称为动态性外阻力训练法。

①适应证：任何肌力在3级以上，无运动禁忌证的肌力减弱者。

②特点：肌力增加的同时，可使肌肉跨越关节运动，有利于关节功能活动的实现；训练效果以等张测试时最明显，可以改善肌肉的协调性和关节的稳定性；向心性抗阻训练或离心性抗阻训练取决于患者功能的需要，因为这两种收缩都是人们日常生活中的基本运动方式。阻力负荷一般为器械如沙袋、拉力器、力量训练器等，也可利用自身体重。

③注意事项：施加阻力大小要依患者情况而定，不一定完全按照推荐方法进行。10RM（10RM，即10次最大重复量，是指在抗阻训练中最多仅能充分完成10次运动的最大阻力）数值是可变的，肌力增加后的10RM就大于肌力较弱时的10RM。若要进一步增加肌力，可在新的10RM基础上，再设定新的运动强度。

（3）等速抗阻训练

该训练是在专门的等速运动训练仪上进行的。首先将受训练肢体固定在等速肌力测定训练仪上，设定机器的角速度。在肢体运动的全过程中，运动的角速度不变，但遇到的阻力则随时变化，以使运动肢体肌肉的肌张力保持最佳状态，从而达到最好的锻炼效果。因此，该训练法也称为变阻练习。

①适应证：关节不稳或关节韧带损伤愈合早期不宜使关节韧带承受张力时各种关节活动度受限的肢体肌力增强训练；肢体全关节活动范围内的肌力增强训练。

②特点：为动力性训练，可在一定关节活动范围内进行，也可在全关节活动范围内训练；运动过程中关节活动的角速度恒定不变；运动过程中运动肌肉所承受的阻力是可变的，且机器提供的阻力与肌肉运动的力矩相匹配，不断发生顺应性变化，在肢体运动的全过程中，肌肉都可以承受最适宜的阻力，使训练效果最佳；可做往复运动，使一对拮抗肌都得到锻炼，利于肌力平衡发展。

③注意事项：机器运动速度设置要合理，不要太高或太低，以免影响肌力发展；根据患者情况调节运动幅度，并随病情变化不断进行调整。

3. 适用范围

适用于各种原因引起的肌萎缩、肌力减弱：①周围神经损伤后肌萎缩无力；②骨、关节疾病及手术后，颈、躯干及四肢肌萎缩无力；③肌源性肌萎缩：肌肉病变引起的肌肉萎缩或肌力减弱；④功能性肌肉无力，如腹肌、盆底肌无力；⑤中枢神经系统疾病引起的软瘫及肌力不平衡等。

适用于健身性肌力训练。

（三）关节活动度训练

1. 关节活动度

关节活动度指关节运动时所通过的运动弧或转动的角度。关节活动度分为主动关节活动度和被动关节活动度，前者由肌肉主动收缩产生的，后者由外力作用产生的无肌肉的随意运动。当因器质性或功能性原因损害关节功能，使关节活动范围受限时，都可影响患者日常生活能力。

2. 训练方法

（1）被动运动

根据关节运动学原理，利用机械、治疗师或患者的另一肢体作用所产生的外力，完成关节各个方向的活动，维持关节活动范围，预防关节挛缩。

（2）肌肉牵伸

治疗师缓慢地使患者的某一关节被动活动到其活动范围的极限，然后固定关节的近端部分，牵拉关节的远端部分，使短缩的软组织拉长以增加关节活动范围，也可由患者自己依靠姿势主动进行牵拉。牵拉力应柔和、缓慢且持久，使软组织产生足够的张力又不引起疼痛。牵拉应持续20～30s以上，重复3次。目前认为，缓慢持续牵拉的机制在于长时间牵拉肌肉可使肌梭的兴奋性降低，牵张反射最小，从而降低静态肌张力，使肌腱松弛，关节活动度增加。

（3）本体感觉神经肌肉易化技术

该技术是通过刺激机体本体感觉器官而达到改善关节功能的目的。

收缩—放松技术操作要点：先被动牵拉关节肌肉，然后抗阻等长收缩6～8s，再放松，然后进一步被动牵拉该肌肉，使关节稍疼痛为宜，再重复进行上述操作。该过程反复进行3～6次，每周进行3～5次，关节活动度可逐渐扩大。

（4）主动关节活动度训练

借助器械进行，如滑轮、肩轮、肩梯、踝关节训练器、肋木、体操棒等，也可主动进行伸展练习。主动关节活动度训练与实际生活活动密切相关，因而有更大的功能意义。

（5）辅助方法

由于较高温度可以降低软组织黏滞度，增加关节活动度，因此关节活动度练习常与一些有温热解痉效应的理疗结合使用，如超短波使深部组织的紧张度降低；使用消炎镇痛剂，如口服或局部外用以达到止痛消炎和肌肉放松的目的。这些方法可与其他运动治疗配合应用。

3. 适用范围

关节活动度训练适合以下情况：①关节、软组织、骨骼损伤后疼痛；②骨科术后长期制动；③各种疾病所致肌力、肌张力异常；④关节周围软组织瘢痕、粘连、水肿等症状。

（四）平衡训练

1. 平衡功能

平衡功能是机体运动功能的重要组成部分，与人体肌肉力量、肌张力、内外感受器及姿势反射活动有关。影响平衡的因素很多，如支撑面的软、硬、大、小；人体重心的高、低。一般来讲，静态平衡容易实现，稳定性较大；而动态平衡则使机体重心处于随时变化中，机体需要不断调整，找平衡点，恢复起来相对较难，但一旦恢复，功能性活动能力就明显提高，有很大的实际意义。

2. 平衡训练方法

平衡训练主要有增强无力肌肉的肌力、降低痉挛肌肉的肌张力、增强感觉功能如本体感觉等作用。

（1）静态平衡训练

通过持续躯体姿势的肌肉收缩，维持静态情形下的平衡。达到静态平衡可以是自己仔细调整的结果，也可以由他人协助摆放于平衡的位置。静态平衡训练由易到难依次为坐位平衡、跪位平衡、站位平衡和单腿平衡的训练。身体的支撑面由大到小，重心由低到高，机体维持平衡所动员的感觉系统、反射活动由简单到复杂。静态平衡训练是基本的平衡功能训练。

（2）动态平衡训练

患者在有功能需要或受到外力作用的情况下，有意识、无意识地通过姿势肌肉的调整，保持机体于平衡状态的能力训练。这种训练也可按静态平衡的训练顺序进行。训练方法有软地面行走、平衡板练习、步行、玩游戏、打球、练太极拳等。

3. 适用范围

适用于：①肌无力、肌痉挛；②本体感觉缺失；③视、听觉损伤；④各种神经系统疾病与外伤引起的平衡功能障碍。

（五）中枢神经系统损伤后促进运动功能恢复的训练方法

中枢神经系统损伤后，运动功能障碍主要表现为肌肉瘫痪无力、肌张力增高、痉挛、平衡能力差、运动不协调等运动控制障碍。运动器官本身的功能损害都是继发于病后疼痛、废用、误用等原因，因此治疗上主要是改善运动控制，诱发正常运动活动，从而预防废用或误用性运动功能障碍。中枢神经系统损伤后的运动治疗即是利用各种措施促进这些正常姿势反射和平衡反应出现。要完成功能重组，患者需反复进行功能训练，并自觉地应用到各种日常生活活动中去，形成较为正常的活动模式，因此也称为易化技术。目前主要有Rood法、Bobath法、本体感觉性神经肌肉易化技术和运动再学习法等。

1. Rood方法

Rood方法又称为多种感觉刺激疗法，是通过有控制的感觉刺激，即皮肤刺激、负重、运动等，根据个体的发育顺序，利用运动来诱发有目的的反应。多应用于脑瘫、成人偏瘫及其他运动控制障碍的脑损伤患者的康复治疗中。感觉刺激的方法包括：温度刺激，如冰块、温水、温毛巾刺激皮肤等；机械性刺激，如毛刷刷、小锤扣打、用手轻拍、振动刺激等；关节感觉刺激，如牵拉关节、挤压关节、摇动躯干或肢体等。诱发肌肉收缩方法：快速牵拉肌肉、挤压肌腹、牵伸手或足内部肌肉、逆毛方向轻刷、短时间冰敷刺激等。抑制肌肉痉挛方法：轻微挤压关节、持续肢体牵伸、肌腱止点处加压、中度温热刺激等。

2. Bobath方法

Bobath方法最早是从治疗脑瘫患儿运动功能障碍发展起来的，后来越来越多地应用于偏瘫患者。Bobath技术主要采取抑制异常姿势，促进正常姿势发育和恢复的方法治疗中枢神经损伤患者。主要技术要点是：软瘫期开始，治疗师就针对将会出现的异常痉挛运动模式，利用患者各种姿势反射活动，如紧张性颈反射和紧张性迷路反射进行抗痉挛体位和肢位的摆放；利用残存的躯干肌功能和姿势反射活动，治疗师辅助或患者健肢自助活动患肢，前伸肩胛带和骨盆带，促进卧位下翻身活动和起坐活动恢复；诱发保护性伸展等平衡反应，促进坐位平衡恢复；治疗师利用手法在抗痉挛模式下，从不同方位挤压关节以刺激肢体运动功能恢复。

应用Bobath技术需注意两点：①治疗师应充分了解人类正常运动模式及各种日常活动的组成要素，只有这样才能组织有效的分离运动训练；②治疗师应避免反复大量的被动活动练习，引导患者尽可能进行主动活动，挖掘患者自身潜力，只有这样才能实现有意义的随意运动控制。

3. 本体感觉性神经肌肉易化技术

本体感觉性神经肌肉易化（PNF）技术主要是应用本体感觉刺激促进肌肉收缩，增强肌力，扩大关节活动范围，增加功能活动的方法。基本原理是根据神经肌肉的生理特点，在活动中予以刺激，激发尽可能多的感受器兴奋，从而增强肌肉活动，促使功能性运动实现。其特点是运用螺旋对角线模式运动，通过主缩肌和拮抗肌间的交互收缩、放松，促进肌力的平衡与协调，关键技术为徒手施加阻力，刺激本体感受器、牵拉肌肉、外感受器辅助和要求患者配合等。PNF技术十分复杂，但应用广泛，其适应证包括外周神经肌肉损伤后运动功能障碍和中枢性运动障碍。

PNF训练原则：

①PNF技术是一整套技术的总和，治疗师需专门学习，熟练掌握后方可应用。

②在应用PNF时，初始肢位的放置非常重要，关系到训练效果。因此，PNF技术强调训练体位和起始肢位，一般采用卧位进行，有时也采用坐位训练。

③PNF技术强调肢体功能活动模式中最大限度地刺激本体感觉的同时，视、听、触多种感觉同时作用于患者，最大程度地促使肌肉随意活动与控制，恢复肌力及关节活动度。

④PNF整个操作过程始终要求患者默契配合，不断反馈活动信息，调整肌肉活动。

⑤PNF技术在增强肌力的同时，完善肌肉活动的协调性和加强关节稳定性是其突出优势。

⑥PNF技术的效果在于不断提高患者自主的随意活动能力。

4. 运动再学习方法

运动再学习方法是Carr和Shepherd于20世纪80年代建立起来的。此方法的中心思想是，中枢神经系统损伤后患者运动功能的恢复是一个再学习的过程，在这个过程中，治疗师要设计符合患者相应水平的作业或功能性活动、活动的环境，激发患者的训练动机和个人兴趣，集中患者的注意力，引导患者克服不需要的肌肉活动，反复练习正确的运动，从而达到恢复随意控制的功能性作业活动目的。

技术要素为：①利用各种手段消除患者不必要的肌肉活动，激发正确的运动形成；②通过各种感觉信息使患者了解运动的情况，应用和患者的交流反馈不断调整运动，使之变成期望的正确运动；③反复练习正确运动，并不断变换训练环境，由简单环境到复杂环境，由特定环境到生活环境，使之在中枢神经系统中形成稳固的运动程序，可自由、随意地运动于功能活动中；④强调重心调整、姿势控制对运动再学习的重要性，使患者意识到一切姿势控制和平衡都是功能性运动的前提或协同部分。因此，姿势控制和平衡的训练要在完成作业活动的同时进行，这样才能增强运动再学习能力。运动再学习方法适用于脑卒中及其他中枢性运动功能障碍者。

5. Brunnstrom技术

Brunnstrom技术指利用偏瘫后残余的相对肌力较强的肌肉收缩，使整个运动模式中所有运动神经细胞兴奋都积聚在一起，来增强较差肌肉的力量，或者运用人体发育早期原始反射活动触发患肢的非随意运动，引起微弱肌肉收缩，从而促进肌力恢复。某些患者由于高级中枢受损伤，对低级中枢不能进行有效抑制，使机体发育中各种原始姿势反射和运动形式都表现出来，而Brunnstrom技术就是鼓励和利用这些原始反射从而达到治疗恢复的目的。

常用的促进手法有以下3种：

（1）紧张性反射

头前屈使下颌靠胸时，出现双上肢屈曲与双下肢伸展反射；头后伸时，出现双上肢伸展与双下肢屈曲反射。头转向一侧，出现同侧上下肢伸展和对侧上下肢屈曲反射。头位于中间位，仰卧位出现四肢伸展或伸肌肌张力增高，俯卧位出现四肢屈曲或屈肌肌张力增高。

（2）联合反射

当偏瘫患者做健侧抗阻运动时，患肢发生非随意运动或反射性肌张力增高，如健侧上肢抗阻屈曲，诱发患侧上肢屈曲；健侧上肢抗阻伸展，诱发患侧上肢伸展；健侧下肢抗阻屈曲，诱发患侧下肢伸展；健侧下肢抗阻伸展，诱发患侧下肢屈曲；患侧上肢用力屈曲或伸展，亦可引起同侧下肢出现屈曲或伸展。

（3）协同运动

中枢神经损伤恢复早期，患肢存在肌肉痉挛，当做单关节运动时，与该关节相关联的所有肌群会自动收缩，而呈现出固定的运动模式。如患侧上肢屈肘时，将出现肩胛骨后缩或抬高，肩关节外展、外旋，肘屈曲，前臂旋后，腕和手指屈曲。下肢屈膝关节时出现髋关节屈曲、外展、外旋，踝背屈内翻，趾背屈，伸膝关节时出现髋关节伸展、内收、内旋，踝跖屈内翻，趾跖屈。在进行上述方法训练时，对反应较弱的肌肉可使用本体感受性和外感受性刺激，提高肌肉的兴奋性。

应用Brunnstrom方法要注意掌握使用各种原始反射的时机，不可过度强化这些原始反射，仅可作为启动、诱发运动出现的工具。此外，要综合应用其他易化技术训练患者功能性随意运动控制。该方法主要应用于偏瘫治疗。

三、我国传统体育疗法

我国传统体育疗法的内容非常丰富，其共同特点是：要求做到意、气、身相结合，并且动静结合、形意相随、意气相依。由于锻炼的着重点不同，后人将着重于意识、呼吸锻炼的方法称为气功，或划归气功中的"静功"，以肢体运动为主的方法如太极拳、八段锦等则划归气功中的"动功"。我国传统体育疗法是用于防治内脏器官系统疾病及中老年人保健的有效方法。

（一）气功疗法

气功主要是通过练"气"而达到健身治病的一种功夫。气功疗法在我国已有两千年左右的历史。自汉代至清代，历代医书中均有通过气功进行康复医疗的记载。在20世纪50—70年代，我国气功以练内气为主。进入80年代后发展为练外气。目前气功练习方法很多，在体育疗法中使用较早的是放松功、内养功和强壮功3种。所谓"气"，主要是指人们所呼吸的空气和人体内在的"元气"。练气就是指锻炼人体内部的"元气"。这个"元气"相当于人体的生理功能，对疾病的抵抗力、对外界环境的适应力和体内的修复能力。旺盛的"元气"是维持身体健康、预防疾病的重要因素。气功就是一种锻炼"元气"、增强体质的功夫。各种气功都要求在特定的姿势下，进行一定形式的呼吸（调息），同时要求思想和全身肌肉放松，排除一切杂念，将注意力集中在身体的某一部位（如丹田），称为"意守"（调心）。

1. 放松功

放松功以诱导肌肉和精神放松为主，也就是静养"元气"。适用于一般身体虚弱的慢性病、手术后、痉挛性麻痹等，也可作为内养功的准备阶段。呼气时采用自然仰卧位，排除各种杂念，双眼轻闭，自然呼吸，默念"松"；吸气时默念"静"，并主动地使全身放松。每次练功20～30分钟。一周后使呼吸逐渐柔和细长，每次练功时间可适当延长（又称调息功）。

2. 内养功

内养功以调心与调息为主。适用于胃及十二指肠溃疡、胃下垂、肝炎、顽固性便秘、慢性消化不良、肺气肿、高血压病、神经衰弱等。内养功除采用仰卧式外，还可采用侧卧式或坐式。姿势摆好后，开始用鼻呼吸。吸气时舌顶上腭，稍停，将舌放下，将气缓缓呼出。呼吸要求自然、慢、细、匀、长而不要憋气。呼吸时默念"内养功"三个字。念"内"字时吸气，念"养"字时停顿一会儿，念"功"字时呼气，同时可意守丹田，或意守身体其他部位。

3. 强壮功

强壮功以调心与调身为主，适用于神经衰弱、原发性高血压、冠心病、一般身体衰弱、便秘等。强壮功与内养功类似，除采用上述3种姿势外，还可采用盘腿坐或站式。年老体弱者及肺结核患者可用静呼吸法，用鼻自然呼吸，要求均匀细缓。神经衰弱、便秘等患者可用深呼吸法，呼吸深长，逐渐做到静细、深长、均匀。

（二）太极拳

太极拳是我国流传较广的传统健身手段，在治疗上有以下特点：

①动作柔和、稳定、圆活、缓慢，适用于体弱和慢性病患者。

②动作复杂，前后连贯，有助于训练协调性和平衡性。

③太极拳的动作涉及全身主要关节和肌群，长期练习可增进关节活动性，增强韧带的机能。

④练太极拳时，用意不用力，所有动作都以意识和想象作引导。练习时全神贯注，使大脑皮质兴奋和抑制过程能够很好地集中。

⑤练太极拳时，呼吸要调整得深沉稳定、匀细柔长，和动作配合一致。用腹式呼吸能活跃腹腔血液循环，促进胃肠蠕动，改善消化功能。

⑥太极拳运动量可大可小，老幼强弱皆可练习。对某些疾病的患者，可以根据病情特点和治疗要求，选用其中某些动作或突出某些要领。太极拳对于高血压病、动脉硬化、溃疡病、神经衰弱、慢性腰腿痛、肺结核等病症都有较好疗效。

（三）五禽戏

五禽戏是后汉名医华佗参照虎、鹿、熊、猿、鸟五种禽兽的动作编成的一套导引术。五禽戏运动量较太极拳大，常用于外伤关节功能障碍、慢性关节疾病、慢性腰痛等。练习时可针对某些疾病选用其中的某些动作。例如，发展腰、髋关节活动可练习虎戏；发展灵敏性可练习猿戏；发展平衡能力选用鸟戏；训练步行能力练习鹿戏；增强肌力则练习熊戏。五禽戏流传至今已衍化成很多派别，可酌情选用。

（四）八段锦

八段锦是我国民间流传的一套健身防病导引法。因动作少，易学易练，容易推广，故流传至今。八段锦由8个动作组成，即"两手托天理三焦，左右开弓似射雕，调理脾胃单举手，五劳七伤向后瞧，摇头摆尾去心火，两手攀足固肾腰，攒拳怒目增气力，背后七颠百病消"。练习时应做到刚柔结合，意守丹田，呼吸均匀。每段可做两个八拍，每日1~2次。适用于发展肌肉力量，防治不良姿势和腰背痛。

（五）练功十八法

练功十八法是在我国传统体育疗法和医学推拿术的基础上，依据颈肩腰腿痛的病因病理，整理成的一套防治颈肩腰腿痛及其他疾病的锻炼方法。它由3套共18个动作组成。即第一套防治肩颈痛、第二套防治腰背痛、第三套防治臀腿痛的练功法。每套中包括6节动作，每节可做2~4个八拍。练功十八法的特征是有目的地通过各大关节、肌肉群的柔韧性及力量练习，来改善软组织的血液循环，活跃软组织代谢和营养过程，以防治软组织挛缩、粘连、退行性变化和萎缩，提高运动系统的功能。其动作具有针对性强、活动全面、形式多样、节拍缓慢、动作连贯、简单易学等特点。练习时应注意动作正确，要用"内劲"，动作幅度要大，要有得气感，练功要与呼吸配合。

（六）自然疗法

自然疗法是利用日光、空气和水等自然因素的作用来改善机体调节功能，提高人体对外界环境变化的适应能力，活跃生命过程，增强人体对疾病的抵抗力的方法。常用的有日光浴、空气浴和冷水浴。

1. 日光浴

日光是生物赖以维持生命活动的刺激物。按照一定的方法使日光照射在人体上，可引起一系列的生理、生化反应。太阳射出的紫外线、红外线和可见光线对人体有不同的作用。紫外线能刺激中枢神经系统，加强血液、淋巴循环，促进物质代谢，活跃网状内皮系统功能，提高人体免疫能力。紫外线能使皮肤中的麦角固醇转变成维生素D，调节钙、磷代谢，促进骨骼正常发育，防止发生佝偻病或骨软化症。紫外线照射后，使皮肤产生红斑，皮肤细胞蛋白质分解变性，释放出的类组织胺物质进入血液后，能刺激造血功能，使红细胞、白细胞和血小板数量增加，吞噬细胞更加活跃，并使皮肤变黑，色素沉着，增强了皮肤的抵抗力。此外，紫外线具有强大的杀菌能力，是一种良好的天然消毒剂。红外线主要是温暖光线，能透过皮肤达到深层组织，红外线被身体吸收转变为热能，使局部和全身温度升高，血管扩张，血液循环加快，心脏搏出量、肺活量增加，呼吸加深，新陈代谢加强。经常进行日光浴，可提高体温调节能力和对高温的耐受力，常用于治疗关节疾病、肌肉酸痛、钙缺乏者等。进行日光浴应循序渐进，先照射身体一部分，再逐渐扩大照射范围，照射时间可从十几分钟逐渐增加到1~2h。日常生活、劳动或体育锻炼时可顺便进行日光浴。

进行日光浴时应选择在没有尘埃、干燥、绿化的环境内，不应在水泥、沥青地上进行。注意保护头部和眼睛。根据不同的地区和季节选择不同的照射时间，一般在上午9—11时或下午3—5时，夏天可在上午8—10时或下午4—6时进行。冬季日光中紫外线量为夏季的1/6，因此冬季照射的时间可适当延长。但是，饭前或饭后1~1.5h不宜进行日光浴，进行日光浴时要避免被紫外线灼伤。

2. 空气浴

空气浴是利用空气的温度、湿度、气流、气压、散射的日光和阴离子等物理因素对人体的作用，来提高机体对外界环境的适应能力的一种健身锻炼方法。应穿短衣短裤，在户外或通风良好的室内进行空气浴，应从温暖季节开始，逐渐向寒冷季节过渡。在专门进行空气浴前，要做适当的准备活动，并尽可能与体育活动相结合。空气浴的持续时间应因人而异，一般以不引起寒颤为度。有太阳照射时是进行空气浴的最好时间，使空气浴与日光浴结合起来。应遵守循序渐进、个别对待和持之以恒的原则。

3. 冷水浴

冷水浴主要是利用水的温度、机械和化学作用来锻炼身体的方法。由于水的导热性比空气大28倍，所以冷水浴对人体的刺激作用较强，对各器官系统功能的影响也更大。

冷水浴能改善中枢神经系统的功能。冷水刺激可提高神经系统的兴奋性，减轻或消除大脑皮质的抑制过程。对精神萎靡不振、情绪抑郁、疲倦及神经衰弱的患者，短时间的冷水浴可以振奋精神、改善情绪、消除疲劳和提高工作效率。冷水浴能改善心血管系统的功能。进行冷水浴时，心率加快，血流速度加快，血压上升。由于冷水的刺激，使皮肤血管急骤收缩，大量血液流向内脏和深部组织，皮肤苍白并出现寒冷感。不久，皮肤血管扩张，体表的血流量增加，皮肤变为浅红，全身有温热感。冷水浴时间过长，散热过多，使皮肤毛细血管收缩，皮肤又变成苍白，可产生反应性寒颤。经过冷水浴锻炼，可以提高血管神经的调节功能，增强机体对寒冷刺激的适应能力。冷水浴锻炼可使呼吸加深、胃肠蠕动增强，促进体内新陈代谢，改善皮肤营养，增厚皮下脂肪层，使皮肤清洁、红润、富有弹性和皱纹减少。此外，水的机械作用是指水的压力、流动对身体起到按摩作用，水中的碳酸盐、碘、溴盐、氯化钠等化学物质刺激皮肤，也能使皮肤血管轻微扩张、充血。

冷水浴的方法有擦浴、冲浴、淋浴、盆浴和游泳。开始冷水浴锻炼时，要从气候比较温暖的季节或作用最轻的擦浴开始，逐渐降低水温或转入淋浴和盆浴。应全年坚持进行，冷水浴效果最好的是游泳，既起到了冷水浴的作用，又达到了锻炼的目的。每次冷水浴的持续时间因人因地而异，可以从3～5min开始，逐渐延长，水温越低持续时间就越短，一般在冷水中不超过15min。

第四节　体育康复的基本原则

体育康复可加快临床痊愈和功能恢复，具有预防治疗疾病及康复健身的作用，只要安排恰当，许多疾病都可以进行体疗。

一、体育康复的适应证

运动系统疾病：软组织损伤、骨折、颈椎病、骨关节炎、类风湿关节炎、脊柱畸形及扁平足、断肢再植、人工关节等。

内脏器官系统疾病：高血压、动脉硬化、冠心病、急性心肌梗死（恢复期）、慢性支气管炎、肺气肿、哮喘、矽肺、溃疡病、内脏（肾、胃）下垂、习惯性便秘、子宫位置不正、盆腔炎等。

内分泌与代谢紊乱：糖尿病、肥胖、高脂血症等。

选择性神经肌肉失调：脊髓损伤、脑瘫、脑卒中等。

肿瘤学和免疫系统：癌症、人类免疫缺陷病毒等。

二、体育康复的禁忌证

急性或亚急性疾病：心绞痛发作频繁、肺结核、咯血等。

体温升高、全身症状严重、脏器功能丧失代偿期、各型肺结核活动期、严重炎症、发热在38℃以上等。

锻炼中可能发生严重并发症的：消化道出血、呼吸道出血、动脉瘤、体内有金属异物可能损伤血管和神经、骨折未愈合的局部、关节内有骨折片未清除、偏瘫或肿瘤等病变尚在进展期或有明显转移、癌症、精神病等。

本章撰写者：梁丹丹（合肥职业技术学院），刘丰彬（大连大学体育学院）

第二章　康复医学概述

康复医学是一门新兴的学科，近半个世纪以来发展迅速，并越来越受到人们的重视。它和预防医学、临床医学、保健医学一起构成完整的现代医学体系。

第一节　基本概念

康复医学萌芽于20世纪中期，其核心是功能训练，也就是通过训练改善患者或残疾人的功能障碍，弥补和重建残疾者的功能丧失，是尽可能地改善和提高残存功能的一门医学，同时也是对功能障碍进行科学的预防、诊断、评估、治疗、训练和处理的一门学科。

一、康复的概念

（一）康复的定义

康复（rehabilitation）是指通过综合、协调地应用各种措施，减轻或者消除病、伤、残者的身心和社会功能障碍，使其保持或者达到最大限度的功能水平，增强生活自理和自立能力，重返社会，提高生存质量。所谓功能障碍是指人体的组织器官和心理活动本应具有的功能不能正常发挥的状态，如脑血管病后的运动功能障碍、心肌梗死后的心功能障碍、慢性阻塞性肺疾病的呼吸功能障碍等。功能障碍分为可逆的和不可逆的。

康复的概念和内涵是随着社会的进步和发展而不断充实和完善的，由单一的医疗康复逐渐向"全面康复"的方向发展。

1942年美国康复会议上给康复的定义是，"所谓康复就是使残疾者最大限度地复原其身体、精神、社会职业和经济的能力"。这被认为是最早的对现代康复的定义。

1969年世界卫生组织（WHO）医疗康复专家委员会给康复（rehabilitation）下的定义是："康复是指综合地协调地应用医学的、社会的、教育的和职业的措施，对患者进行训练和再训练，使其能力达到尽可能高的水平。"

1981年世界卫生组织（WHO）医疗康复专家委员会又修正和高度概括了康复的定

义，提出"康复是指应用各种有用的措施以减轻残疾的影响和使残疾人重返社会"。

1993年世界卫生组织（WHO）又指出："康复是一个帮助病员或残疾人在其生理或解剖缺陷的限度内和环境条件许可的范围内，根据其愿望和生活计划，促进其在身体上、心理上、社会生活上、职业上、业余消遣上和教育上的潜能得到最充分发展的过程。"

在我国，以往认为康复与疾病后的恢复是同义的。20世纪80年代初期，我国从发达国家引进了现代康复的理念，如使残疾人的各种功能能够恢复到正常水平是最高目标，但由于受残疾人病情、医疗条件等诸多因素的影响，相当一部分残疾人是无法达到这一目标的。因此，不能简单地把康复理解成伤病后完全恢复到健康的过程，这有悖于康复的真正含义。

综上所述，康复的定义是：康复指综合地、协调地应用医学的、教育的、职业的、社会的措施，对残疾人进行训练和再训练，消除或减轻伤、病、残者身体的、心理的、社会的功能障碍，改善生活自理能力，重返社会，提高生活质量。

（二）康复的范畴

康复是以病、伤、残者为对象，综合、协调地对病、伤、残者采用包括医疗康复、康复工程、教育康复、社会康复、职业康复在内的一切手段进行全面康复，提高他们的局部与整体功能水平，使其丧失或削弱的身心、社会功能尽最大可能地恢复、代偿或重建，重返社会。因此，康复的范畴覆盖4个方面。

1. 医疗康复

医疗康复是指应用医学的技术和方法，包括药物、手术、康复的基本技术（物理疗法、作业疗法、语言治疗、心理治疗、康复护理等）等一切治疗方法，对病、伤、残者进行康复诊断、功能评估、康复治疗等，帮助和促进病、伤、残者的功能康复。医疗康复是全面康复的第一步，是全面康复的基础，为全面康复提供必要的条件，是实现全面康复目标的根本保证。

2. 职业康复

职业康复是帮助功能障碍者选择、提高适合自身特点的职业能力，获得就业机会的过程，包括对残疾后职业评定、职业训练、职业选择及介绍、就业后的随访等。

职业康复不是一个简单的工作安置问题，而是使残疾人确实能够达到具有适应某项工作的能力，并从事这项适当工作。残疾人就业难度要比健康人大，需要有政策和法律的保障、完善的管理系统、专业的职业康复机构、科学的职业康复程序等，才能使残疾人真正地掌握职业技能，获得就业机会。

职业康复能有效地促进残疾人身心健康，减轻家庭、社会负担，使残疾人的社会生活更加完善。职业康复是残疾人自食其力、自立于社会的根本途径。

3. 教育康复

教育康复是尽量创造条件，使功能障碍者尤其是残疾儿童、青少年实现接受教育的权利。对各类功能障碍者，通过教育与训练的手段提高他们的素质和各方面的能力。主要内容分为两个部分，一是对肢体功能障碍者进行的普通教育"九年制义务教育"和中、高等教育；二是对盲、聋、哑、精神发育迟滞等类型的少年儿童进行特殊教育，如盲校、聋哑学校等特教学校。

教育康复应按照国家、各级政府的要求，由教育部门、残疾人组织及其他各有关部门共同努力、协作才能顺利进行，是整体康复计划不可缺少的一部分。

4. 社会康复

社会康复是指从社会的角度，采取各种有效措施为功能障碍者创造一种适合其生存、创造、发展、实现自身价值的环境，并使其享受与健康人同等的权利，达到全面参与社会生活的目的。社会康复涉及面广、内容丰富，与地域文化、社会制度和经济发展水平密切相关。它包括有利于残疾人康复及发展的法律法规和政策的制定，安排残疾人就业，建筑无障碍设施及环境的改造，残疾人的社会福利保障等。

社会康复与医疗康复、职业康复、教育康复共同形成全面康复的基本内容。

以上四个领域的康复，首先实施的是医疗康复，其他三个部分在医疗康复之后开展，社会康复需要相当长的时间。根据功能障碍代偿或者替代的程度，有的功能障碍者不需要教育康复或者职业康复就可回归社会。

（三）康复服务的方式

世界卫生组织（WHO）提出康复服务的方式有3种。

1. 康复机构的康复

康复机构的康复是指病、伤、残者到综合医院的康复医学科（部）、康复门诊、专科康复门诊、康复医院（中心）、专科康复医院（中心）和特殊的康复机构等康复机构，接受康复服务。这类康复机构有较完善的康复设施，有经过正规训练的各类专业人员，有较高的专业技术水平，能解决病、伤、残者各种康复问题，但功能障碍者必须在该机构内方能接受康复服务。

2. 社区康复

社区康复是指依靠社区资源（人、财、物、技术）为本社区病、伤、残者就地开展康复服务。强调发动社区、家庭和患者参与，以医疗、教育、社会、职业等全面康复为目标，但应建有固定的转诊（送）系统，解决当地社区无法解决的各类康复问题。

3. 上门康复服务

上门康复服务是指具有资质的、一定专业水平的康复人员走出康复机构，到病、伤、残者家庭或社区进行康复服务。此类康复服务对象和内容均受到一定限制。

3种康复服务相辅相成，互不排斥。没有良好的康复机构的建设，就难有良好的社区康复；没有社区康复，康复机构就无法解决占人口7%～10%的功能障碍者的所有康复问题。

二、康复医学的概念

（一）康复医学的定义

康复医学（rehabilitation medicine）是具有独立的理论基础、功能测评方法、治疗技术和规范的医学应用的学科，旨在加速人体伤病后的恢复进程，预防和（或）减轻功能障碍程度，帮助病、伤、残者回归社会，提高其生存质量。它是医学的一个重要分支，与预防医学、保健医学、临床医学并称为"四大医学"，共同组成全面医学。

人体伤病后康复工作的完成与康复医学有十分紧密的关系，但康复与康复医学不是等同的概念。康复是恢复病、伤、残者的功能和权利的过程。而康复医学本质上是功能医学，它主要是研究病、伤、残者的功能障碍，和伴发功能障碍而产生的各种残疾，以及提高康复治疗效果、改善功能障碍，提高病、伤、残者的生活自理能力。因此，这两个概念应加以区别，正确理解其含义（表2-1）。

表2-1　康复与康复医学的区别

项目	康复	康复医学
性质	综合性事业	医学学科
对象	各类永久性功能障碍者	暂时性和永久性功能障碍者
目的	恢复功能障碍者的功能和权利，使他们与健康人平等地重返社会	恢复功能障碍者的功能，为他们重返社会创造基本条件
方法	医学的、教育的、职业的、社会的	医学的、工程的
负责人员	从事医学的、教育的、职业的、社会的所有康复工作人员共同完成	主要由从事康复医学工作的各类人员完成

（二）康复医学的对象

康复医学的对象十分广泛，主要包括以下4种人群。

1. 急性伤病后及手术后患者

急性伤病及手术后患者，无论是处于早期、恢复期还是后遗症期，只要存在功能障碍，就是康复医学的对象。

2. 各类残疾者

包括肢体和器官等损害所引起的各类残疾者，如肢体残疾、听力残疾、言语残疾、视力残疾、精神残疾、智力残疾等。全世界残疾人总量约占全球人口总数的10%，多数需要康复治疗。

3. 各类慢性疾病患者

很多慢性疾病患者病程进展缓慢或反复发作，相应的脏器与器官出现功能障碍，而功能障碍又加重了原发病的病情，形成恶性循环。对慢性疾病患者的康复治疗，既能帮助其恢复功能，也有助于防止原发病的进一步发展。

4. 年老体弱者

按照自然规律，老年人的器官功能逐渐衰退，其功能障碍严重影响健康，需要康复医学的帮助。各种康复医学的措施有助于延缓衰老过程，提高生活质量。随着全球人口老龄化的出现，其康复正受到更多的关注。

（三）康复医学的范围

康复医学以功能障碍为主导。从广义上来讲，其研究范围是各种器官系统损害及其造成的整体能力障碍；从狭义上来讲，则是以运动障碍及相关的功能损害为中心，是一门研究功能损害的本质及其治疗方法的医学学科。康复医学在发展的初期，以骨科和神经系统疾病的康复为主。近年来，心肺疾病、癌症、慢性疼痛的康复逐渐展开，精神病、感官（视、听）和智力障碍的康复也发展起来，康复医学的范围正在逐渐扩大。随着康复概念的更新，康复医学范围逐渐扩大，并且很多伤病的早期康复已经显示良好的综合疗效，因此康复医疗有与临床工作融合的趋势。

（四）康复医学的目标

基本目标是改善身心、社会、职业功能，使功能障碍者能在某种意义上像健康人一样过着积极的、工作性的生活。在可能的情况下，使他们能够生活自理、回归社会、劳动就业、经济自主。在残疾严重、残疾人高龄等不能达到上述目标的情况下，应着重提高残疾人的自理程度，保持现有功能或延缓功能衰退。

在实施康复时，常设定功能障碍者的短期目标和长期目标，实现短期目标是实现长期目标的前提和基础。

1. 短期目标

短期目标是指经过康复专业人员和功能障碍者自身的努力，可以很快达到的具体目标。短期目标的实现通常是几天或1～2周。例如，长期卧床患者的短期目标可能是由卧位到坐位的体位转换。

2. 长期目标

长期目标是短期内难以达到、需要经过一段时间的积极努力才有可能达到的具体目标。例如，脑卒中偏瘫患者的长期目标可能是恢复行走功能。

（五）康复医学的基本原则

康复医学的对象是暂时性和永久性功能障碍者。其目的是最大限度地恢复其功能，提高生活自理能力，为实现重返社会的目标创造基本条件。做好这项工作应遵循以下基本原则。

1. 早期治疗的原则

早期治疗是指从疾病的预防、疾病或残疾发生后，早期介入康复医学的手段，以尽可能地避免或减轻残疾的出现，维护其最佳功能状态。

早期康复治疗，一方面对原发病进行处理，使康复医学的方法尽早融入整个治疗过程中；另一方面要对并发症尽早进行康复医学方法干预，避免或减轻继发性残疾，特别是尽可能地减少废用综合征、误用综合征、过用综合征等出现。

早期康复治疗的效果已经被许多临床研究工作证实。一般认为，只要患者病情稳定，没有康复治疗禁忌证，就应该尽早地进行康复治疗。早期康复医学治疗与其他临床治疗同步进行，以提高整体治疗效果。

2．主动参与的原则

主动参与有两层含义。一是把康复医学的理念和方法主动应用到各类疾病的治疗过程中，充分发挥康复医学的作用；二是在康复治疗中努力争取功能障碍者的主动参与，提高治疗效果。前者可实现康复治疗与其他临床治疗同步进行，争取治疗的良好时机，取得理想的治疗效果；后者能充分地调动功能障碍者的潜能，使康复医学的技术和方法能得到更好的应用。

患者的主动参与对顺利完成康复治疗起到非常重要的作用。可通过与患者和家属交谈、健康宣教等形式获得患者的主动参与。既要详细了解患者的疾病情况、家庭情况、生活情况、参与社会情况、心理状态等为其制订合理的康复治疗方案和目标，又要让患者了解所患疾病及相关的知识、康复治疗的目的和方法、需要患者完成的内容等，争取患者的积极、主动配合。

3．功能训练的原则

康复医学强调恢复人体的功能活动，重视功能评估，并针对病、伤、残者生理、心理功能缺陷采用多种方式进行功能训练，鼓励病、伤、残者主动参与康复训练，而不是被动地接受治疗。这一目的的完成，需要采取各种方法进行功能训练，提高运动、感觉、言语、心理、日常生活、社会活动等各方面的能力。

功能训练包括针对患者肢体或脏器的功能训练、辅助器具使用训练、环境利用能力训练等多方面，使患者能够适应家庭和社会生活。

4．整体康复的原则

康复医学将人作为一个整体来研究，注重病、伤、残者整体能力的康复。它以特有的团队方式对病、伤、残者进行多学科、多方面的综合评定和处理，对于功能缺失无法或较难恢复的病、伤、残者进行功能重建和补偿，力争使其达到生活自理。

5．提高生活质量的原则

提高病、伤、残者的生活质量是康复医学的重要目标。这一目标是使病、伤、残者在躯体、心理、社会、职业等方面得到全面康复，生活质量得到改善，重返工作、家庭和社会。

6．团队方式的原则

康复医学的特点是采用多学科、多专业相结合的小组工作形式进行康复治疗。康复医学面临的任务是艰巨、复杂的，任何单一的专业或学科均难以解决因伤病带来的全部问题。因此，康复医学在实践中逐渐形成了多学科、多专业合作的团队工作形式，在残疾的防治工作中起到了非常重要的作用。只有采取这种工作方式，综合协调地发挥各学科和专业的作用，才有可能改善病、伤、残者的功能，提高参与家庭、社会的能力，完成康复目标。

（六）康复医学与临床医学的联系与区别

预防医学、保健医学、临床医学和康复医学是现代医学的四大组成部分，它们之间相互联系成为一个统一体系。在整个体系中，康复医学占有十分重要的地位。随着医学科学的发展及人类对生活质量要求的提高，医学的目的不仅是治愈疾病，更主要的是使病、伤、残者整体功能达到尽可能高的水平，提高其生存及生活质量，使其在社会上发挥应有的作用。因此，康复医学与临床医学有着不可分割的联系，一方面，临床医学的迅速发展促进了康复医学的发展，并为康复医学的发展提供了良好的基础和可能性；另一方面，康复医学的发展也推动了临床各学科的发展。

1. 康复医学与临床医学的联系

①临床治疗过程中的各阶段均是康复的最佳时期，因此，康复医学应尽早介入并和临床医疗共同安排，构成整体治疗方案，而不应把康复看作临床治疗的后续，或临床医疗的重复。

②康复医学的范围已深入临床医学的多个专业领域，并发展成为多个学科，如骨科康复学、神经康复学、心脏康复学、儿科康复学、老年康复学等。

③随着人们对康复医学这一理念的逐渐认识，康复医学诊疗对象不断增加，医疗技术和方法日臻完善，应用范围不断扩展，最终向整个医学融合。

2. 康复医学与临床医学的区别

临床医学以疾病为主导，寻找疾病的病因，进行诊断，予以医学治疗。康复医学以功能障碍为主导，客观、准确地评定功能障碍的原因、性质、部位、范围、严重程度、发展趋势、预后和转归，并应用各种康复治疗手段开展治疗。随着对康复医学的深入认识，在整个医疗过程中，康复医学与临床医学显现不同的特点。

①目标不同。康复医学注重的是功能的问题；临床医学关注疾病本身（病因、发病机制、临床症状与体征和治疗方法）。

②评价方式不同。临床医学对疾病诊断采用《疾病和有关健康问题的国际统计分类》（ICD-10）。康复医学则采用《国际功能、残疾和健康分类》（ICF）。

③对患者治疗方式不同。临床治疗由临床医师负责，手段以药物和手术治疗为主。康复治疗是由康复医师领导下的康复治疗组（包括各种康复治疗师、康复护士、社会工作者等）实施。

④治疗过程中患者角色不同。临床治疗中的患者是被动参与的，而康复治疗中的病、伤、残者是主动参与的。

当前康复医学与临床各科联系紧密，一些康复治疗手段被普遍应用于各临床学科疾病的康复治疗，从早期的骨科和神经系统疾病的康复，发展到心肺康复、疼痛康复、儿童康复、老年康复、癌症康复等，对提高疗效、预防并发症和残疾的发生都起到良好的效果。

第二节 康复医学发展史

康复医学发展的历史源远流长，但在我国主要随着近年来国家政策的大力支持而进入快速发展阶段。当前与养老、康养等产业融合，形成大健康产业发展趋势。

一、康复医学的发展

（一）我国传统康复疗法的形成与发展

我国传统康复有着几千年的悠久历史，战国至南北朝可称为中国传统康复疗法的创立阶段。1984年出土的汉简《引书》记载了治疗落枕的仰卧位颈椎拔伸法，是最早的脊柱复位方法；马王堆汉墓出土的帛书《导引图》记载了应用腰背肌锻炼和活动关节的方法治疗腰痛和关节活动困难；《黄帝内经》在论述瘫痪、麻木、肌肉痉挛等病症时，提倡应用针灸、导引、气功、按摩、熨法（热疗）、角（拔罐）等治疗方法；东汉张仲景的《金匮要略》以"导引吐纳、针灸膏摩"等防治疾病；汉末名医华佗编制的"五禽戏"至今还被广泛练习。

隋、唐至清代是中国传统康复疗法的发展阶段。隋朝巢元方的《诸病源候论》记载"养生方导引法"治疗痹证、手足不遂等，并提出治疗的适应证和禁忌证。唐朝太医署设置的四个医学部门中就有按摩科，由按摩博士、按摩师和按摩工组成，与现代康复的医师、治疗师的团队架构和职责非常类似，也体现了当时对手法治疗的高度认可。明朝李时珍的《本草纲目》、龚廷贤的《寿世保元》，清朝汤灏的《保生篇》等，均保存了大量的传统康复理论与实践经验。

1956年，北京、上海、广州、成都成立了中医院校，使中国传统康复疗法得以传承和发展。北京中医药大学于1982年成立了针灸推拿专业，1988年成立了养生康复专业，使传统康复疗法进一步发展壮大；2007年国家中医药管理局设立中医康复重点专科，极大地推动了中医康复的蓬勃发展。

我国传统康复疗法对世界康复医学的发展也有着深远的影响。17世纪末针灸术传入欧洲，18世纪末导引术传入西方，而我国的太极拳、易筋经、五禽戏等传统功法训练，以及推拿、拔罐、刮痧等传统康复治疗技术都具有独特的疗效，至今为世界医学界所瞩目。20世纪80年代后，传统康复和现代康复在中国正经历着相互借鉴、相互融合的过程，逐渐形成了具有中国特色的康复医学体系。

（二）现代康复医学的形成与发展

现代康复医学在我国起步较晚，20世纪80年代初引进了现代康复的概念。国内许多专业人员先后去国外学习带回了经验，并在原有的理疗学、医疗体育、疗养学以及相关临床医学的基础上建立、发展，使康复医学成为独立的学科。康复事业在政府高度重视下得到了迅速的发展。

1. 康复专业学会的建立

1983年成立中国康复医学研究会，1988年改为中国康复医学会。中华医学会1985年将理疗学会更名为中华物理医学与康复学会。1986年中国残疾人福利基金会康复协会成立，1988年改名为中国残疾人康复协会。专业学会的建立极大地促进了我国康复事业的发展。

2. 学术交流，专业书籍出版和杂志创刊

1984年12月，中国康复医学研究会举办了中国首届康复医学学术讨论会。同时组织翻译出版了我国第一部康复医学专著——康复医学之父腊斯克博士著名的教科书《康复医学》。中国康复医学会还先后邀请了国际康复医学界著名学者上田敏教授（日本）、赫立曼教授（美国）、雷耶斯博士（国际康复医学学会会长）来中国讲学，促进了康复医学在中国的发展。1979年以后先后创刊了《中华物理医学与康复杂志》《中国康复医学杂志》《中国康复理论与实践》《中国心血管康复医学》《中国脊柱脊髓杂志》《中国运动医学杂志》等。

3. 学科建设

随着康复医学在世界范围内展开，1980年卫生部派出专家代表团对欧美进行了康复医学的考察。1982年初，卫生部提出选择若干综合医院和疗养院试办康复医疗机构，通过试点逐步推广。1983年，开始筹建集临床、科研、教学为一体的专业康复机构——中国康复研究中心，中山医学院和南京医学院被确定为康复医学进修教育基地，卫生部与世界卫生组织合作在我国举办了首届康复医学培训班。1988年，我国现代康复医学形成较完整体系的标志之一是"中国康复研究中心"在北京落成。1989年，卫生部颁发的《医院分级管理办法（试行草案）》中规定二、三级医院必须设立康复

医学科，属一级临床科室。2011年卫生部印发《综合医院康复医学科建设与管理指南》，要求进一步加强对康复医学科的建设和管理，为学科的建设与发展发挥了积极的作用。

4. 康复医学教育

康复医学专业人才的缺乏严重阻碍我国康复医学事业的发展，自现代康复医学引入我国后，经过各方面的努力，康复医学教育取得了显著的成绩。

中山医科学院（现中山大学中山医学院）在我国率先成立了康复医学教研室，随后我国大多数医学院校临床医学专业相继开展康复医学教育。

1989年全国开始中专、大专和本科的康复治疗专业教育，到目前开设康复治疗技术、运动康复、体育保健与康复、运动康复与健康专业的院校已百余所，有数十所院校开展硕士、博士研究生的培养。

5. 政策对行业的推动

自现代康复医学引入中国后，国家及地方政府相继出台了一系列有关促进康复医学事业发展的政策、法规文件，为我国康复医学事业的快速发展起到了巨大的推动作用，这从我国康复医学的发展历程中可得到充分证明。

1988年，国务院颁布《中国残疾人事业五年工作纲要（1988—1992年）》，提出了小儿麻痹后遗症矫治、白内障复明、聋儿听力语言训练三项康复，取得很大成就，并引起国际关注。

1988年，建设部、民政部、中国残疾人联合会发布《方便残疾人使用的城市道路和建筑物设计规范》，确定了城市无障碍设计的要求。

1990年12月28日，第七届全国人大常委会第十七次会议通过我国第一部《中华人民共和国残疾人保障法》。

2009年3月，《中共中央 国务院关于深化医药卫生体制改革的意见》提出"注重预防、治疗、康复三者的结合"的原则。

2010年，卫生部等四部委下发《关于将部分医疗康复项目纳入基本医疗保障范围的通知》，这份文件的出台解决了长期制约我国康复医学事业发展的政策瓶颈。

二、康复医学发展的基础

随着社会经济的发展、科技的进步，人们物质生活水平的提高、医学模式的转变及健康观念的更新，人们对医疗服务的要求已不满足于治病保命，还要求解决存活后的身、心、社会和职业能力等。以恢复功能为目的、提高生活质量为宗旨的康复医学恰好适应了这种需要，解决了临床治疗医学中难以解决的问题，包括长期的功能障碍或丧失。

（一）社会和功能障碍者的迫切需要

在医学取得巨大进展的今天，尽管有特发某种烈性传染病的情况，但总体上讲，慢性病已成为医疗的重要问题。目前人类的死因主要是心肌梗死、脑卒中、癌症和创伤，但这些患者除急性期死亡外，还有很大一部分患者可以存活较长时期，对于存活患者的生存质量的提高，就有待于康复医学发挥作用。如在心肌梗死患者中，参加康复治疗者的死亡率比不参加者低36.8%。

在脑卒中存活的患者中，进行积极的康复治疗，可使90%的存活患者重新步行和自理生活，可使30%的患者恢复一些较轻的工作。相反，不进行康复治疗，上述两方面恢复的百分率相应地只有6%和5%。在死亡率方面，康复组比未经康复治疗组低12%。

在创伤方面，以严重创伤引起的截瘫为例。1950年前截瘫后只能存活2.9年，1950年后虽然延长到5.9年，但这些患者由于残障，成为社会和家庭的负担。由于采取了积极的康复治疗，1976年已有53%的截瘫患者能重返工作和学习岗位，及至1980年，这部分患者达到83%左右。这就使许多严重残疾的患者不但不会成为社会和家庭的负担，而且能以不同的方式为社会继续作出贡献，这也是康复医学能使消极因素变为积极因素而日益受到社会重视的原因之一。

人们的需求是从低向高逐步增加的。首先最基本的是生理的需求，其次是安全的需求，再次是爱和归属的需求、尊敬的需求，最后是自我实现的需求。所以，在经济发展、文化科学水平提高的条件下，人们从治病保命的认识水平，逐渐提高了要求，以过一种有意义、有成效的生活为目标。

（二）经济发展的必然结果

在经济发达和生活水平提高后，下述各方面变化都向康复医学提出了更迫切的需求。

1. 人口平均寿命延长

人口平均寿命的延长，使全社会老年人的比例明显升高，60%的老年人又患有多种老年病或慢性病，迫切需要康复性治疗。

2. 工业、交通日益发达

面对工业、交通的繁荣，尽管采取了多种安全防护措施，也只能降低工伤和车祸的发生率，其致残的绝对人数却大幅增加。这部分残疾人迫切需要积极的康复治疗，使他们残而不废。

3. 文体活动的多样化

文体活动随着经济和生活水平的提高而蓬勃发展。杂技、体操、跳水、赛车、摔跤等难度较高、危险性较大的文体活动，无论在训练还是竞赛过程中，每时每刻都有受伤致残的危险，参与者的普及化更使其致残人数急剧上升。

（三）应付重大自然灾害和战争

目前，人类还不能完全控制自然灾害和战争，地震、水火灾害和战争都是难以避免的。对于这些伤残人员，进行积极的康复治疗和不进行康复治疗，其结局大不一样，这也是必须重视发展康复医学的主要原因之一。

（四）科学技术的发展

任何一个学科的发展都离不开科学技术的进步，康复医学的发展与创新同样离不开科学技术的支撑。

影像学技术的出现为脑功能、肌骨系统功能恢复提供了先进的检测手段，促进了康复医学临床研究的发展。工程技术、自动化技术、材料科学与现代康复医学的结合促进了康复工程的发展，如脊髓损伤致截瘫的患者，借助康复工程及计算机技术，辅助功能性电刺激或安装外骨骼支架实现行走的功能。不可否认，科学技术是推动康复医学发展的强劲动力。

（五）疾病谱的变化

过去威胁人类健康的主要疾病是急慢性传染病等，已被现今的心血管疾病、癌症、脑血管病和创伤所取代。随着医学科学的进步，这些疾病的患者经医学救治，生命虽被保住，但很大一部分患者留下各种不同程度的运动、心理认知、言语、社交、疼痛等功能障碍，造成患者生活无法自理、生活质量严重下降。据2006年全国第二次残疾人抽样调查统计，全国各类残疾人数占总人口的7%左右，那么这些遗留有功能障碍者的生活质量的提高，均有待于康复医学的治疗。

（六）生存质量观的变化

世界卫生组织（WHO）提出"健康是一种躯体上、心理上和社会上的完善状态，而不仅是没有疾病或虚弱"。这个概念是生物—心理—社会医学模式在健康概念中的具体体现。随着社会的不断发展，以及人们对生活质量认识的进步，越来越多的人在关注自身健康的同时，逐步重视自己的生活质量问题，同样包括心理健康。社会发展到今天，人们的温饱已基本解决，人不但要活着而且要活得有质量，这已是当今人们的共同认识。如脑卒中的患者不能行走的通过康复手段实现行走；截瘫的患者依靠康复工程技术实现远行的愿望，外骨骼、智能轮椅、智能汽车等为肢体功能障碍的患者提供"行走"的帮助。因此人们积极参与康复治疗的意识正发生深刻的变化，从被动变为主动。

康复医学的发展是医学领域的进步，使只注重器官与系统的病理变化，研究其消除、治疗技术，进步到关注患者局部和整体功能的恢复与提高，为患者伤病痊愈后回归社会建立良好的基础。

在国家法律、法规的支持下，在经济发展、社会文明进步的促进下，康复医学事业获得了快速发展。

三、康复医学的发展趋势

（一）高新科技的应用

生物反馈技术、全新数字摄影技术、生物芯片技术、生物传感技术、微电子脉冲技术以及分子设计和模拟技术等高新科技的应用，将促进生物能量信息技术成熟，并与临床医疗整合运用，帮助因各种原因导致的身心功能障碍者充分发挥自身潜能，通过对人体功能进行评估、训练、重建、补偿、调整和适应，恢复病、伤、残者的运动、语言、心理、认知，以及个人自理所需的其他功能，提高其生存质量等。

随着科技的发展，数字式康复医疗管理平台，远程康复医疗、远程康复教育、远程社区康复对话等技术将得到进一步推广和应用，"互联网+康复"将成为康复改革创新的一大动力。3D打印技术将使康复辅具与用品更加多元化，干细胞技术将改变病、伤、残者的预后，减轻康复医疗的重担。

（二）中西方医疗技术的融合

自18世纪以来，以解剖学和生理学为基础，以实证论和还原分析为主要认知手段的医学，在防治疾病方面取得了辉煌成就，如人类基因谱的发现、克隆和转基因技术在人体的成功运用、基因置换等。然而，人类还是不能完全医治好自身的全部疾病。目前，面对健康与疾病，西方医药学也遇到了难以逾越的障碍。

我国传统医学源远流长、自成体系，具有意义深邃且广博的理论体系。中国传统医学在康复医疗中占有十分重要的地位，针灸和中药已经逐步影响世界医学发展。中国传统医学的整体观、诊断与治疗的辩证思维模式及其治未病的思想将对西方医学产生重大影响。中西方医疗技术的融合将会成为康复医学的重要发展方向。

（三）服务对象的扩展

康复医学服务对象的扩展从历史发展阶段看，有3个不同时期。康复医学发展初期的服务对象主要是战伤、车祸、意外事件导致的残疾者和先天性缺陷或后天性功能障碍残疾者。随着社会需求发展，康复医学发展近期的服务对象已扩展为久治不愈的慢性病、生活方式病、中老年病、心理精神障碍等患者。同样为了满足社会发展的需要，康复医学发展远期的服务对象将扩展到城市社区以及占社会人群总数70%的亚健康群体。

欧洲对罕见疾病康复医疗的开展，意味着康复医疗的服务对象正从常见病、伤、残向罕见疾病拓展。罕见疾病包括原发性免疫缺陷、肛门直肠异常、食管闭锁、肝外胆管闭锁、慢性进行性舞蹈病、苯丙酮尿症等16种疾病。从常见伤、病、残的康复扩展至对罕见疾病的康复，无疑是康复医学的进步。

（四）康复服务社会化

康复服务社会化主要是指康复医学在社区得到普及，支持社区康复的开展，实施三级康复医疗；充分运用社会资源，在社区的层次上开展残疾的预防和慢性病及伤残的康复治疗。此外，康复服务社会化也指康复医院（康复中心）要增加院内社会工作部门，支持伤残人士全面康复。

社区康复医疗工作对象除残疾者外，还包括心血管疾病、脑血管疾病、糖尿病、慢性阻塞性肺疾病、癌症等患者，以及其他老年病患者等。社区医疗的人文化关怀将把社区康复、保健、医疗、预防融为一体，并担负起家庭康复医疗、康复护理、生活指导、健康教育等责任，这将成为社区康复医疗发展的趋势。

（五）康复服务人性化

康复服务以患者为中心，从改善生存质量、提高生活质量出发，实施个性化全程康复追踪服务和管理；重视人文因素尤其是心理因素的影响，全面考虑预防、预测和个体化医疗。

康复医学还将涉及微创医学、移植医学、危重医学，以及姑息治疗和临终关怀，还要担负起社会责任。

（六）康复预防优先化

21世纪的医学任务已从"防病治病"为主，逐步转向"增进健康、提高生命质量"，在未来的康复医学中，康复预防将占主导地位，人们不只是被动地进行康复评估与康复医疗，而是更加注重康复预防。未来康复预防体系将运用医学发展的最新成就，研究人体形态结构与功能调控之间的关系，研究开发人体的潜能、人体功能辅助装置和系统服务装置，从而调动人体的主动康复行为。未来康复医学将与健康医学紧密结合，"人人享有健康"和"残疾者人人享有康复医疗"将成为健康医学与康复医学发展的崇高目标。

第三节　康复医学的内容

康复医学的主要内容包括康复医学基础、康复评定、康复治疗和临床康复。

一、康复医学基础

康复医学是独立的医学分支，与其他医学分支有很多交叉与联系，同时也是应用性很强的临床学科。康复医学基础是指康复医学的理论基础，重点是与康复功能训练相关的解剖学、运动学、人体发育学、生理学、生物力学、医学心理学、医学工程学，以及一定的临床各科基本知识等。

二、康复评定

康复评定是指在临床检查的基础上，对病、伤、残者的功能状况及其水平进行客观、定性和/或定量的描述，并对结果做出合理解释的过程，又称为功能评定。康复评定不同于临床诊断，不是寻找疾病的病因和做出诊断，而是客观准确地评定功能障碍的原因、性质、部位、范围、严重程度、发展趋势、预后和转归，目的是制定康复目标、确定治疗计划、进行疗效评价。康复评定至少应在治疗的前、中、后各进行一次，根据评定结果制订和修改治疗计划，并对康复治疗效果和预后做出客观的评价。康复治疗应该始于评定，止于评定。康复评定主要包括运动功能评定、感觉功能评定、心理与认知功能评定、言语与吞咽功能评定、日常生活活动能力评定及神经电生理评定等。

三、康复治疗

（一）方法和原则

康复治疗是帮助病、伤、残者获得知识和技能，最大程度获得躯体、精神和社会功能的一个主动的动态过程。康复治疗的主要方法包括：减轻残疾的方法；设计获得新的技能和决策能力，从而减少残疾影响的方法；帮助改变环境，使残疾人适应环境，将导致残障的可能性降到最低的方法。康复治疗的原则是早期介入、综合实施、循序渐进、主动参与。

（二）治疗手段

1. 物理治疗

物理治疗是利用电、光、声、磁、水、冷、热、力等物理因素治疗疾病，促进功能恢复的方法。物理治疗包括物理因子治疗和运动疗法。物理因子治疗是利用电、光、声、磁、水、蜡、冷、热等物理因子治疗，对减轻炎症、缓解疼痛、改善肌肉瘫痪、抑制痉挛、防止瘢痕的增生及促进局部血液循环等均有较好效果。运动疗法强调力的应用，是通过手法操作、医疗体操及器械锻炼等，采用主动（为主）和/或被动运动的方式达到改善或代偿躯体或脏器功能的治疗方法。运动疗法也利于预防和治疗肌肉萎缩、关节僵直、骨质疏松、局部或全身畸形等并发症，在促进功能恢复与重建的临床实际工作中的应用范围越来越广。

2. 作业治疗

作业治疗是针对病、伤、残者在执行作业活动（生活、工作、劳动及文娱活动等各种活动）中表现出来的功能障碍设计有目的的功能性活动和日常生活活动训练的治疗方法。作业治疗师在了解患者作业表现的障碍后，会以作业活动为治疗媒介，增强个体维持、发展或重新建立日常生活、工作、学习等功能。作业治疗还可以预防疾病、矫治残障、协助适应环境，进而提升生活质量与身心健康。

3. 言语治疗

言语治疗是指针对疾病、外伤或先天缺陷导致的言语功能障碍，和吞咽功能障碍通过评定给予的针对性治疗。目的是改善沟通交流能力，保障摄食安全性，预防不良并发症的发生。

4. 心理治疗

心理治疗是通过观察、谈话、实验和心理测验法（智力、人格、神经心理等）对患者的心理异常进行评定，采用精神支持疗法、暗示疗法、催眠疗法、行为疗法、脱敏疗法、松弛疗法、音乐疗法和心理咨询等对患者进行治疗，使患者以积极、主动的态度参与康复治疗、家庭和社会生活。

5. 文体治疗

文体治疗是选择患者力所能及的一些文娱、体育活动，对患者进行功能恢复训练。一方面恢复其功能，另一方面使患者得到娱乐，达到锻炼身体和参加集体活动等目的。

6. 中国传统治疗

中国传统针灸、推拿、传统锻炼方法（如太极拳、易筋经、八段锦）等治疗方法在调整机体整体功能、疼痛处理与控制、身体平衡和协调功能改善等方面具有独特的作用，综合应用中国传统治疗与康复训练能进一步增强患者的功能。

7. 康复护理

康复护理不同于一般的治疗护理，是在治疗护理的基础上，采用与日常生活有密切联系的运动治疗、作业治疗的方法，帮助残疾者自理生活的护理方法。

8. 康复工程

康复工程是应用现代工程学的原理和方法，研究残疾人全面康复中的工程技术问题、残疾人的能力障碍和社会的不利条件，通过假肢、矫形器等辅助器具及环境改造等途径最大限度恢复、代偿或重建患者的躯体功能的治疗措施，是重要的康复手段之一。

9. 社会服务

社会服务是指在住院期间，帮助功能障碍者尽快熟悉、适应新环境，正确对待现实和将来，并寻求社会福利服务和救济部门的帮助；在治疗期间协调病、伤、残者与专业组治疗人员的关系；出院前为他们提供社会康复方面的指导，如职业培训、指导再就业等。

四、临床康复

临床医学以治疗疾病为核心；而康复医学以改善功能为主导。临床医学与康复医学的有机结合促进了临床康复的发展，临床康复正在形成多个临床康复亚专业，如神经康复、肌肉骨骼康复、心肺康复、疼痛康复、儿童康复等。临床各科的各系统疾病在所有阶段都可以介入康复，并且介入愈早结局愈好。

本章撰写者：刘华（首都体育学院）

第三章　运动处方

运动处方不仅广泛应用于体育康复，在医疗康复如糖尿病、冠心病康复中也已作为明确有效的治疗手段。运动处方的设计应把握个性化、机能化、科学化的特点，避免简单经验判断。

第一节　运动处方概述

包括运动处方的概念、特点、分类、与相关学科的关系等。

一、运动处方的概念

运动处方（exercise prescription）概念是美国生理学家卡波维奇（Karpovich）在20世纪50年代首先提出的。20世纪60年代以来，随着康复医学的发展以及对冠心病等疾病的康复训练的开展，运动处方开始受到重视。1969年世界卫生组织（WHO）正式使用运动处方这一术语，从而使其在国际上得到认可。其概念和内容得到不断完善和充实，世界各国对运动处方的理论和实践进行了大量的研究，并将运动处方广泛地应用于健身锻炼与疾病的预防、治疗和康复中。

运动处方的完整概念是：由运动健康指导师、康复医师、康复治疗师、运动处方师、社会体育指导员或临床医生等专业人员，依据医学检查资料（包括运动试验和体力测验），按其健康、体力以及心血管功能状况，以健身为目的，以处方的形式，制订系统化、个性化的体育活动指导方案。

二、运动处方的特点

（一）目的性强

运动处方有明确的远期目标和近期目标，运动处方的制订和实施都是围绕运动处方的目的进行的。

（二）计划性强

运动处方中运动的安排有较强的计划性，在实施运动处方的过程中容易坚持。

（三）个体性强

运动处方是根据每一个参加锻炼的锻炼者的健康状态、体力活动等具体情况来进行制订和实施的，有很强的个体性，康复效果较好。

（四）系统性强

运动处方包括运动频率、运动强度、运动方式、运动时间、总运动量和运动处方实施进程等6项基本内容，以及运动中的注意事项和运动中医务监督的力度。

（五）科学性强

运动处方的制订和实施过程是严格按照康复体育、临床医学、运动学等学科的要求进行的，具有较强的科学性。

（六）安全有效

按运动处方进行锻炼能在较短的时间内取得较明显的健身和康复效果，同时能显著减少运动伤病的发生，达到事半功倍的效果。

（七）普及面广

运动处方简明易懂，容易被大众接受，收效快，是进行大众健身和康复的理想方法。

三、运动处方的分类

随着康复体育的不断发展及运动处方应用范围的不断扩大，运动处方的种类也在不断增加，常见的分类有以下几种。

（一）根据运动处方的锻炼人群和目的分类

1. 健身性运动处方

健身性运动处方以提高身体素质、运动能力、健身、健美为主要目的。锻炼者根据自己的实际情况，采取适当的体育活动进行科学锻炼，以安全有效地提高健康水平，改善机能状态，增强体质健康，预防诱发心血管疾病的危险因素，实现零级预防。

2. 预防性运动处方

预防性运动处方以增强体质、预防疾病、提高健康水平为主要目的，实现一级预防。针对有不同心血管疾病危险因素（如高血压前期或早期、血脂异常、糖尿病前期或早期、轻度肥胖症）的锻炼者，制订个体化的运动处方。

3. 康复性运动处方

康复性运动处方以治疗疾病、提高康复效果为主要目的，实现二级和三级预防。通过运动疗法帮助患者提高身体机能，缓解症状，减轻或消除功能障碍，预防疾病加重或者出现并发症，减少疾病的危害；通过运动处方的实施，防治伤残和促进功能恢复，尽量提高患者的生活自理和工作能力，提高生命质量，延长寿命，降低病死率。

（二）根据运动处方的锻炼作用分类

1. 心肺耐力运动处方

心肺耐力是体质健康的核心要素，提高心肺耐力，可以降低心血管疾病等多种疾病发病率和死亡率。心肺耐力运动处方以提高心肺耐力为主要目标，使锻炼者维持合理的身体成分，改善代谢状态，缓解或配合药物治疗高血压、血脂异常、糖尿病等疾病，预防动脉粥样硬化性疾病的发生。

2. 力量运动处方

肌肉力量的增加可以减少心血管疾病的危险因素，降低全因死亡率和心脏病发作的概率。力量运动处方以提高肌肉力量、肌肉耐力和爆发力为主要目的。可以提高肌肉力量、增加肌肉体积、改善与健康相关的生物标志物（如身体成分、血糖水平、胰岛素敏感性、高血压前期到早期患者的血压）、增加骨密度和骨矿含量，可能预防、减缓甚至逆转骨质疏松症患者的骨质流失，改善肢体运动功能。

3. 柔韧性运动处方

柔韧性运动处方用于发展大肌群或韧带群的柔韧性，提高关节活动幅度、韧带的稳定性和平衡性，减少锻炼者的肌肉韧带损伤，预防腰痛，或者缓解肌肉酸痛。在体育康复中，通过各种主动、被动的柔韧性练习，使因伤病而受影响的关节活动度（ROM）得以维持、增加或恢复到正常范围，同时起到改善肢体运动功能的作用。

四、运动处方与相关学科的关系

（一）运动处方与运动生理学的关系

运动生理学是运动处方最重要的理论基础。法国神经学家纪尧姆–本杰明–阿芒·迪歇恩（Guillaume-Benjamin Duchenne）（1806—1875年）于1866年发表的《运动生理学》，为康复体育奠定了大量的理论基础。20世纪运动生理学的飞速发展，不断地为现代运动处方提供新的理论基础。

（二）运动处方与临床医学的关系

现代运动处方最早应用于心血管系统疾病的康复中，在20世纪50年代，冠心病的运动疗法发展成为运动处方的形式。目前，运动处方的应用范围在不断地扩大，但其重点仍是疾病的治疗和预防。在运动处方的制订和实施过程中，临床医学是最重要的依据和基础，疾病的临床诊断、功能评定、医务监督等是运动处方的重要内容。

（三）运动处方与运动学的关系

运动处方的核心是运动种类、运动强度、运动时间及运动频度等。确定合理、科学的运动种类、运动强度、运动时间和运动频度是运动处方有效和安全的保证。

此外，运动处方与运动解剖学、运动生物化学、体质测量与评价等学科有着密切的关系。

五、学习运动处方的意义

运动处方是康复体育的核心部分，运动处方的制订和实施是体育康复更科学化、定量化、个性化的保证。学习和掌握运动处方能更好地指导健身和康复。

运动处方是落实"全民健身计划"的措施。"全民健身计划"从1993年到2000年分三步，从点到块，从块到面，进而在全社会逐步推广。该计划将向公众推荐200多种小型多样的健身运动方式。学习和掌握运动处方能更好地进行全民健身计划的推广。

第二节　运动处方的基本内容

运动处方的制订和实施应使处方对象的功能状态有所改善。要根据处方对象的个人情况，明确处方的目的，在完成相应的功能评定之后，科学、合理地制订运动处方。一个完整的运动处方应包括处方对象的基本信息、医学检查及体质测试结果及评定、锻炼目标、运动处方的基本原则（FITT-VP）以及注意事项等内容。

一、处方对象的基本信息

包括姓名、性别、年龄、运动史等基本信息。

二、医学检查及体质测试结果及评定

在医学检查结果中应明确有无代谢异常及程度、有无心血管疾病的症状及体征、有无已经明确诊断的疾病；体质测试结果应明确心肺耐力的等级、体重指数（body mass index，BMI）或体脂百分比、主要肌群的力量及等级，以及身体柔韧性测试结果及评价。

三、锻炼目标

制订运动处方之前，首先应当明确锻炼的目标，或称"近期目标"。

耐力处方的锻炼目标，可能是提高心肺耐力、减脂、降血脂，减少冠心病危险因素，防治高血压、糖尿病等。

力量和柔韧性处方的目标，应当具体到将要进行锻炼的部位，如加大某关节的活动度、增强某肌群的力量等。力量处方中还需要确定增强何种力量，如向心力量还是离心力量，以便采用不同的练习方法。

在康复锻炼运动处方中，首先需要考虑康复锻炼的最终目标，或称"远期目标"。如达到可使用轮椅进行活动、使用拐杖行走、恢复正常步态、恢复正常生活能力和劳动能力、恢复参加运动训练及比赛等。在近期目标中，应规定当前康复锻炼的具体目标，

如提高某个/某些关节的活动度、增强某个/某些肌群的力量、增强何种肌肉力量等。

四、运动处方的基本原则

运动处方的基本原则采用美国运动医学会（ACSM）提出的FITT-VP原则，即运动频率（frequency，F）、运动强度（intensity，I）、运动时间（time，T）、运动方式（type，T）、总运动量（volume，V）和运动处方实施进程（progression，P）。

下面以耐力性运动处方、力量性运动处方及柔韧性运动处方为例，介绍运动处方的基本原则。

（一）运动频率

在运动处方中，常用每周的锻炼次数表示。运动频率取决于运动强度和每次运动持续的时间。

1. 耐力性运动的运动频度

一般认为：每周锻炼3～5次，有一定的休息时间，可使机体得到"超量恢复"，获得更好的锻炼效果。

当运动频度更高时，锻炼的效率增加并不多，反而有增加运动损伤的倾向。小运动量的耐力运动可每天进行。

2. 力量性运动的运动频度

力量练习的频度一般为每周2～3次，隔日练习。

3. 柔韧性运动的运动频度

至少每周练习2～3次，每天练习效果最好。

（二）运动强度

运动强度是指单位时间内的运动量，即运动强度=运动量/运动时间。运动强度是运动处方的核心要素，是运动处方个体化特征的体现，是健康促进效益的重要指标，也是设计运动处方中最困难的部分。运动强度制订得是否恰当，关系到锻炼的效果及锻炼者的安全。应按照个人特点，规定锻炼时应达到的有效强度和不宜超过的安全界限。

1. 耐力性运动的运动强度

在有氧运动中，运动强度取决于走或跑的速度、蹬车的功率、爬山时的坡度等。运动强度可根据心率、最大摄氧量、代谢当量、主观感觉疲劳等级来表示。

（1）心率

用心率来评价运动强度是最简便易行的方法，在国内外被广泛应用。随着运动强度的增加，心率会逐渐上升，除去环境、心理刺激、疾病等因素，心率（HR）与运动强度存在正比例的线性关系。

运动中应该达到和保持的心率，称为靶心率（target heart rate，THR），或称为"运动中的适宜心率"，是指能获得最佳效果并确保安全的运动心率。用靶心率控制运动强度是简便易行的方法，具体推算的方法有：

①**最大心率百分比法**

最大心率百分比计算公式：

$$最大心率百分比=（运动中心率/最大心率）\times 100\%$$

靶心率计算公式：

$$靶心率=最大心率\times 60\% \sim 80\%或0.6 \sim 0.8$$

根据年龄利用相关公式推算最大心率（表3-1），然后根据最大心率百分比计算运动中靶心率范围。采用最大心率百分比法计算靶心率的优点是简单、易行，缺点是不具有个性化。

表3-1　最大心率的推算公式

作者	公式	适用人群	备注
Fox等	HRmax=220-age	少部分男性和女性	简单，被普遍应用；但有误差
Tanaka等	HRmax=208-0.7×age	健康的男性和女性	
Gelish等	HRmax=207-0.7×age	所有年龄段和体质水平的成年男女	建议使用
Gulati等	HRmax=206-0.88×age	运动负荷试验中无症状的中年女性	

以最大心率的65%～85%为靶心率，即：靶心率=（220-年龄）×（65%～85%）。年龄在50岁以上，有慢性病史的，可用：靶心率=170-年龄；经常参加体育锻炼的人可用：靶心率=180-年龄。

例如：年龄为40岁的健康人，其最大运动心率为：220-40=180（次/min），适宜运动心率为：下限180×65%=117（次/min），上限180×85%=153（次/min），即锻炼时心率为117～153（次/min），表明运动强度适宜。

②心率储备百分比

人体在运动达到力竭状态时的最大心率与安静心率的差值，称为储备心率（HRR）。在确定运动强度时，可以用储备心率百分比的方法计算靶心率，计算公式为：

心率储备百分比=（运动中心率−安静时心率）/（本人最大心率−安静时心率）×100%

HRR法推算靶心率的优点是更具个性化，更适用于制订运动处方。但HRR法尚未被广泛使用。

（2）最大摄氧量

随着运动强度的加大，机体摄取的氧量也增加，两者呈一定的正比例线性关系。在制订耐力运动处方时，可根据摄氧量来评价运动强度。

①最大摄氧量百分比法

在运动处方中常用最大摄氧量的百分数（$\%VO_2max$）来表示运动强度，每个人的VO_2max不同，在同一摄氧量水平运动的个体的运动强度也是不同的。

50%～70%VO_2max是最合适的运动强度范围。<50%VO_2max的运动对老年人和心脏患者有较好的效果；<70%VO_2max的持续运动血液中乳酸不增高，血液中的肾上腺素和去甲肾上腺素保持在较低水平，运动强度最适宜；而80%VO_2max的运动是有危险的。表3-2为运动强度（用最大摄氧量的百分数表示）与心率的换算关系。

表3-2　运动强度与m率

年龄＼运动强度＼心率	0	10	20	30	40	50	60	70	80	90	100
20	60	74	88	102	116	130	144	158	172	186	200
30	60	73	86	99	102	125	138	151	164	177	190
40	60	72	84	96	98	120	132	144	156	168	180
50	60	71	82	93	94	105	126	137	148	159	170
60	60	70	80	90	90	110	120	130	140	150	160
70	60	69	78	86	87	105	114	123	132	141	150

（引自：曲绵域等.实用运动医学［M］.北京科学技术出版社，1996.）

②储备摄氧量百分比法

人体在运动达到力竭状态时的最大摄氧量与安静状态下的最大摄氧量的差值，称为储备摄氧量。在确定运动强度时，可以用储备摄氧量百分比的方法计算实际运动时的摄氧量。具体公式为：

$$储备摄氧量=（最大摄氧量-安静时摄氧量）×预期强度\%+安静时摄氧量$$

（3）代谢当量

代谢当量（MET）是指运动时代谢率对安静时代谢率的倍数，又称为"梅脱"。梅脱是指每公斤体重从事1min活动消耗3.5mL的氧气，其活动强度称为1MET〔1MET= 3.5mL/（kg·min）〕。1MET的活动强度相当于健康成人坐位安静时的代谢水平（注意写法：METs是MET的复数，所以，1MET以外都是用METs）。任何人从事任何强度的活动时，都可测出其摄氧量，可计算出每分钟、每公斤体重的摄氧量，即可计算出METs值，用于表示其运动强度。根据代谢当量的大小，将体力活动水平分为低、中、高体力活动三个等级。

在制订运动处方时，如已测出某人的适宜运动强度相当于多少METs，即可找出相同METs的活动项目，写入运动处方。表3-3、表3-4为常见日常生活活动和常见运动的METs。

表3-3　常见日常生活活动的METs

活动内容	METs	活动内容	METs	活动内容	METs
步行（1.5~6.7km/h）	2.0~6.7	弹钢琴	2.0	园艺	5.6
下楼	5.2	打牌	1.5~2.0	做饭	3.0
上楼	9	驾驶汽车	2.0~2.8	扫地	4.5
骑车（慢速）	3.5	交际舞（慢）	2.9	拖地	7.7
骑车（中速）	5.7	交际舞（快）	5.5	淋浴	3.5
写作（坐位）	1.7	有氧跳舞	6.0		

表3-4　常见运动的METs

活动内容	METs	活动内容	METs	活动内容	METs
射箭	3~4	仰卧、坐位上肢练习	1~2	舞蹈	3~7
高尔夫	2~7	跳绳	12	慢跑	7~15
潜水	5~10	足球	5~12	网球	4~9
羽毛球	4~9	保龄球	2~4	击剑	6~10
手球	8~12	骑自行车（20.8km/h）	9	爬山	5~10
旱冰、滑冰	5~8	上台阶	4~8	排球	3~6
篮球（练习）	3~9	划船	3~8	钓鱼	2~6
徒步旅行	3~7	打猎（小枪）	3~7	水球	8~12

（续表）

活动内容	METs	活动内容	METs	活动内容	METs
滑雪	5 ~ 12	游泳	4 ~ 8	垒球	3 ~ 6
篮球（比赛）	7 ~ 12	韵律体操	3 ~ 8	橄榄球（进攻）	6 ~ 10
骑马	3 ~ 8	打猎（大枪）	7 ~ 14	帆船	2 ~ 5
冲浪	5 ~ 7	乒乓球	3 ~ 5	台球	2.3

（4）主观感觉疲劳等级

主观感觉疲劳等级（Rating of Perceived Exertion，RPE）是Borg根据运动者主观感觉疲劳程度衡量相对运动强度的指标，是运动中机体的适应能力、身体疲劳情况等的整体自我感觉，可用来评定运动强度；在修订运动处方时，可用来调节运动强度。主观感觉疲劳等级与心肺代谢的指标高度相关，如吸氧量、心率、通气量、血乳酸等。

Borg的分级表中12 ~ 13相当于最大心率的60%（即60%HRmax），16相当于最大心率的90%（即90%HRmax）（表3-5）。大部分参加锻炼者的运动强度应为12 ~ 16。在开始训练阶段，锻炼者可掌握运动中心率和自觉疲劳分级之间的关系，在以后的运动中可用自觉疲劳分级来调节运动强度。

表3-5　RPE的20级分类表

RPE分级	6	7	8	9	10	11	12	13	14	15	16	17	18	19	20
自我感觉		经常轻松		很轻松		有点累		稍累				累		经常累	

20级分类表的计分乘以10约等于该用力水平的心率。如13级的心率约等于130次/min。

2. 力量性运动的运动强度

力量练习的运动强度以局部肌肉反应为准，而不是以心率等指标为准。

3. 柔韧性运动的运动强度

拉伸达到拉紧或轻微不适状态。

（三）运动时间

1. 耐力性运动

在耐力性处方中，主要采取"持续训练法"，应规定有氧运动持续的时间。在力量性处方和柔韧性处方中，则需要规定完成每个动作的重复次数、组数及间隔时间，不同的锻炼方案将收到不同的锻炼效果。

运动处方中的运动时间是指每次运动的持续时间。每次运动的持续时间应为15～60min，一般需持续20～40min；其中达到适宜心率的时间须在15min以上。在计算间歇性运动的持续时间时，应扣除休息时间。间歇性运动的运动密度应视体力而定，体力差者运动密度应低；体力好者运动密度可较高。

2. 力量性运动

力量性运动的运动时间主要是指每个练习动作的持续时间。例如，等长练习中肌肉收缩的维持时间一般认为在6s以上较好。在动力性练习中，完成一次练习所用时间实际上代表动作的速度。

3. 柔韧性运动

推荐大多数人静力性拉伸保持10～30s；老年人拉伸保持30～60s获益更多。在进行PNF时，先进行3～6s低到中等强度的收缩（即20%～75%最大随意收缩），再立即由搭档进行辅助拉伸10～30s。

（四）运动方式

明确采用快走、慢跑、有氧健身操、游泳等有氧运动的形式；或者力量练习和柔韧性练习的形式。

1. 耐力性运动

耐力性运动是运动处方最主要和最基本的运动手段。在治疗性运动处方和预防性运动处方中，主要用于心血管、呼吸、代谢、内分泌等系统慢性疾病的康复和预防，以改善和提高心肺、代谢、内分泌等系统的功能。在健身、健美运动处方中，耐力性（有氧）运动是保持全面身心健康和理想体重的有效运动方式。

常见的耐力性（有氧）运动可分为以下几类：

①技巧少、运动强度容易调整，如健步走、骑车、水中走、慢舞等。

②技巧少、运动强度较大，如慢跑、快跑、健身操、动感单车、登台阶、快舞等。

③技巧要求高，如游泳、越野滑雪、滑冰、网球、羽毛球、篮球、足球等。

2. 力量性运动

力量性运动在运动处方中主要用于运动系统、神经系统等肌肉神经麻痹或关节功能障碍的患者，以恢复肌肉力量和肢体活动功能为主。在矫正畸形和预防肌力平衡破坏所致的慢性疾患的康复中，通过有选择地增强肌肉力量、调整肌力平衡，从而改善躯干和肢体的形态和功能。

力量性运动根据其特点可分为电刺激疗法（通过电刺激，增强肌力、改善肌肉的神经控制）、被动运动、助力运动、免负荷运动（即在减除肢体重力负荷的情况下进行主动运动，如在水中运动）、主动运动、抗阻运动等。抗阻运动包括等张练习、等长练习、等动练习和短促最大练习（即等长练习与等张练习结合的训练方法）等。

3. 柔韧性运动

柔韧性运动较广泛地应用在治疗、预防和健身、健美各类运动处方中，主要的作用有放松精神、消除疲劳、改善体型，防治高血压、神经衰弱等疾病。

柔韧性运动方式有：①弹震式拉伸或"跳跃"拉伸。利用肢体运动所产生的势能而进行的拉伸。②动力性或慢动作拉伸。通过多次重复动作，使身体从一个体位逐步过渡到另一个体位，同时逐步增加ROM。③静力性拉伸。缓慢拉伸肌肉或韧带到某一位置后静止不动，保持一段时间（10~30s）。静力性拉伸包括主动静力性拉伸和被动静力性拉伸。主动静力性拉伸是利用主动肌的力量使身体保持某一拉伸姿势，这种拉伸最常见的就是瑜伽。被动静力性拉伸是指在同伴或设备（如弹力带或芭蕾扶杆）的帮助下，抬高肢体或身体其他部位到某一设定的位置。④PNF。意译为神经肌肉本体感觉促进法。PNF有多种方法，但常用的是在肌肉或肌腱群等长收缩后，对此肌肉或肌腱群再进行拉伸（即收缩—放松），通常需要一个搭档才能完成。

运动项目主要有太极拳、保健气功、五禽戏、广播体操、医疗体操、矫正体操等。

（五）总运动量

运动量的大小，取决于运动频率、运动强度、运动时间等多种因素。

运动量由运动强度和运动时间共同决定（运动量=运动强度×运动时间）。在总运动量确定时，运动强度与运动时间成反比（表3-6）。运动强度较大则运动时间较短；运动强度较小则运动时间较长。前者适宜于年轻及体力较好者；后者适宜于老年及体力较弱者。年轻及体力较好者可由较高的运动强度开始锻炼；老年及体力较弱者应由较低的运动强度开始锻炼。运动量由小到大，增加运动量时，先延长运动时间，再提高运动强度。

表3-6　运动时间与运动强度（%VO₂max的最大摄氧量）的配合

运动量	运动时间				
	5min	10min	15min	30min	60min
小	70%	65%	60%	50%	40%
中	80%	75%	*70%	*60%	*50%
大	90%	85%	80%	70%	60%

注：表中百分值为最大摄氧量百分数（%VO₂max）表示的运动强度。

日本体育科学中心建议人们采用3种中等运动量的锻炼，即表3-6中带有"*"的运动量，15min—70%VO₂max；30min—60%VO₂max；60min—50%VO₂max。

1. 力量性运动

在等张练习或等动练习中，运动量由所抗阻力的大小和运动次数决定。在等长练习中，运动量由所抗阻力和持续时间决定。

决定力量练习的运动量的因素有：a.参加运动的肌群的大小。大肌肉群运动的运动量大，小肌肉群运动的运动量小。如：肢体远端小关节，单个关节运动的运动量较小，肢体近端大关节、多关节联合运动，躯干运动的运动量较大。b.运动的用力程度。负重、抗阻力运动的运动量较大；不负重运动的运动量较小。c.运动节奏。自然轻松的运动节奏其运动量较小，过快或过慢的运动节奏其运动量较大。d.运动的重复次数。重复次数多的运动量较大。e.运动的姿势、位置。不同的运动姿势、位置对维持姿势和克服重力的要求不同，运动量也不同。

在增强肌肉力量时，宜逐步增加阻力，而不是增加重复次数或持续时间（即大负荷、少重复次数的练习）；在增强肌肉耐力时，宜逐步增加运动次数或持续时间（即中等负荷、多次重复的练习）。在康复体育中，一般较重视发展肌肉力量，而肌肉耐力可在日常生活活动中得到恢复。

2. 柔韧性运动

合理的练习量是每个单元柔韧性练习的总时间为60s，每个柔韧性练习都重复2～4次。

（六）运动处方实施进程

运动处方实施进程取决于个人的健康状况、体能、训练反应和运动目标，可分为适应期、提高期和稳定期。

耐力性运动处方的实施进程：

①运动开始的4~6周，每1~2周将运动时间延长5~10min。

②当运动者规律运动1个月以后，在4~8个月逐渐增加运动总量直到达到推荐的总量。

五、注意事项

为了确保安全，在运动处方中，要根据处方对象的具体情况，提出相应的注意事项。例如，锻炼时要做好准备活动和整理活动，运动中不要超过既定的运动强度，进行力量练习时不要憋气等。

（一）耐力性运动的注意事项

用耐力性运动进行康复和治疗的疾病多为心血管、呼吸、代谢、内分泌等系统的慢性疾病，在进行运动处方的锻炼时，要根据各类疾病的病理生理特点、每个参加锻炼者的具体身体状况，提出有针对性的注意事项，以确保运动处方的有效和安全。一般的注意事项应包括以下几个方面：

①运动的禁忌证或不宜进行运动的指征。在耐力性运动处方中，应有针对性地提出运动的禁忌证，如心脏病患者运动的禁忌证有：病情不稳定的心力衰竭和严重的心功能障碍；急性心包炎、心肌炎、心内膜炎；严重心率失常；不稳定型、剧增型心绞痛，心肌梗死后不稳定期；严重高血压；不稳定的血管栓塞性疾病等。

②运动中应停止运动的指征。在耐力性运动处方中应指出须立即停止运动的指征，如心脏病患者在运动中出现以下指征时应停止运动：运动时上身不适；运动中无力、头晕、气短；运动中或运动后关节疼痛或背痛等。

③运动量的监控。在耐力性运动处方中，需对运动量的监控提出具体的要求，以保证运动处方的有效和安全。

④要求做充分的准备活动。

⑤明确运动疗法与其他临床治疗的配合。如糖尿病患者的运动疗法需与药物治疗、饮食治疗相结合，以期获得最佳的治疗效果。运动的时间应避开降糖药物血浓度达到高峰的时间；在运动前、中或后，可适当增加饮食，以避免出现低血糖等。

（二）力量性运动的注意事项

①力量练习不应引起明显疼痛。

②力量练习前、后应做充分的准备活动及放松整理活动。

③运动时保持正确的身体姿势。

④必要时给予保护和帮助。

⑤注意肌肉等长收缩引起的血压升高反应及闭气用力时心血管的负荷增加。有轻度高血压、冠心病或其他心血管系统疾病的患者，应慎做力量练习；有较严重的心血管系统疾病的患者忌做力量练习。

⑥经常检修器械、设备，确保安全。

（三）柔韧性运动的注意事项

①动作的难度、幅度等，应注意循序渐进、量力而行。

②指出某些疾病应慎重采用的动作。如高血压病患者、老年人等应不做或少做过分用力的动作、幅度较大的弯腰或低头等动作。

③运动中注意正确的呼吸方式和节奏。

第三节　运动处方的制订程序

运动处方的制订应严格按照相应的程序进行，运动处方的制订程序包括：全面了解处方对象的健康状况、运动测试与评定、确定运动处方的目的、制订运动处方、指导实施运动处方、监督运动处方的执行情况、定期调整运动处方、运动处方的实施效果评估等步骤。在运动处方的实施过程中，要按质、按量认真完成训练。

一、全面了解处方对象的健康状况

在制订运动处方之前，一定要通过询问、医学检查、体质测试、问卷调查（如PAR-Q问卷、ACSM运动前筛查问卷等）等途径，了解处方对象的健康状况。需要了解的内容有身体发育、家族史、疾病史、目前伤病情况和治疗情况、近期身体健康检查结果、体质测试结果、运动史、近期锻炼情况等。女性还需询问月经史和生育史。

（一）了解运动处方的需求

通过对处方对象的全面了解，有助于确定运动处方的目的。

（二）进行运动风险评估

明确运动测试方案及医务监督的力度。通过全面的了解，确定处方对象的病史、医学检查等情况，了解有无运动禁忌证，便于确定心肺耐力及其他运动测试方案，以及运动医务监督的力度，以保证测试和锻炼过程中的安全。

二、运动测试与评定

运动测试与评定是制订运动处方的依据。重点检查心肺耐力及相关器官的功能状况。如处方目的为提高心肺耐力，或控制体重、血压、血糖、血脂等，应做心肺耐力测试与评定。处方目的是增强肌肉力量和耐力，需要做肌力的测定。处方目的是提高柔韧性，需要做ROM的测定。以肢体功能障碍康复为目的时，需做临床医学检查、ROM评定、肌肉力量评定、步态分析等。

（一）心肺耐力的测试与评定

若要了解受试者的心肺耐力水平，需要给予受试者一定的运动负荷，这种用来测定机体对运动耐受能力的试验，统称为"运动负荷试验"（exercise tolerance testing，ETT）。目前，最常用的运动试验是用逐级递增运动负荷的方法测定。递增负荷运动试验（graded exercise testing，GET），是指在试验的过程中，逐渐增加负荷强度，同时测定某些生理指标，直到受试者达到一定运动强度的一种运动耐量试验。

常用的心肺耐力测试手段包括场地测试、功率车测试、跑台测试和台阶试验4种。测试时，可根据受试者健康状况、环境、可用设备和操作人员熟练程度选择测试手段。

1. 12分钟（min）跑测试

最常用于评价心肺耐力的跑步测试是库柏提出的12min跑测试。12min跑测试是测定在田径场或水平地面上连续跑12min所完成的最大距离（单位：m），然后用此最大距离除以12得到其跑步速度（m/min），再将此速度代入下面的公式推算其最大摄氧量（速度>134m/min时最准确）。

$$最大摄氧量 [mL/(kg \cdot min)] = 3.5 + 0.2 \times 速度（m/min）$$

例如：张某在田径场上连续跑12min所得的最大距离（跑得最快时得到的距离）为2400m，其速度=2400÷12=200（m/min），代入上述公式计算得到最大摄氧量=3.5+0.2×

200=43.5mL/（kg·min）。完成12min跑的最大距离或最后计算所得的最大摄氧量均可用于评价心肺耐力。表3-7和表3-8为12min跑场地测试评价标准。

表3-7　12min跑场地测试评价标准（男性）

百分位数（%）	评价	年龄（岁）					
		20~29	30~39	40~49	50~59	60~69	70~79
99	极好	2.00	1.94	1.87	1.81	1.73	1.69
95		1.86	1.82	1.77	1.68	1.59	1.53
90	优秀	1.81	1.75	1.69	1.61	1.50	1.41
85		1.75	1.70	1.65	1.55	1.45	1.37
80		1.73	1.66	1.60	1.52	1.41	1.33
75	良好	1.66	162	1.56	1.48	1.38	1.29
70		1.63	1.59	1.53	1.45	1.35	1.26
65		1.61	1.57	1.51	1.42	1.33	1.23
60		1.58	1.54	1.49	1.40	1.30	1.21
55	一般	1.56	1.53	1.45	1.37	1.28	1.19
50		1.53	1.49	1.43	1.34	1.25	1.17
45		1.50	1.46	1.41	1.33	1.23	1.15
40		1.47	1.44	1.38	1.30	1.21	1.13
35	弱	1.45	1.41	1.36	1.28	1.19	1.10
30		1.42	1.39	1.33	1.25	1.17	1.09
25		1.40	1.36	1.31	1.23	1.13	1.06
20		1.37	1.33	1.28	1.20	1.11	1.00
15	极弱	1.33	1.29	1.25	1.17	1.07	1.00
10		1.28	1.25	1.21	1.13	1.03	0.95
5		1.20	1.18	1.13	1.06	0.97	0.89
1		1.05	1.05	1.01	0.95	0.86	0.82

表3-8　12min跑场地测试评价标准（女性）

百分位数（%）	评价	年龄（岁）					
		20~29	30~39	40~49	50~59	60~69	70~79
99	极好	1.83	1.76	1.73	1.59	1.49	1.49
95		1.69	1.63	1.57	1.45	1.36	1.35
90	优秀	1.61	1.57	1.51	1.39	1.31	1.22
85		1.57	1.53	1.45	1.34	1.26	1.21
80		1.53	1.49	1.41	1.33	1.22	1.16

（续表）

百分位数（%）	评价	年龄（岁）					
		20～29	30～39	40～49	50～59	60～69	70～79
75	良好	1.49	1.45	1.39	1.29	1.21	1.14
70		1.46	1.41	1.37	1.27	1.18	1.13
65		1.45	1.38	1.33	1.24	1.17	1.13
60		1.41	1.36	1.31	1.22	1.14	1.10
55	一般	1.38	1.34	1.29	1.21	1.13	1.09
50		1.37	1.33	1.27	1.19	1.12	1.08
45		1.33	1.29	1.25	1.17	1.10	1.05
40		1.32	1.27	1.22	1.14	1.07	1.03
35	弱	1.29	1.25	1.21	1.13	1.05	1.02
30		1.26	1.21	1.18	1.11	1.03	1.00
25		1.23	1.20	1.15	1.09	1.01	0.99
20		1.21	1.17	1.13	1.06	1.00	0.97
15	极弱	1.17	1.13	1.10	1.03	0.98	0.93
10		1.13	1.09	1.05	1.00	0.95	0.91
5		1.08	1.03	1.01	0.95	0.92	0.86
1		0.97	0.95	0.93	0.87	0.86	0.78

2. 6min步行试验

对于老年人和某些临床患者（如慢性心衰或肺部疾病患者），推荐用6min步行试验。6min步行试验不仅可以预测发病率和死亡率，还可用于评定老年人和某些临床患者的心肺耐力，其具体操作流程可参见美国胸科协会发布的"6min步行试验指南"。尽管这是一种次大强度测试，但对于那些体适能水平低下或疾病人群来说，可能是接近最大强度的运动。如果受试者6min内完成的距离小于300m，与超过这一水平的个体相比，其短期存活率较差。根据6min步行测试结果推算峰值摄氧量的公式较多，以下为常用的公式：

$$峰值摄氧量[mL/(kg \cdot min)]=0.02×距离（m）-0.191×年龄（岁）-0.07×体重（kg）+0.09×身高（cm）+0.26×RPP\ 10^{-3}+2.45$$

其中，心率收缩压乘积（RPP）=心率×收缩压（mmHg）；年龄取周岁（取整数），单位为岁。该公式的决定系数R^2=0.65，估计标准误SEE=2.68。

3.功率车测试

功率自行车（bicycle ergometer）运动试验是让受试者连续蹬功率自行车，逐步增加蹬车的阻力而增加运动负荷。在测定的过程中，进行连续心电图监测，并定时测量血压。

功率自行车运动试验的优点是：噪声小；价格较低；占地面积较小；运动时上身相对固定，测量心电图、血压等生理指标较容易；受试者的心理负担较小；运动较安全，适合年龄较大、体力较弱的受试者使用等。

功率自行车的主要缺点有：对体力较好的人（如经过系统训练的运动员），常达不到最大的心脏负荷；对体力较差尤其是两侧下肢肌肉力量不足者，常不能达到运动试验的目的；由于局部疲劳，所测得的结果低于活动平板运动试验等。

YMCA功率车测试是一个应用比较广泛的功率车测试方案，具体为每级运动3min，连续测试2～4级，使受试者在至少两级连续测试中的稳定心率达到110次/min与70%HRR（85%年龄预测最大心率）之间，而且每一级负荷下应至少运动3min，记录第2min和第3min末15～30s的心率。如果两次所测的心率变化在5次/min以上，此级功率下运动时间就要延长1min（表3-9）。

表3-9　YMCA功率车测试方案

心率\负荷	第一级 150kg·m/min（0.5kg）			
	心率<80	心率：80～90	心率：90～100	心率：>100
第二级	750kg·m/min（2.5kg）	600kg·m/min（2.0kg）	450kg·m/min（1.5kg）	300kg·m/min（1.0kg）
第三级	900kg·m/min（3.0kg）	750kg·m/min（2.5kg）	600kg·m/min（2.0kg）	450kg·m/min（1.5kg）
第四级	1050kg·m/min（3.5kg）	900kg·m/min（3.0kg）	750kg·m/min（2.5kg）	600kg·m/min（2.0kg）

说明：

①第一级运动负荷设定为150kg·m/min（0.5kg，50r/min）。

②如果第一级第3min的心率：

　　<80，第二级运动负荷设定为750kg·m/min（2.5kg，50r/min）；

　　80～89，第二级运动负荷设定为600kg·m/min（2.0kg，50r/min）；

　　90～100，第二级运动负荷设定为450kg·m/min（1.5kg，50r/min）；

　　>100，第二级运动负荷设定为300kg·m/min（1.0kg，50r/min）。

③如果需要，可根据第二级负荷栏下所示负荷设定第三级和第四级的运动负荷。

注：此处阻力设置适用于调速轮为6r/min的功率车。

（引自：王正珍，徐峻华.运动处方（第二版）［M］.北京：高等教育出版社，2018.）

测试人员要注意年龄、预测最大心率与实测心率之间的误差，以确保测试为次大强度测试。应用范围最广（适用于所有年龄段和体适能水平的成年男女）的最大心率计算公式：

最大心率=207－0.7×年龄（岁）（其中，年龄取周岁整数）

测试结束后，将每级达到稳定状态后的最后1min心率与其对应的功率在坐标纸上标记成点，然后计算各点的回归直线公式，用年龄预测HR代入直线公式计算出的功率即为受试者尽最大努力时所达到的最大功率，然后用下面的公式（功率在300～1200kg·m/min或50～200W时最准确）推算出VO₂max：

$$VO_2max［mL/（kg·min）］=3.5+3.5+最大功率（\omega）×10.8/体重（kg）$$

4.跑台测试

跑台测试与功率车测试的最大负荷点（70%HRR或85%年龄预测最大心率）相同，测试的每一级也为3min或更长，以确保获得稳定心率。然后根据受试者在测试中最大用力时达到的最高速度和/或坡度，通过年龄预测最大心率和下面的公式（速度>134m/min时最准确）推算出最大摄氧量。

$$最大摄氧量［（mL/（kg·min）］=3.5+0.2×速度（m/min）+0.9×速度（m/min）×坡度\%$$

多种最大强度跑台测试方案均可用于次大强度跑台测试，但每级至少要持续3min。同样，跑台测试也可以使用二次负荷试验测试方案推荐青年男子选取Bruce试验方案的2级和4级，女子选取1级和3级，以上建议仅供参考（表3-10）。

表3-10 Bruce跑台测试方案

级别	速度 （km/h）	坡度 （%）	持续时间 （min）
1	2.7	10	3
2	4.0	12	3
3	5.5	14	3
4	6.8	16	3
5	8.0	18	3
6	8.8	20	3

5.台阶测试

我国的国民体质测试中也使用台阶测试来测定心肺耐力，20～59岁的成年人，男子台阶高度为30cm，女子为25cm，上下台阶频率为30次/min，持续3min，完成后受试者立刻静坐在椅子上，测量并记录运动后1～1.5min、2～2.5min、3～3.5min三次脉率，如果受试者不能坚持运动3min应停止运动，记录运动持续时间并以同样的方法记录三次脉率，详见《国民体质测定标准手册（成年人部分）》。

（二）肌力的检查

虽然肌肉力量是指某些肌肉或肌群所能承受的外力（主要用N表示，有时也用kg和dB表示），但也可用抗阻能力的MET值来表示。力量可以是静力性的（即某一关节或某一组关节无明显角度变化），也可以是动力性的（即外部负荷或身体某一部分运动使肌肉长度改变）。

静力性力量或等长力量可以用多种设备进行测量，包括电子拉力计和握力计（详见仪器说明）。但静力性力量测试是针对特定肌群和关节角度的，通常用最大随意收缩值（MVC）表示峰值肌肉力量，其测试结果对肌肉力量水平的评价有限。

动力性力量最为常用的测试方法是一次最大重复次数（1-RM）测试，即在正确姿势和一定规则下、全关节活动范围内，能完成且仅能完成1次重复动作所对应的阻力值。1-RM是反映肌肉力量的良好指标。

在我国的国民体质监测中，采取握力、俯卧撑（男）、一分钟仰卧起坐（女）和纵跳测试来评价肌肉力量和肌肉耐力，详见《国民体质测定标准手册（成年人部分）》；学生体质健康测试中则采用立定跳远、一分钟仰卧起坐（女）、引体向上（男）来评价肌肉力量和肌肉耐力，详见《国家学生体质健康标准》；而《国家体育锻炼标准》中则用立定跳远、一分钟仰卧起坐（女）、引体向上（男）、俯卧撑（男）、一分钟仰卧举腿、掷实心球测试来评价肌肉力量和肌肉耐力。

（三）关节活动度测定

关节活动度是评定肢体运动功能的基本指标和评定关节柔韧性的指标。

1. 主动关节活动度和被动关节活动度

主动关节活动度是指患者主动活动关节时关节活动度的大小；被动关节活动度是指在外力帮助下，所能达到的关节活动度。关节活动度的检查应包括主动关节活动度检查和被动关节活动度检查，检查结果分为以下几种：

①主动和被动活动均无障碍者，为正常。

②主动和被动活动均有部分障碍者，为关节僵硬、关节内或外有骨阻滞、关节粘连、肌肉痉挛、皮肤瘢痕挛缩等。

③被动活动正常，而主动活动不能者，为神经麻痹。

④主动和被动活动均不能者，为关节僵直、关节或周围组织有剧烈疼痛或肌肉痉挛等。

2. 关节活动度的检查方法

①半圆规测角器检查。
②方盘测角器检查。
③手部关节活动度检查。
④脊柱活动度检查。

（四）步态分析

在运动系统疾病患者的检查中，应包括步态分析。步态分析是将生物力学的方法应用在临床和康复中。步态分析的方法有视诊、摄影分析、步态分析室分析。

1. 视诊

视诊的方法简单易行，让患者反复行走，对其步态仔细观察。了解正常步态的结构要素，并能识别步态中的任何变化，才能对步态进行正确的诊断。

2. 摄影分析

用摄像机将步态拍摄下来，选择其中的关键画面进行分析。用此方法可保存步态的资料，便于进行前后对比。

3. 步态分析室分析

由三维测力仪、高速摄像机、录像机、解析仪、肌电图仪、计算机、气体分析仪等设备组成的步态分析室（Gait Analysis Lab），可对步态进行综合的分析评定。

（五）肌肉力量评定

肌肉力量的检查方法主要有手法肌力测试、器械测试、肢体围度的测试等。

1. 手法肌力测试

手法肌力测试是最早应用的肌肉力量的测试方法（表3-11）。其基本方法是，让受测试者在适当的位置，肌肉做最大的收缩，使关节远端做自下而上的运动，同时由测试者施加阻力或助力，观察其对抗地心引力或阻力的情况。

表3-11　手法肌力测试的分级标准

测试结果	分级	占正常肌力%
能抗重力及正常阻力完成动作或维持姿势、位置	5	100
	5-	95
同上，但仅能抗中等阻力	4+	90
	4	80
同上，但仅能抗小阻力	4-	70
	3+	60
能抗重力完成运动或维持姿势、位置	3	50
加较小助力完成运动或在水平面上完成运动	3-	40
加中等助力完成运动或在水平面上做中等幅度运动	2+	30
加较大助力完成运动或在水平面上做小幅度运动	2	20
见到或扪到微弱的肌肉收缩或腱收缩，关节运动	2-	10
	1	5
无可测知的肌肉收缩	0	0

（引自：曲绵域，等.实用运动医学［M］.北京：北京科学技术出版社，1996.）

手法肌力测试的优点：适用于全身各肌肉群的测试；适用于"0"级至"5"级各级肌力的评定（而器械测试只能测试和评定"3"级以上的肌力）；使用广泛等。缺点：分级较粗，缺乏客观数据。

2. 器械测试

当肌力达到"3"级以上时，可利用测力计等器械进行测试。目前使用较多的器械有握力计、捏力计、背力计、手提测力计、专门的等速测力仪器等（专门的等速测力仪器有Cybex、Biodex、Kinc-om等多种品牌，测试较精确，数据用计算机进行处理）。

3. 测量肢体的围度

肌肉力量的大小与肌肉的生理横断面有关，当肌肉出现萎缩、肌力下降时，肢体的围度减小，通过测量肢体的围度可间接了解肌肉的状况。常用的指标主要有上臂围度、前臂围度、大腿围度、小腿围度、髌骨上5cm的围度、髌骨上10cm的围度等。使用肢体围度指标时应注意肌肉和脂肪的变化均可影响肢体围度的大小。

4. 肌肉力量评定的注意事项

目前尚缺乏肌肉力量耐力的测试仪器。可通过肌肉重复某动作的次数或持续的时间来间接表示肌肉的力量耐力。

①若采用不同的测试方法，其结果不同，缺乏比较性。

②每次进行肢体肌力的测试，需做左右对比（因健康肢体的肌力，也有个体差异及生理性波动），一般两侧差异大于10%～15%时有意义。

肌肉力量检查的注意事项：

①测试前需做简单的准备活动。

②测试的姿势和位置要正确。

③测试动作要标准。

④避免在运动后、疲劳时或饱餐后进行肌力的测试。

5. 肌肉力量检查的禁忌证

①有高血压或心脏病的患者，慎用肌力测试；有较严重心血管系统疾病的患者，禁用肌力测试。

②有运动时肢体疼痛、运动系统慢性损伤等，进行肌力测试时应小心；有严重疼痛、积液、急性运动损伤等，禁用肌力测试。

③关节活动度受限时，只做等长或短弧等速的测试。

（六）运动测试的注意事项

①避免空腹、饱餐后即刻进行运动试验。

②运动试验前2h禁止吸烟、饮酒。

③试验前停止使用影响试验结果的药物，如因病情需要不能停药的，在分析试验结果时应充分考虑药物的影响因素。

④运动试验前一天内不进行剧烈的运动。

⑤运动试验前休息半小时左右。

（七）运动测试的禁忌证

并不是所有人都适合做运动测试。在决定运动者是否进行运动测试前应该准确评价运动测试的风险和益处，判断运动者是否存在运动测试的禁忌证（包括绝对禁忌证和相对禁忌证）。

1. 绝对禁忌证

①近期安静状态下心电图显示有严重心肌缺血、急性心肌梗死（2d内）或其他急性心脏病事件。

②可引起症状或血流动力学改变的未控制的心律失常。

③严重、有症状的主动脉狭窄。

④未控制、有症状的心力衰竭。

⑤急性肺栓塞或肺梗死。

⑥急性心肌炎或心包炎。

⑦可疑或确诊的动脉瘤破裂。

⑧急性全身感染，伴有发热、全身疼痛或淋巴结肿大。

2. 相对禁忌证

①冠状动脉左支狭窄。

②中度狭窄性心瓣膜病。

③电解质紊乱（低钾血症、低镁血症）。

④心动过速或心动过缓。

⑤肥厚型心肌病或其他形式的流出道狭窄。

⑥重度房室传导阻滞。

⑦室壁瘤。

⑧运动中加重的神经肌肉、肌肉骨骼疾病和风湿性疾病。

⑨未控制的代谢性疾病（如糖尿病、甲状腺功能亢进或黏液性水肿）。

⑩慢性感染性疾病（如艾滋病）。

⑪精神或躯体障碍导致的运动能力显著降低。

在相对禁忌证中，如果运动的益处大于风险，且安静时无症状，可以暂时不考虑作为运动禁忌证，并在医务监督下运动或采取较低强度的运动。

三、确定运动处方的目的

在制订运动处方时，明确运动处方的目的有着非常重要的意义。因为目的不同，制订的运动处方内容有很大的差别，其锻炼效果也完全不同。例如，为了预防疾病、增强体质；为了针对疾病的危险因素，减少多余的脂肪，控制血压、血糖、血脂，消除或减轻功能障碍等；为了疾病或功能障碍的康复治疗等。

在康复治疗中，因为康复目的不同，在采用的康复手段上有很大的差别，其康复效果也完全不同。下面以心血管系统疾病及运动系统疾病的康复为例进行介绍。

（一）心血管系统的康复目的

在制订心血管系统康复的运动处方前，应首先排除运动处方的禁忌证。对于能够进行运动处方锻炼的患者，确定其心血管系统康复的目的时，应考虑心血管系统康复的特殊性，需要根据患者的病史、心血管系统的功能状态，谨慎地确定康复的目的，康复的目标不可定得过高。例如，心血管系统功能状态较差的患者，其运动处方的目的可以只是消除长期活动较少引起的生理和心理的不良反应，或恢复日常生活能力。

例如，冠心病的康复，可分为3个阶段，即急性期（住院）、恢复期（门诊）和康复期。急性期康复的目的是：使患者达到初步生活自理，为出院做准备。根据此目的可选用以下活动进行康复：坐起、进餐、床上梳洗、卧位的上下肢被动活动或主动活动等。恢复期的康复目的可定为：恢复日常生活能力、改善心肺功能等。确定心血管系统疾病康复的目的时，应充分考虑临床医生的建议。

（二）运动系统的康复目的

远期目的：在制订运动处方前，应先确定锻炼者参与康复体育的最终目的。例如，能使用轮椅活动；使用拐杖行走；恢复正常步态；恢复正常生活及工作能力；恢复运动能力以参加训练和比赛等。

近期目的：是指目前进行康复的具体目的和任务，是实现远期目的的保证。近期目的是制订运动处方中选择运动内容、确定运动方案的依据。例如，增强某个肌肉群的力量；加大某个关节的活动幅度等。

在制定近期目的时要明确以下几点：

①需要进行康复的部位（是哪一关节或肌群）。

②需要康复的功能（是增加肌肉力量还是加大关节活动度）。

③需要增加何种力量（静力或动力；力量或耐力；向心力量或离心力量等）。

④需要加大哪一方向的关节活动度（屈、伸或旋转）。

远期目的和近期目的是密切相关的。例如，下肢有严重功能障碍的患者，其康复的远期目的是使用拐杖行走，而近期目的则是为远期目的实现做准备，可将增强肩带肌、背阔肌、上肢肌等肌肉的力量定为近期目的，为使用拐杖做好准备。

四、制订运动处方

运动测试的结果是制订运动处方的依据。制订运动处方时要充分体现个体化特征。除了功能评定结果外，还需考虑处方对象的性别、年龄、健康状况、锻炼基础、客观条件、兴趣爱好等，安排适当的锻炼内容。

（一）运动方式的选择

选择运动处方的运动方式时，应考虑到以下几个方面：
①康复或健身的主要目的。
②临床检查和功能检查的结果。
③受试者的运动经历、兴趣、爱好和特长。
④进行运动的环境、条件、是否有同伴和指导等。
例如，在制订目的是改善和维持心肺功能状态的运动处方时，应选择有氧练习，如慢跑。若锻炼者的年龄较大，各系统功能状况一般，可先采用走跑交替的运动。

（二）运动强度的确定

确定运动处方的运动强度主要需规定运动强度的安全界限和有效界限。在确定运动强度时应考虑以下几个方面：
①康复或健身的目的。
②临床检查和功能检查的结果。
③运动试验及体力测验的结果。
④所选择的运动内容。
⑤受试者的年龄、性别、运动经历等。
目前，在运动处方的制订中，确定运动强度时常采用靶心率和自觉疲劳分级相结合的方法。即先按适宜的心率范围进行运动，然后在运动中结合自觉疲劳分级来掌握运动强度。

（三）运动时间和运动频度的确定

确定运动处方的运动时间和运动频度时，应考虑以下几个方面：
①临床检查和功能检查的结果。

②运动试验及体力测验的结果。

③所确定的运动内容。

④所确定的运动强度。

⑤受试者的年龄、运动经历等。

例如，一般的有氧运动健身运动处方，其运动时间为20～60min。健康成人可采用中等运动强度、稍长运动时间的配合；体力弱者可采用小运动强度、长时间的配合。

五、指导实施运动处方

在按照运动处方开始锻炼之前，应帮助处方对象了解处方中各项指标的含义，对如何实施处方提出要求。第一次按照处方锻炼时，应当在处方制订者的监督指导下进行，让锻炼者通过实践了解如何实施处方；有时需要根据锻炼者的身体情况，对处方进行适当的调整。进行慢性疾病、肢体功能康复锻炼时，最好在专业人员指导下进行，根据锻炼后的反应，及时调整运动处方。

六、监督运动处方的执行情况

在运动处方的实施过程中，应对处方对象进行医务监督，以确保实施运动处方的安全性。健康状况好的锻炼者，可在自我监督的情况下进行运动；心血管系统疾病、呼吸系统疾病、慢性病、临床症状不稳定的患者等，在实施运动处方时，应在有医务监督的条件下进行运动。有研究表明，在监督下进行锻炼，不仅可以取得较好的锻炼效果，还可以随着处方对象功能的提高，及时调整处方，以取得更好的效果。

（一）自我监督

一般健康人实施运动处方时，可采用自我监督的方法，在运动过程中注意观察自己的健康状况和身体功能状态。观察的内容有主观感觉（包括：运动心情、不良感觉、睡眠、食欲、排汗量等）和简单的客观检查（包括脉搏、体重、运动效果等）。

（二）医务监督

有较严重疾病的患者实施运动处方时，必须在有医生指导、有医务监督的条件下才能进行运动。如心脏病患者（尤其是在住院期和门诊期）实施运动处方时，应具有心电监测条件和抢救条件。

七、定期调整运动处方

运动处方的制订最初并不固定，首先设一个"观察期"，使患者习惯于运动，并对实施运动处方所引起的身体反应等进行观察，然后设一个"调整期"，对运动处方的内容反复调整、修改，逐步确定。在以后的一个时期，相对固定进行实施，在相对固定的时期，对运动处方也要进行必要的调整。

在运动处方的实施过程中，可根据锻炼者的具体情况，对运动处方进行微调，以使锻炼者找到最适合自己条件的运动处方。

八、运动处方的实施效果评估

运动处方的实施效果评估指运动处方对象执行运动处方的状况与为他制订的运动处方的符合程度。常用评估指标有心率、体重、食欲等。

1. 心率

（1）运动后心率

运动后心率；10min后心率基本恢复至安静水平；15min后尚未恢复，应考虑调整运动强度和运动时间。

（2）晨脉

比平时超出8次/min，除疾病外，可能与运动强度或运动量过大有关，应进行调整。

2. 体重

不以减肥为目的的运动，体重相对稳定；以减肥为目的的运动，体重下降不宜过快，应≤0.5kg/周。

3. 食欲

正常、稍有提升、稍有下降属于正常；明显下降，可能与运动强度或运动量过大有关；明显提升，注意有无低血糖反应。

4. 针对性评估

根据运动目标进行针对性评估。通常选用体质健康指标及医学指标。使用规范的测试方法，便于前后纵向比较和与他人横向比较。

5. 心理效应评估

运动处方的实施除了良好的躯体健康效益之外，良好的心理效应、社会交往、生活质量和幸福感会有不同程度的提升。通常选用简便、可接受和应用广泛的量表进行评估：焦虑自评量表（SAS）、总体幸福感量表（GWB）、抑郁自评量表（SDS）。

第四节　运动处方的实际应用

依据运动处方的格式，为慢性病患者制订运动处方，并应遵循运动的程序，如准备运动、基本运动和整理运动等。

一、运动处方的基本格式

目前，运动处方的格式没有统一的规定，运动处方应全面、准确、简明、易懂。运动处方应包括以下内容：

（一）基本信息

性别、年龄、身高、体重等。

（二）运动前筛查与评价结果

体力活动水平、健康筛查、医学检查、运动风险分级等。

（三）运动测试与评价结果

心肺耐力测试、力量测试、柔韧性测试等。

（四）运动处方

包括运动目的、FITT-VP原则、运动目标、注意事项、回访时间等。运动处方的基本格式如表3-12所示。

表3-12　中国体育科学学会《运动处方标准格式》

基本信息					
姓名		性别	□男　□女	年龄	岁
联系电话		家庭住址			
运动前筛查结果					
体力活动水平	□严重不足　　□不足　　□满足				
健康筛查	身高_____cm　体重_____kg　体脂率_____%				
	疾病史：□无　□高血压　□糖尿病　□心脏病　□肺脏疾病　□其他				
	血液指标：空腹血糖_____mmol/L　总胆固醇_____mmol/L				
	血压_____/_____mmHg　心率_____次/分				
进一步医学检查					
运动风险分级	□低　　□中　　□高				
运动测试结果	心肺机能　　　　　□低　□中　□高				
	肌肉力量与耐力　　□低　□中　□高				
	柔韧性　　　　　　□低　□中　□高				
存在的主要问题：					
主诉需求：					
运动处方					
运动目的					
运动方式					
运动强度					
运动时间					
运动频率					
周运动量					
运动目标	短期：　　　　长期：				
注意事项					
回访时间	年　　　　月　　　　日				
运动处方师					
机构名称（章）					

二、运动处方推荐

（一）老年人运动处方

老年人运动处方FITT推荐如表3-13所示。

表3-13 老年人运动处方FITT推荐

参数＼运动类型	有氧运动	抗阻运动	柔韧性
运动频率	每周≥5d中等强度体力活动；或每周≥3d较大强度体力活动；或每周3～5d中等强度与较大强度体力活动相结合	每周≥2d（非连续）	每周≥2d
运动强度	中等强度（40%～59%最大摄氧量储备或心率储备）	以低强度（如40%～50%1RM）开始，逐渐过渡到中等强度（如60%～80%1RM）	拉伸至感到肌肉被拉紧或轻微不适的程度
运动时间	每天30～60min中等强度体力活动；每天至少20～30min较大强度体力活动；或同等运动量的中等强度和较大强度运动相结合；可以累积，但保证每次至少10min	8～11个大肌肉群的运动	静力性拉伸保持10～30s
运动方式	未对骨负重的运动（如步行）、自身负重的有氧运动	渐进式负重运动项目或承受体重的健身操、爬楼梯和其他大肌群参与的力量训练	任何保持或提高柔韧性的体力活动，通过缓慢的动作拉伸身体的各大肌群。且静力性拉伸优于快速弹振式拉伸

（引自：美国运动医学学会.ACSM运动测试与运动处方指南：第十版［M］.王正珍，等，译.北京：北京体育大学出版社，2019.）

（二）高血压运动处方

高血压运动处方FITT推荐如表3-14所示。

表3-14　高血压运动处方FITT推荐

运动类型 参数	有氧运动	抗阻运动	柔韧性
运动频率	每周5~7d	每周2~3d	每周≥2~3d
运动强度	中等强度（40%~59%最大摄氧量储备或心率储备）	60%~70% 1RM；可逐渐增加至80% 1RM。至较大强度（70%~85%1RM）以增加肌肉力量；<50% 1RM以改善肌肉耐力	拉伸至感到肌肉被拉紧或轻微不适的程度
运动时间	累积或连续进行≥30min/d的运动；若需分次完成，每次运动不少于10min	进行至少8~10种不同动作的练习，肌肉力量：每组8~10次，重复2~4组；肌肉耐力：每组12~20次，重复≤2组	静力性拉伸保持10~30s，每个动作重复2~4次
运动方式	持续性的、有节奏的、动员大肌肉群的运动（如步行、骑车、游泳等）	器械练习和/或自由力量练习器	静态拉伸、动态拉伸和/或PNF拉伸

（引自：美国运会医学学会. ACSM运动测试与运动处方指南：第十版［M］. 王正珍，等，译. 北京：北京体育大学出版社，2019.）

（三）血脂异常运动处方

血脂异常人群运动处方如表3-15、表3-16所示。

表3-15　血脂异常人群运动处方示例

运动类型 参数	有氧运动	抗阻运动	柔韧性
运动频率	每周5~7d	每周2~3d	每周≥2~3d
运动强度	中等强度（40%~59%最大摄氧量储备或心率储备）	60%~70%1RM；可逐渐增加至80% 1RM。至较大强度（70%~85% 1RM）以增加肌肉力量；<50% 1RM以改善肌肉耐力	拉伸至感到肌肉被拉紧或轻微不适的程度

（续表）

运动类型参数	有氧运动	抗阻运动	柔韧性
运动时间	累积或连续进行≥30min/d的运动；若需分次完成，每次运动不少于10min	进行至少8~10种不同动作的练习，肌肉力量：每组8~10次，重复2~4组；肌肉耐力：每组12~20次，重复≤2组	静力性拉伸保持10~30s，每个动作重复2~4次
运动方式	持续性的、有节奏的、动员大肌肉群的运动（如步行、骑车、游泳等）	器械练习和/或自由力量练习器	静态拉伸、动态拉伸和/或PNF拉伸

表3-16　血脂异常人群运动处方类型

运动处方类型		起始阶段（1~6周）	进展阶段1（7~12周）	进展阶段2（3个月后）
有氧运动	运动方式	健步走、慢跑	健步走、慢跑	健步走、慢跑
	运动强度	靶心率：112~122次/min；14.9~17.8［mL/（kg·min）］（40%~50%HRR或VO$_2$R）；4.25~5.07METs；RPE：11~13	靶心率：122~132次/min；17.8~20.6［mL/（kg·min）］（50%~60%HRR或VO$_2$R）；5.07~5.89METs；RPE：11~13	靶心率：127~142次/min；19.18~23.5［mL/（kg·min）］（50%~60%HRR或VO$_2$R）；5.5~6.7METs；RPE：11~13、12~15
	运动时间	第1~3周：20~30min/d；第4~6周：30~40min/d；可分2~3次完成	第7~9周：30~40min/d；第9~12周：40~60min/d；可分2~3次完成	40~60min/d；可分2~3次完成
	运动频率	第1~3周：3~4d/周；第4~6周：4~5d/周	第7~9周：4~5d/周；第9~12周：5~6d/周	5~7d/周
肌肉力量运动	运动方式	弹力带、哑铃	弹力带、哑铃	弹力带、哑铃
	运动强度	12~15RM	10~12RM	8~10RM
	运动时间	12~15次/组，8~10组	10~12次/组，8~10组	8~10次/组，10~12周
	运动频率	1d/周	2d/周	2~3d/周
柔韧性运动	运动方式	静力性拉伸、动力性拉伸	静力性拉伸、PNF动力拉伸	静力性拉伸、PNF动力拉伸
	运动强度	无痛的最大活动范围	无痛的最大活动范围	无痛的最大活动范围
	运动时间	15~30s/次，2~4次	15~30s/次，2~4次	15~30s/次，2~4次
	运动频率	2~3d/周	3~5d/周	5~7d/周

（引自：王正珍，徐峻华.运动处方（第二版）［M］.北京：高等教育出版社，2018.）

（四）骨质疏松症运动处方

骨质疏松症运动处方如表3-17所示。

表3-17　骨质疏松患者的FITT-VP推荐

运动类型 参数	有氧运动	抗阻运动	柔韧性
运动频率	每周4~5d	每周1~2d（非连续运动），逐渐增加到每周2~3d	每周5~7d
运动强度	中等强度（40%~59%最大摄氧量储备或心率储备）	调整阻力，最后2次重复要具有挑战性。如果能够忍受可以进行高强度训练	拉伸至感到肌肉被拉紧或轻微不适的程度
运动时间	从20min开始，逐渐增加至少30min（最多45~60min）	从1组8~12次重复次数开始，约2周后增加到2组。每次运动不要超过8~10个运动动作	静力性拉伸保持10~30s，每个动作重复2~4次
运动方式	步行、骑车或其他合适的有氧活动	在适当指导和安全保障下进行标准的器械锻炼	主要关节的静力性拉伸

（引自：美国运动医学学会. ACSM运动测试与运动处方指南：第十版［M］. 王正珍，等，译. 北京：北京体育大学出版社，2019.）

三、运动处方的实施

在运动处方的实施过程中，应注意每一次训练课的安排、锻炼中运动强度的监控及运动中的医务监督。

（一）每一次训练课的安排

在运动处方的实施过程中，每一次训练课都应包括3个部分，即准备活动部分、基本部分和整理活动部分。

1. 准备活动部分

准备活动部分的主要作用是：使身体逐渐从安静状态进入工作（运动）状态，逐渐适应运动强度较大的训练部分的运动，避免出现心血管、呼吸等内脏器官系统突然承受较大运动负荷而引起的意外，避免肌肉、韧带、关节等运动器官的损伤。

在运动处方的实施中，准备活动部分常采用运动强度小的有氧运动和伸展性体操，如步行、慢跑、徒手操、太极拳等。

准备活动部分的时间，可根据不同的锻炼阶段有所变化。在开始锻炼的早期阶段，准备活动的时间可为10～15min；在锻炼的中后期，准备活动的时间可减少为5～10min。

2. 基 本 部 分

运动处方的基本部分是运动处方的主要内容，是达到康复或健身目的的主要途径。运动处方基本部分的运动内容、运动强度、运动时间等，应按照具体运动处方的规定实施。

3. 整 理 活 动 部 分

每一次按运动处方进行锻炼时，都应安排一定内容和时间的整理活动。整理活动的主要作用是：避免出现因突然停止运动而引起的心血管系统、呼吸系统、植物神经系统的症状，如头晕、恶心、重力性休克等。

常用的整理活动有散步、放松体操、自我按摩等。整理活动的时间一般为5min左右。

（二）锻炼中运动强度的监控

在运动处方的实施过程中，应注意对运动强度的监控。一般常采用的方法有自觉疲劳分级、靶心率等。

（三）运动中的医务监督

在运动处方的实施过程中，一般的健康人应进行自我监督，而对治疗性运动处方的实施应进行医务监督。

本章撰写者：李荀（山东体育学院）

第四章　体育康复的功能评定

康复功能评定学（rehabilitation evaluation and assessment）是研究患者有关身体、心理、社会及其所处环境的功能状况的一门医学学科。它是康复治疗专业主要的专业基础课之一，其任务是通过多种形式的教学，特别是操作性指导，使学生掌握识别、测量、分析和判断功能障碍和潜能的方法和技能，寻求能够满足各方面需求的康复目标，制订适宜的康复治疗计划，为康复临床学的学习奠定基础。

康复评定是康复医学的基石，没有评定就无法制订康复治疗计划、评价康复治疗的效果。康复评定分为临床评定（clinical evaluation）和功能评定（functional evaluation）两个部分，前者多集中于评定患者整体健康状况、疾病的转归、临床的综合处理等，主要由康复医师完成；后者则多限于评定患者的功能，尤其是现实生活所需要的能力，主要由不同专业的治疗师完成。临床评定既是康复治疗的基础，也为康复治疗提供安全保障；功能评定是临床评定的延续和深入，是取得良好的康复治疗效果的前提。因此，评定不同于诊断，远比诊断细致且详尽。康复功能评定学则主要阐述与功能相关的康复评定内容。

康复评定尚无统一的定义，目前比较一致的描述是，康复评定是对病、伤、残患者的功能状况及其水平进行定性和（或）定量描述，并对其结果做出合理解释的过程。在康复领域中，康复评定是一项基本的专业技能，只有通过全面的、系统的和记录详细的康复评定，才有可能明确患者的具体问题，制订相应的康复治疗计划。

第一节　基本信息采集

通过采集基本信息，了解患者情况，为进一步选择评定方法做好准备。

一、访谈

访谈是通过与患者及家属直接接触交谈的方法。

二、问卷调查

问卷调查是以提出问题的形式收集被检查者的有关资料的方法。

三、观察

观察是观察者凭借感觉器官或其他辅助工具，对患者进行有目的、有计划的考察的方法。观察法属于定性分析法，因而具有一定的主观性。

四、量表评定

量表评定是运用标准化的量表对患者的功能进行测定的方法。

（一）按照评定方式

①自评量表：如症状自评量表、生活满意指数等。
②他评量表：如关节活动度测量表、Barthel指数等。

（二）按照量表的编排方式

①等级量表法：是将功能按某种标准排列成顺序，故又称为顺序量表。等级量表法为半定量评定，如Lovett肌力检查法等。
②总结量表法：其内容由一系列技能或功能活动组成，根据被试者的表现，对每一项技能或功能活动进行评分，最后将分数相加得出总分。如Fugl-Meyer运动评定量表、Barthel指数等。

（三）按照量表的内容

①运动功能量表：如Fugl-Meyer运动评定量表等。
②言语功能量表：如Boston诊断性失语症检查等。
③心理精神量表：如汉密顿抑郁评定量表（HAMD）。
④生活自理能力量表：如Barthel指数、功能独立性评定量表（FIM）等。
⑤社会功能量表：如家庭功能评定量表（FAD）等。

五、仪器测量法

仪器测量法是指借助于各种仪器设备对被试者的某一生物或功能性变量进行实

际、客观的直接测量，而获得绝对的量化记录的方法。如关节活动度测量、等速运动肌力测定、平衡功能评定、步态分析等。

第二节　肌力评定与评价

肌力（muscle strength）是指肌肉收缩的力量。肌力评定是测定受试者在主动运动时肌肉和肌群产生的最大收缩力量。肌力评定是对神经、肌肉功能状态的一种检查方法，也是评定神经、肌肉损害程度和范围的一种重要手段。肌力评定分徒手肌力检查和器械肌力测定。

一、徒手肌力检查

（一）概念

徒手肌力检查（MMT）是根据受检肌肉和肌群的功能，让受试者处于不同的检查体位，然后嘱其分别在去除重力、抗重力和抗阻力的条件下做一定的动作，按照动作的活动范围及抗重力和抗阻力的情况将肌力进行分级。

（二）特点

①简便，不需要特殊的检查器具。
②以自身各肢体的重量作为肌力评定标准，能够反映出与个人体格相对应的力量，比器械肌力测得数值更具有实用价值。
③定量分级标准较粗略。
④只能表明肌力的大小，不能表明肌肉收缩耐力。

（三）检查标准及方法

1. Lovett 分级法

国际上普遍应用的徒手肌力检查是1916年美国哈佛大学Lovett教授提出的6级分级法（表4-1）。

表4-1 MMT肌力分级标准

分级	名称	评级标准	正常肌力的%
5	正常（Normal，N）	能抗重力，抗充分阻力运动	100
4	良好（Good，G）	能抗重力，仅能抗部分阻力	75
3	尚可（Fair，F）	能抗重力作关节全范围运动，但不能抗阻力	50
2	差（Poor，P）	在减重状态下能作关节全范围运动	25
1	微缩（Trace，T）	有轻微收缩，但不能引起关节运动	10
0	零（Zero，Z）	无可测知的肌肉收缩	0

2.MRC肌力分级法

1983年，美国医学研究委员会在Lovett分级基础上进一步细分，即MRC肌力分级法（表4-2）。

表4-2 MRC肌力分级法

分级	评级标准
5	肌肉抗最大阻力时活动关节达到全范围
5-	肌肉抗最大阻力时活动关节未达到全范围，但>50%活动范围
4+	肌肉抗中等阻力时活动关节达到全范围，抗最大阻力时<50%活动范围
4	肌肉抗中等阻力时活动关节达到全范围
4-	肌肉抗中等阻力时活动关节未达到全范围，但>50%活动范围
3+	肌肉抗重力时活动关节达到全范围，但抗中等阻力时活动关节<50%范围
3	肌肉抗重力时活动关节达到全范围
3-	肌肉抗重力时活动关节未达到全范围，但>50%活动范围
2+	肌肉去除重力后活动关节达到全范围，肌肉抗重力活动时<50%范围
2	肌肉去除重力后活动关节达到全范围
2-	肌肉去除重力后活动关节未达到全范围，但>50%范围
1+	肌肉去除重力后活动关节在全范围的50%以内
1	可触及肌肉收缩，但无关节运动
0	没有可以测到的肌肉收缩

3. 人体主要肌肉或肌群的徒手肌力检查方法（表4-3）

表4-3　上肢和下肢主要肌肉的手法肌力检查

肌群	检查方法				
	1级	2级	3级	4级	5级
肩前屈肌群	仰卧，试图屈肩时可触及三角肌前部收缩	向对侧侧卧，上侧上肢放在滑板上，肩可主动屈曲	坐位，肩内旋，掌心向下，可克服重力屈肩	坐位，肩内旋，掌心向下，阻力加于上臂远端，能抗中等阻力屈肩	坐位，肩内旋，掌心向下，阻力加于上臂远端，能抗较大阻力屈肩
肩外展肌群	仰卧，试图肩外展时可触及三角肌收缩	同左，上肢放在滑板上，肩主动外展	坐位，屈肘，肩外展90°，可克服重力外展	坐位，屈肘，肩外展90°，阻力加于上臂远端，能抗中等阻力	坐位，屈肘，肩外展90°，阻力加于上臂远端，能抗较大阻力
屈肘肌群	坐位，肩外展，上肢放在滑板上；试图肘屈曲时可触及相应肌肉收缩	同左，肘可主动屈曲	坐位，上肢下垂；前臂旋后（检查肱二头肌）或旋前（检查肱肌）或中立位（检查肱桡肌），可克服重力屈肘	坐位，上肢下垂；前臂旋后（检查肱二头肌）或旋前（检查肱肌）或中立位（检查肱桡肌），肘屈曲，阻力加于前臂远端，能抗中等阻力	坐位，上肢下垂；前臂旋后（检查肱二头肌）或旋前（检查肱肌）或中立位（检查肱桡肌），肘屈曲，阻力加于前臂远端，能抗较大阻力
屈髋肌群	仰卧，试图屈髋时于腹股沟上缘可触及肌活动	向同侧侧卧，托住对侧下肢，可主动屈髋	仰卧，小腿悬于床缘外，屈髋，可充分完成该动作	仰卧，小腿悬于床缘外，屈髋，阻力加于股骨远端前面，能抗中等阻力	仰卧，小腿悬于床缘外，屈髋，阻力加于股骨远端前面，能抗较大阻力
伸髋肌群	仰卧，试图伸髋时于臀部及坐骨结节可触及肌活动	向同侧侧卧，托住对侧下肢，可主动伸髋	俯卧，屈膝（测臀大肌）或伸膝（测臀大肌和股后肌群），可克服重力伸髋10°～15°	俯卧，屈膝（测臀大肌）或伸膝（测臀大肌和股后肌群），伸髋10°～15°，阻力加于股骨远端后面，能抗中等阻力	俯卧，屈膝（测臀大肌）或伸膝（测臀大肌和股后肌群），伸髋10°～15°，阻力加于股骨远端后面，能抗较大阻力

（续表）

肌群	检查方法				
	1级	2级	3级	4级	5级
伸膝肌群	仰卧，试图伸膝时可触及髌韧带活动	向同侧侧卧，托住对侧下肢，可主动伸膝	仰卧，小腿在床缘外下垂，可克服重力伸膝	仰卧，小腿在床缘外下垂，伸膝，阻力加于小腿远端前侧，能抗中等阻力	仰卧，小腿在床缘外下垂，伸膝，阻力加于小腿远端前侧，能抗较大阻力
踝跖屈肌群	仰卧，试图踝跖屈时可触及跟腱活动	同左，踝可主动跖屈	仰卧，膝伸（测腓肠肌）或膝屈（测比目鱼肌），能克服重力踝跖屈	仰卧，膝伸（测腓肠肌）或膝屈（测比目鱼肌），踝跖屈，阻力加于足跟，能抗中等阻力	仰卧，膝伸（测腓肠肌）或膝屈（测比目鱼肌），踝跖屈，阻力加于足跟，能抗较大阻力

4.器械肌力测定

当肌力超过3级时，为进一步作准确的定量评定，可采用器械进行肌力测定。常用的检查方法有握力测定、捏力测定、背肌力测定、四肢肌群肌力测定和等速肌力测定。器械肌力测定可获得精确数据，但测定肌力时要注意安全，特别是等速肌力测定，旋转角度要预先设定，运动以恒速进行，故对关节活动范围受限、严重的关节积液、骨关节急性扭伤等患者禁止使用；对疼痛、慢性软组织损伤、骨质疏松、骨折术后的患者应慎重使用。

（1）握力测定

用握力计测定，握力大小可用握力指数评定。测试者采取坐位，上臂置于体侧，屈肘90°，前臂和腕部取中立位，手握住握力计的手柄，最大力握3次，取握力最大值。握力指数=握力（kg）/体重（kg）×100，大于50为正常。握力主要反映手内肌和屈指肌群的肌力。

（2）捏力测定

用捏力计测定，测试者用拇指分别与其他手指相对，用最大力捏压捏力计3次，取捏力最大值。捏力主要反映拇指对掌肌和其他四指屈肌的肌力，正常值约为握力的30%。

（3）背肌力测定

用拉力计测定，背肌力大小用拉力指数评定。测试者双脚站在拉力计上，手柄高度平膝，双膝伸直，双手握住手柄两端，然后伸腰用力向上拉手柄。拉力指数=拉力（kg）/体重（kg）×100，男性正常值为150～300，女性为100～150。不适用于有腰部病变的患者、老年人及骨质疏松患者。

（4）四肢肌群肌力测定

借助牵引绳和滑轮装置，通过与肌力方向相反的重量来评定肌力。

（5）等速肌力测定

等速运动是在整个运动过程中运动速度（角速度）保持不变的一种肌肉收缩的运动方式，即做关节全范围运动，仪器的杠杆绕其轴心做旋转运动时，肌肉进行的等速收缩活动。等速仪器内部有特制的结构使运动的角速度保持恒定，角速度确定后，受试者用力越大，机器提供的阻力也越大；受试者用力越小，机器提供的阻力也越小，使运动时的角速度保持不变。其功能是记录不同运动速度下的最大肌力矩、爆发力、耐力、功率和达到峰力矩的时间、角度等多种数据，并可分别测定向心收缩、离心收缩和等长收缩的数据。等速肌力测定是目前肌肉功能测定和肌力学特性研究的最佳方法。

5. 肌力检查的注意事项

（1）解释和动员

向受试者说明检查的目的、步骤和方法等，消除其紧张心理，取得充分理解和合作。

（2）正确的姿势

测试动作应标准化，采取正确的测试姿势，近端肢体固定于适当体位，防止出现替代动作。

（3）适当的时机

患者的状态以及合作情况对肌力检查均有影响，因此应避免在患者疼痛、疲劳、运动后或饱餐后作肌力测定。

（4）左右比较

因正常肢体的肌力也有生理性改变，因此每次测试都应进行左右对比，尤其在4级和5级肌力难以鉴别时，更应该和健侧做对比观察。一般认为，左右两侧差异大于10%

有临床意义。

（5）注意禁忌

肌力器械测定时，持续的等长收缩可影响心脏和血压，故对有明显的高血压和心脏病的患者禁用；不适用中枢神经系统疾病致痉挛性瘫痪的患者。

二、肌张力评定标准

肌张力是指肌肉在安静状态下轻微收缩所产生的张力，是人体维持姿势的基础，也是产生肌力的基础。而肌张力评定方法与肌力评定方法也有所不同。

（一）改良Ashworth痉挛评定标准（表4-4）

表4-4　改良Ashworth痉挛评定标准

级别	评定标准
0级	无肌张力的增加
Ⅰ级	肌张力轻微增加，受累部分被动屈伸时，在关节活动度（ROM）之末时出现突然卡住，然后呈现最小的阻力或释放
Ⅰ+级	肌张力轻度增加，表现为被动屈伸时，在ROM后50%范围内出现卡住，然后均呈现最小的阻力
Ⅱ级	肌张力较明显的增加，通过ROM的大部分时肌张力均较明显的增加，但受累部分仍能较容易地被移动
Ⅲ级	肌张力严重增高，进行ROM检查有困难
Ⅳ级	僵直：受累部分被动屈伸时呈现僵直状态，不能活动

（二）肌张力的神经科分级（表4-5）

表4-5　肌张力的神经科分级

分级	表现
0级	肌张力降低
1级	肌张力正常
2级	肌张力稍高，但肢体活动未受限
3级	肌肉僵硬，肢体被动活动困难或不能肌张力明显升高，肢体被动活动困难
4级	肌肉僵硬，肢体被动活动不能

第三节　关节活动度测定

关节活动度（ROM，range of motion），又称关节活动范围，是指关节运动时所转动的角度。在临床中，引起关节活动范围异常的原因很多，首先是关节疾病，如关节骨或软骨的损伤、病变、退行性病变、畸形等；其次是关节周围的软组织痉挛、挛缩、瘢痕粘连、软组织的疼痛、肌肉无力瘫痪等。而肌无力或瘫痪时主动关节活动度变小，被动关节活动度正常。

ROM测定是评定关节运动功能状态的最基本、最重要的手段之一；也是确定有无关节活动障碍及障碍程度、确定治疗目标和评价治疗效果的重要方法。为了保证测量结果的正确性和可比性，检查者除了要熟悉各关节的解剖和正常活动范围外，测量时必须分别测量主动和被动两种关节活动度；必须按统一方法、标准进行。同时，在评价关节活动度时，应以关节被动活动度为准，记录检查结果应写明关节活动的起止度数。下面将1974年日本康复医学统一制定的关节活动度测量方法介绍如下（表4-6～表4-8）。

一、上肢关节活动度测定

表4-6　上肢关节活动度测定法

部位名	运动方向	正常范围（°）	角度计的用法		
			固定臂	移动臂	轴心
肩胛带	前屈	0～20	通过肩峰前额面投影线	头顶和肩峰的连线	头顶
	后伸	0～20			
	上举	0～20	两肩峰的连线	肩峰与胸骨上缘连线	胸骨上缘
	下降	0～10			
肩关节	前屈	0～180	通过肩峰的垂直线（站立或坐位）	肱骨	肩峰
	后伸	0～50			
	外展	0～180			
	内收	0			
	外旋	0～90	垂直地面	尺骨	鹰嘴
	内旋	0～90	通过肩峰的额面投影线	外展90°后进行水平面移动的肱骨长轴	肩峰
	水平屈曲	0～135			
肘关节	屈曲	0～145	肱骨	桡骨	肘关节
	伸展	0～5			

（续表）

部位名	运动方向	正常范围	角度计的用法		
		（°）	固定臂	移动臂	轴心
前臂	旋前	0～90	与地面垂直	包括伸展拇指的手掌	中指根部
	旋后	0～90			
腕关节	背屈	0～70	桡骨	第二掌骨	腕关节

（一）肩关节活动度

1. 屈 曲

开始位置：仰卧位；臂位于躯干侧方且手心朝下。

测量方法：矢状面。避免连带动作：弓背。转动躯干。

量角器：轴心位于关节侧方肩峰下方。固定臂平行于躯干腋中线。活动臂平行于肱骨中线。（图4-1）

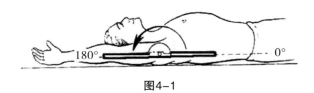

图4-1

2. 伸 展

开始位置：俯卧位；臂位于躯干两侧且手心朝下。

测量方法：矢状面。避免连带动作：肩抬离台面。转动躯干。

量角器：轴心位于关节侧方肩峰下方。固定臂平行于躯干腋中线。活动臂平行于肱骨中线。（图4-2）

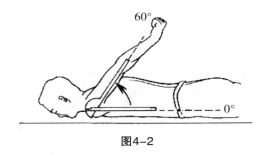

图4-2

3．外展

开始位置：仰卧位；上肢放在身体两侧。

测量方法：坐位或站立位（必须向外侧最大限度地旋转肩关节）。避免连带动作：躯干向侧方运动。转动躯干。

量角器：轴心位于肩关节前面，并与肩峰成一直线。固定臂平行于躯干中线。活动臂平行于肱骨中线。（图4-3）

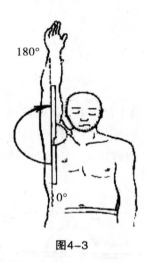

图4-3

4．内旋

开始位置：仰卧位；臂外展至90°；肘关节屈曲90°且手心向下，前臂垂直于地面。

测量方法：横断面。避免连带动作：伸展肩关节。旋转躯干。改变肩肘关节初始角度。

量角器：轴心通过肱骨的垂直轴。固定臂垂直于地面。活动臂平行于前臂中心。（图4-4）

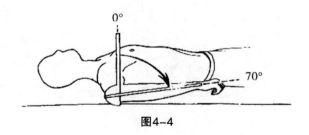

图4-4

5. 外旋

开始位置：仰卧位；臂外展至90°；肘关节屈曲90°且手心向下，前臂垂直于地面。

测量方法：横断面。避免连带动作：弓臂。旋转躯干。改变肩、肘关节角度。

量角器：轴心通过肱骨的垂直轴。固定臂垂直于地面。活动臂平行于前臂中心。（图4-5）

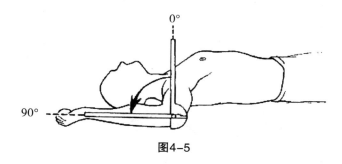

图4-5

6. 水平屈曲、水平伸展

开始位置：坐位；肩关节90°外展，肘伸展，掌心向下。

测量方法：水平面，外展肩关节。避免连带动作：躯干旋转，弓臂。

量角器固定臂通过肩峰的冠状轴线。移动臂通过肩峰的冠状轴线。（图4-6）

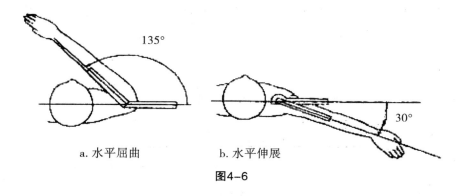

a. 水平屈曲   b. 水平伸展

图4-6

（二）肘关节活动度

1. 屈曲

开始位置：仰卧位；臂位于躯干两侧且肘关节伸直，手心向上握拳状。

测量方法：矢状面。

量角器：轴心位于关节侧方并通过肱骨上髁。固定臂平行于肱骨中线。活动臂平行于前臂中线。（图4-7）

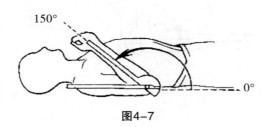

图4-7

2. 伸展

开始位置：仰卧位；臂位于躯干两侧且肘关节屈曲，手心握拳状。

测量方法：矢状面。

量角器：轴心位于关节侧方并通过肱骨外上髁。固定臂平行于肱骨中线。活动臂平行于前臂中线。（图4-8）

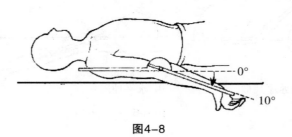

图4-8

3. 旋前

开始位置：坐或站立；上臂位于躯干侧方肘紧靠躯干；肘关节弯曲成90°；前臂中立位时手心向内侧；腕关节中立位呈握铅笔状。

测量方法：横断面。避免连带动作：旋转躯干。活动臂部。改变肘关节角度。腕关节成角。（图4-9）

量角器：轴心位于尺骨茎突，固定臂与地面垂直，移动臂与腕关节掌侧横纹平行。

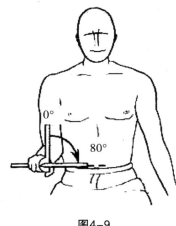

图4-9

4. 旋后

开始位置：坐或站立；臂位于躯干侧方肘紧靠躯干；肘关节弯曲成90°；前臂中立位时手心向内侧；腕关节中立位呈握铅笔状。

测量方法：横断面。避免连带动作：旋转躯干。活动臂部。改变肘关节角度。腕关节成角。

量角器：轴心通过前臂纵轴。固定臂平行于肱骨中线。活动臂平行于所握铅笔（拇指侧）。（图4-10）

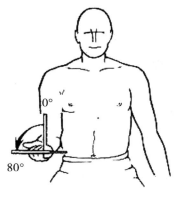

图4-10

（三）腕关节活动度

1. 掌屈

开始位置：屈肘；前臂及肘关节呈中立位。

测量方法：矢状面。

量角器：轴心位腕关节背侧（与第三掌骨成一线）。固定臂紧贴前臂背侧中线。活动臂紧贴手背正中。（图4-11）

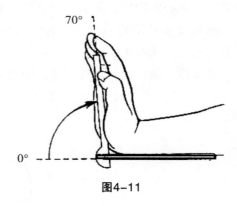

图4-11

2. 背伸

开始位置：屈肘；前臂及肘关节呈中立位。

测量方法：矢状面。

量角器：轴心位腕关节掌侧（与第三掌骨成一线）。固定臂紧贴前臂掌侧中线。活动臂紧贴掌面正中。（图4-12）

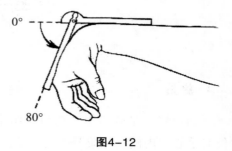

图4-12

3. 桡屈

开始位置：前臂手掌向下；腕关节处中立位。

测量方法：正面。

量角器：轴心位腕关节背面腕骨的中点。固定臂位于前臂的中线。活动臂位于第三掌骨。（图4-13）

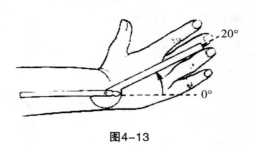

图4-13

4. 尺屈

开始位置：前臂手掌向下；
腕关节处中立位。

测量方法：正面。

量角器：轴心位腕关节背
面腕骨的中点。固定臂位于前臂
的中线。活动臂位于第三掌骨。
（图4-14）

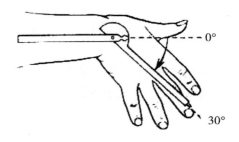

图4-14

（四）指关节活动度

1. 第一掌指屈曲

开始位置：肘轻微屈曲；手
掌向上；伸五指。

测量方法：前面。

量角器：轴心位第一掌指关
节侧方。固定臂平行于第一掌骨
中线。活动臂平行于近节指骨中
线。（图4-15）

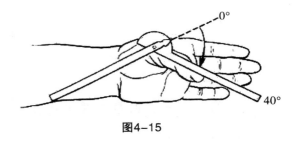

图4-15

2. 第二、三、四掌指屈曲

开始位置：屈肘；手掌向
下；腕关节呈中立位。

测量方法：侧面。

量角器：轴心位于掌指关节
背侧的中点。固定臂位于第一掌
骨背侧的点。活动臂位于近侧指
骨的中点。（图4-16）

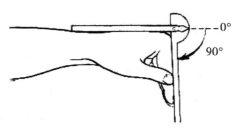

图4-16

3. 第一指间关节屈曲

开始位置：屈肘；前臂掌面向上；指间关节伸直。

测量方法：前面。

量角器：轴心位于指间关节的侧方。固定臂平行于近节指骨中线。活动臂平行于远侧指间关节中线。（图4-17）

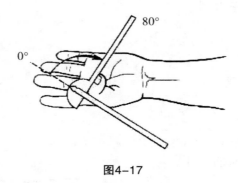

图4-17

4. 第二、三、四指间关节屈曲

开始位置：屈肘；前臂掌面向下；指间关节伸直。

测量方法：矢状面。

量角器：轴心位于关节背面。固定臂位于远侧指间关节背侧。活动臂位于近侧指骨的背侧。（图4-18）

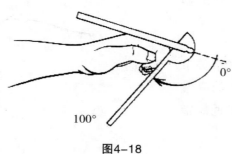

图4-18

二、下肢关节活动测定

表4-7　下肢关节活动度测定法

部位名	运动方向	正常范围（°）	角度计的用法		
			固定臂	移动臂	轴心
髋关节	前屈	0~90，0~125（屈膝时）	与躯干平行	股骨	股骨大转子
	后伸	0~15			
	外展	0~45	髂前上棘连线的垂直线	股骨中心线（髂前上棘至髌骨中心）	髂前上棘
	内收	0~20			
	内、外旋	0~45	膝90°屈曲位，由髌骨向下的垂直线	小腿长轴	髌骨
膝关节	屈曲	0~130	股骨（大转子与股骨外髁中心）	小腿骨（腓骨小头至腓骨外髁）	膝关节
	伸展	0			
小腿	外旋	0~20	膝屈曲90°小腿长轴自然所向的位置	移动的外腿长轴	跟部
	内旋	0~10			
踝关节	背屈	0~20	向小腿骨轴的垂直线（足底部）	第五跖骨	足底
	跖屈	0~45			
足	外翻	0~20		足跖面	无规定
	内翻	0~30			
	外展	0	第一、第二跖骨间的足轴	同左	前足部关节
	内收	0			

（一）髋关节活动度

1. 伸展

开始位置：侧卧或仰卧；大腿下部分弯曲以获支撑。

测量方法：矢状面。画一条髂前上棘与髂后上棘的连线（B–A）。画一条垂线至股骨大转子（C–D）。

量角器：轴心位于股骨大转子（D）。固定臂位于垂线（C–D）。活动臂位于股骨干。（图4–19）

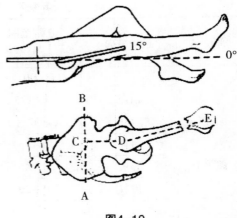

图4-19

2. 前屈

开始位置：侧卧或仰卧（可以轻微屈膝以获支持）。

测量方法：矢状面。重新定位股骨大转子并重画C–D线，如图4–19所示。

量角器：放置方法。（图4–20）

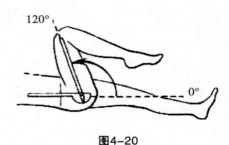

图4-20

3. 外展

开始位置：侧卧或仰卧（可以轻微屈膝以获支持）。

侧卧测量方法：矢状面。

量角器：轴心位于股骨大转子。固定臂垂直于地面。活动臂平行于股骨干。（图4–21）

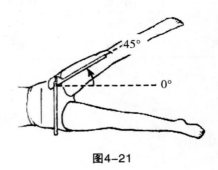

图4-21

4. 内 收

开始位置：仰卧；大腿伸直并取中立位。

测量方法：A–B画一条连双侧髂前上棘之连线。

量角器：轴心位于髋关节上。固定臂平行于双侧髋前上棘之连线。活动臂沿股骨干。（图4–22）

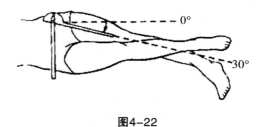

图4–22

5. 内 旋

开始位置：俯卧、坐位或仰卧；屈膝90°。

测量方法：横断面。避免连带动作：旋转躯干。股部抬离台面。

量角器：轴心通过股骨长轴。固定臂平行于台面。活动臂平行于小腿。（图4–23）

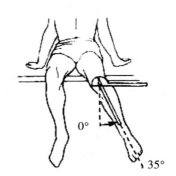

图4–23

6. 外 旋

开始位置：坐位；屈膝90°。

测量方法：横断面。避免连带动作：旋转躯干。股部抬离台面。

量角器：轴心通过股骨长轴。固定臂平行于台面。活动臂平行于小腿。（图4–24）

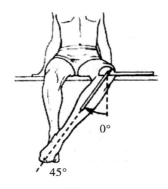

图4–24

（二）膝关节活动度

屈曲

开始位置：俯卧。

测量方法：矢状面。

量角器：轴心通过膝关节。
固定臂沿股中部。活动臂沿腓骨。
（图4-25）

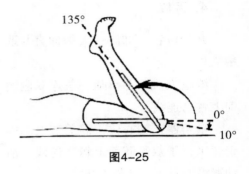

图4-25

（三）踝关节活动度

1. 背屈

开始位置：坐位；屈膝90°；
足与腿成90°。

测量方法：矢状面。

量角器：轴心紧靠足底。固
定臂沿腓骨。活动臂沿第五跖骨。
（图4-26）

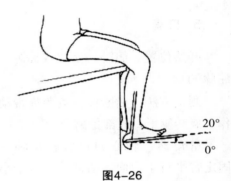

图4-26

2. 跖屈

开始位置：坐位；屈膝90°；
足与腿成90°。

测量方法：矢状面。

量角器：轴心紧靠足底。固
定臂沿腓骨。活动臂沿第五跖骨。
（图4-27）

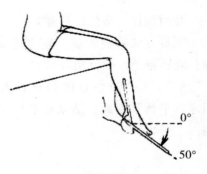

图4-27

三、脊柱关节活动测定

表4-8 脊柱关节活动度测定

部位名	运动方向	正常范围 (°)	角度计的用法		
			固定臂	移动臂	轴心
颈部	前屈	0～60	前额面正中线	外耳道与头顶连线	肩关节中心（肩峰部）
	后伸	0～50	前额面正中线	外耳道与头顶连线	肩关节中心（肩峰部）
	旋转	0～70	背面	鼻梁与后头结节连线	头顶
	左右侧屈	0～50	第7颈椎棘突与第5腰椎棘突的连线	头顶与第7颈椎棘突的连线	第7颈椎棘突
胸腰段	前屈	0～45	通过第5腰椎棘突的垂线侧卧位时为水平线	第7颈椎与第5腰椎棘突的连线	第5腰椎棘突
	后伸	0～30			
	左右旋转	0～40	椅背的垂直线	两肩胛部的切线	两肩胛部的切线与椅背延长线的交点
	左右侧屈	0～50	Jacoby线中点上的垂线	第7颈椎与第5腰椎棘突的连线	第5腰椎棘突

（一）颈部活动度测定

中立位：面向前，眼平视，下颌内收。

颈部活动度为：前屈0°－35°～45°；后伸0°－35°～45°；左右侧屈各0°～45°；左右旋转各0°－60°～80°。（图4-28）

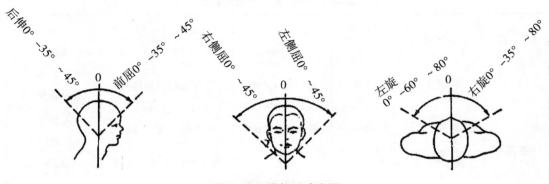

图4-28　颈部活动度图

（二）腰部活动度测定

腰椎中立位不易确定。

前屈：测量数值不易准确，患者直立，向前弯腰，正常时中指尖可达足面，腰椎呈弧形，一般称为90°。后伸：0°～30°。

侧屈：左右各30°。侧旋：固定骨盆后脊柱左右旋转的程度，应依据旋转后两肩连线与骨盆横径所成角度计算，正常为0°～30°。（图4-29）

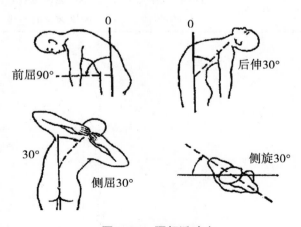

图4-29　腰部活动度

第四节 步态评定

步态评定是指对步行过程的评定，观察内容包括步行周期特性、步行姿态、步行过程中的关节活动情况等。

一、步行周期特性

1.各关节活动度（表4-9）

表4-9 步行周期各关节活动度

部位	支撑前期	支撑初期	支撑中期	支撑末期	摆动前期	摆动初期	摆动中期	摆动末期
骨盆旋转	向前 4°～5°	向前 4°～5°	中立位	向后 4°～5°	向后 4°～5°	向后 4°～5°	中立位	向前 4°～5°
髋关节	屈30°	屈30°	屈 30°～0°	过伸10°	中立位	屈20°	屈 20°～30°	屈30°
膝关节	完全伸直	屈15°	屈 15°～0°	完全伸直	屈35°	屈60°	屈 60°～30°	屈 30°～0°
踝关节	中立位	跖屈15°	背屈10°	中立位	跖屈20°	跖屈10°	中立位	中立位

2.步行周期中肌肉活动情况

（1）竖脊肌

在步行周期支撑相初期和末期，竖脊肌活动达到高峰，以确保行走时躯干保持正直。

（2）臀大肌

收缩活动始于摆动相末期，并于支撑相中期达到高峰。在摆动相后期臀大肌收缩，约在步行周期的85%。

（3）髂腰肌

髋关节于足跟离地至足趾离地期间伸展角度达到峰值（10°～15°）。

（4）股四头肌

股四头肌收缩活动始于摆动相末期，至支撑相负重期达最大值。

（5）缝匠肌

在支撑相末期和摆动相初期，作用为屈膝、屈髋，在摆动相末期和支撑相初期，使膝关节旋内。

（6）腘绳肌

主要收缩活动始于摆动相末期。

（7）胫前肌

足跟着地时，胫前肌离心性收缩以控制踝关节跖屈度，防止在足放平时出现足前部拍击地面的情况。足趾离地时，胫前肌收缩，再次控制或减少此时踝关节的跖屈度，保证足趾在摆动相能够离开地面，使足离地动作顺利完成。

（8）小腿三头肌

主要与站立时小腿与足之间的稳定有关。在支撑相，能固定踝关节和膝关节，以防止身体向前倾斜。

二、步行功能量表评定

1.Hodden步行能力评定（表4-10）

表4-10　Hodden步行能力评定

级别	表现
0级：无功能	患者不能走，需要轮椅或2人协助才能走
Ⅰ级：需大量持续性的帮助	需使用双拐或需要1个人连续不断地搀扶才能行走或保持平衡
Ⅱ级：需少量帮助	能行走但平衡不佳，不安全，需1人在旁给予持续或间断的接触身体的帮助或需使用膝—踝—足矫形器（KAFO）、踝—足矫形器（AFO）、单拐、手杖等以保持平衡和保证安全
Ⅲ级：需监护或语言指导	能行走，但不正常或不够安全，需1人监护或用语言指导，但不接触身体
Ⅳ级：平地上独立	在平地上能独立行走，但在上下斜坡，在不平的地面上行走或上下楼梯时仍有困难，需他人帮助或监护
Ⅴ级：完全独立	在任何地方都能独立行走

2. Hoffer步行功能分级（表4-11）

表4-11　Hoffer步行功能分级

分级	评定标准
Ⅰ 不能步行（nonambulator）	完全不能步行
Ⅱ 非功能性步行（nonfunctional ambulator）	借助于KAFO、手杖等能在室内行走，又称治疗性步行
Ⅲ 家庭性步行（household ambulator）	借助于AFO、手杖等能在室内行走自如，但在室外不能长时间行走
Ⅳ 社区性步行（community ambulator）	借助于AFO、手杖或独立可在室外和社区内行走、散步、去公园、去诊所、购物等活动，但时间不能持久，如需要离开社区长时间步行仍需坐轮椅

三、异常步态汇总

（一）足异常步态

1. 足内翻

是最常见的病理步态，多见于上运动神经元病变患者，常合并足下垂和足趾卷屈。与足内翻畸形相关的肌肉包括：胫骨前肌、胫骨后肌、趾长屈肌、腓肠肌、比目鱼肌、拇长伸肌和腓骨长肌。其中，胫骨前肌、胫骨后肌、腓肠肌和比目鱼肌过分活跃较常见，拇长伸肌过度活动也有关联。

2. 足外翻

骨骼发育尚未成熟的儿童或年轻患者多见：如脑瘫，表现为步行时足向外侧倾斜，支撑相足内侧触地可有足趾屈曲畸形。动态肌电图可见腓骨长肌、腓骨短肌、趾长屈肌、腓肠肌、比目鱼肌过度活跃或痉挛，胫骨前肌、胫骨后肌活动降低或肌力下降。

3. 足下垂

足下垂指摆动相踝关节背屈不足，常与足内翻或外翻同时存在可导致廓清障碍。

常见的病因是胫骨前肌无活动或活动时相异常。单纯的足下垂主要见于脊髓损伤、小儿麻痹和外周神经损伤。

4.足趾卷曲

支撑相足趾保持屈曲。常见于神经损伤、反射性交感神经营养障碍、长期制动和挛缩。常伴有足下垂和内翻。

5.踇跟趾背伸

多见于中枢神经损伤患者。患者步行时（支撑相和摆动相）踇趾均背屈，常伴有足下垂和足内翻。

（二）膝异常步态

1.膝塌陷

以小腿三头肌、比目鱼肌为主，无力时胫骨在支撑相中期和后期向前过度移动，导致踝关节不稳或膝塌陷步态。

2.膝僵直

支撑相晚期和摆动初期的关节屈曲角度小于40°，正常为60°。摆动相膝关节屈曲是由髋关节屈曲带动，髋关节屈曲减少导致膝关节屈曲度降低，造成拖足的现象。患者往往在摆动相采用划圈步态，尽量抬髋来代偿。膝僵直常见于上运动神经元病变患者和踝关节畸形患者，固定膝关节矫形器和假肢也导致同样的步态。

3.膝过伸

又称膝反张，是指患肢在站立相中末期出现膝关节过度伸展且身体重心后移的现象，并伴有向后倾倒的征象，使步行周期延长，降低了患者的步行能力，长时间膝过伸行走会导致膝关节周围的韧带及半月板损伤。

4.膝屈曲

较少见，一般为骨关节畸形或病变造成。患者在支撑相和摆动相都保持屈膝姿势。患者在支撑相时，必须使用代偿机制以稳定膝关节。由于患者在摆动相末期不能伸膝，致使步长缩短。

（三）髋异常步态

1. 髋过屈

主要表现为支撑相髋关节屈曲，特别在支撑相中后期。

2. 髋内收过分

髋关节内收过分，表现为剪刀步态。最常见于脑瘫和脑外伤患者。

3. 髋屈曲不足

屈髋肌无力或伸髋肌痉挛/挛缩，可造成髋关节屈曲不足，使肢体在摆动相不能有效地抬高，引起廓清障碍。

（四）肌无力步态

1. 臀中肌步态

患者在支撑相早期和中期骨盆向患侧下移超过5°，髋关节向患侧凸，患者肩和腰出现代偿性侧弯，以增加骨盆稳定度。患侧下肢功能性相对过长，所以在摆动相膝关节和踝关节屈曲增加，以保证地面廓清。

2. 屈髋肌无力步态

屈髋肌是摆动相主要的加速肌，其肌力降低造成摆动相肢体行进缺乏动力，只有通过躯干在支撑相末期向后、摆动相早期突然向前摆动来进行代偿，患者步长明显缩短。

3. 股四头肌无力步态

股四头肌是控制膝关节稳定的主要肌肉。在支撑相早期，股四头肌无力使膝关节必须处于过伸位，用臀大肌保持股骨近端位置，用比目鱼肌保持股骨远端位置，从而保持膝关节稳定。膝关节过伸导致躯干前屈，产生额外的膝关节后向力矩。长期处于此状态，将极大地增加膝关节韧带和关节囊的负荷，导致损伤和疼痛。

4. 踝背屈肌无力步态

在足触地后，由于踝关节不能控制跖屈，所以支撑相早期缩短，迅速进入支撑相中期。严重时患者在摆动相出现足下垂，导致下肢功能性过长，往往以过分屈髋屈膝代偿（上台阶步态），同时支撑相早期由全脚掌或前脚掌先接触地面。

5. 腓肠肌/比目鱼肌无力步态

表现为踝关节背屈控制障碍，支撑相末期延长和下肢推进力降低，导致非受累侧骨盆前向运动延迟，步长缩短，同时患者膝关节屈曲力矩增加，导致膝关节屈曲和膝塌陷步态。

第五节　日常生活活动能力评定

日常生活活动能力评定针对生活中的穿衣、洗漱、进食等基本活动开展评估，反映患者重返家庭的能力和需要帮助的程度。

一、概述

自Dearier首先提出采用日常生活活动（ADL，activities of daily living）对残疾者进行生活能力评定以来，涉及ADL评定的量表很多。在此作一个基本介绍。

（一）定义

狭义的ADL是指人们为了维持生存及适应生存环境而进行的一系列最基本的、最具有共性的活动。包括进食、穿衣、洗澡、大小便控制、行走，即衣、食、住、行、个人卫生。它是个人生活独立的基础，也是一个人履行角色任务最基本的准备性活动。当完成这些活动的独立能力丧失时，会对患者的自我形象产生巨大影响，还会影响与患者有关联的人群。广义的ADL是指一个人在家庭、工作机构及社区里自己管理自己的能力。除了包括最基本的生活能力，还包括与他人交往的能力，以及在经济上、社会上和职业上合理安排自己生活方式的能力。广义的ADL的独立应包括家居独立、工作独立和社区独立。

（二）评估基础

ADL可以最基本地反映一个个体的综合运动能力，通过观察其每天基本生活活动完成的情况，客观地评价个体的细致、协调、控制能力和感、认知功能，作为了解其残疾状态的基本指标之一。完成ADL能力是以下面的条件为基础：

1. 身体条件

①有随意运动功能，能按个体的要求完成各种随意活动。

②有细致的协调、控制躯体、肢体和手功能的能力，以完成各种复杂和高难度的活动，如刷牙、骑车等。

③有控制身体平衡和稳定的功能，才能保证患者完成各种ADL，如坐位下穿衣、行走、上下楼。

④具备大脑的高级功能，包括言语、感知、认知功能，以及处理交流、对话、社交等复杂的日常活动，如打电话、用钱买物等。

⑤具备人体解剖学上的完整性和对称性。

⑥具有接受外界信息的一般感觉（温、痛、触、本体感觉）和特殊感觉（视、听、嗅觉）。

⑦保持躯体、四肢肌肉的肌张力和肌力，徒手肌力在3级以上，才具备完成ADL能力。

⑧保持全身关节的活动范围。全身各关节的功能活动范围能够使机体完成各种日常功能活动。人体肢体完成最基本功能活动的关节角度，上肢肩关节屈曲45°，外展60°，旋转处于中立位，肘关节屈曲90°，前臂旋转处于中立位，腕关节背伸30°~45°并稍内收，各掌指关节和指间关节稍屈曲；下肢髋伸直，旋转处于中立位，膝微屈，踝关节位于中立位。以上的关节位置为人体的功能位。

⑨具备完成ADL能力的心肺功能。对于心脏、呼吸功能差的患者，ADL会不同程度地受到限制。

2. 环境条件

不同的环境条件对患者ADL有很大的影响，如住在高楼上的下肢功能障碍的患者，外出活动不如住在平房内的患者方便，甚至会形成制约患者活动的原因；完全下蹲困难的患者，用坐厕可以自己解决大小便，用蹲厕则无法自行大小便。所以，适当的环境改造，就可能改变患者的ADL能力。在进行ADL评定时，必须考虑环境因素。

3. 补偿和替代装置

对肢体功能丧失或肢体残缺的患者，其局部功能的重建十分困难，ADL能力会完全或大部分受限。此时采用补偿或替代方法，如对日常所需的生活用具进行改造、肢体矫形器、假肢的应用、拐杖和轮椅等辅助工具的代替，可以使完全失去生活能力的患者恢复日常活动自理能力。

（三）ADL的内容

1. 运动方面

（1）床上运动

①床上体位：保持在良好位置下的仰卧位、侧卧位和俯卧位；②床上体位转换：仰卧位与侧卧位或俯卧位之间的相互转换，以及从卧位坐起和躺下；③床上移动：上、下、左、右移动。

（2）轮椅上运动和转移

①乘坐轮椅：床与轮椅之间或轮椅与坐椅之间的相互转移，以及乘坐轮椅进出厕所或浴室；②使用轮椅：对轮椅各部件的识别与操纵，轮椅的保养与维修。

（3）使用或不使用专门设备的室内、室外行走

①室内行走：在地板、地毯或水泥地面上行走；②室外行走：在水泥路、碎石路或泥土路面上行走，上下台阶和楼梯；③借助助行器行走：使用助行架、手杖、腋杖，穿戴支架、矫形器或假肢行走。

（4）公共或私人交通工具的使用

骑自行车、摩托车，上下汽车，驾驶汽车等。

2. 自理方面

（1）更衣

包括穿脱内衣、内裤、套头衫、开衫、罩裤、鞋袜，穿脱假肢、支具，扣纽扣，拉拉链，系腰带、鞋带，打领带等。

（2）进食

主要包括餐具的使用以及咀嚼、吞咽能力等。如持筷夹取食物，用调羹舀取食物，用刀切开食物，用叉叉取食物，用吸管、杯或碗饮水、喝汤等。

（3）个人清洁

包括洗漱（刷牙、洗脸、漱口、洗发、洗澡、洗手）和修饰（梳头、刮脸、剪指甲、化妆等）。

（4）上厕所

包括使用尿壶、便盆或进入厕所大小便及便后会阴部的清洁、衣物的整理、排泄物的冲洗等。

3. 交流方面

包括打电话、阅读、书写，使用计算机、录音机，识别环境标记等。

4. 家务劳动方面

包括购物、备餐、保管和清洗衣物、清洁家居、照顾孩子，安全使用生活用品、家用电器及收支预算等。

（四）ADL分类

1. 基本ADL（basic ADL，BADL）

用于康复医学评定时，主要是了解患者应用最基本的、粗大的、无须利用工具的日常生活动作，这些动作称为BADL。

2. 躯体性ADL（physical ADL，PADL）

在BADL中，有一些只涉及躯体的功能而不涉及言语、认知等功能的活动称PADL，是在每日生活中与穿衣、进食、保持个人卫生等自理活动和坐、站、行走等身体活动有关的基本活动。

3. 工具性ADL（instrumental ADL，IADL）

是指人们在社区中独立生活所需的关键性的较高技能，如做家务、采购、开车、处理个人事物等。由于大多需借助各式各样的工具，因此称IADL。

4. PADL和IADL的比较（表4-12）

表4-12　PADL和IADL的比较

项目	PADL	IADL
反映运动功能	粗大的运动功能	细致运动功能
内容	以躯体功能为主	含躯体、言语、认知功能
适用对象	较重的残疾患者	较轻残疾患者、老年人

（续表）

项目	PADL	IADL
应用范围	主要在医疗机构	社区，常用于调查
敏感性	低	高

二、应用范围

ADL评定主要用于了解各种康复对象在个体水平上的功能状态，作为判断患者残疾程度的指标之一。

（一）评定的用途

①确定在ADL方面是否独立。
②确定在ADL方面的独立程度，分析不能独立的原因。
③拟定合适的康复治疗目标，确定针对性康复治疗方案。
④评价治疗效果，判断预后。
⑤比较治疗方案的优劣，促进学术间的交流。
⑥进行投资—效益的分析。

（二）评定中考虑的因素

①患者的年龄、性别、职业，所处的社会环境，所承担的社会角色。
②患者的内在动机、对疾病的态度、心理状态。
③患者残疾前的功能状况。
④患者的家庭环境、家庭条件、经济状况。
⑤患者其他情况。病情处于急性期还是慢性期，有无肌力、肌张力、关节活动度的异常，有无感觉、感知及认知障碍。

（三）评定方法

（1）直接评定
要求患者自己逐一完成每项活动；询问患者不能完成的理由；帮助下观察患者完

成活动的情况；询问使用辅助器对活动的影响。

（2）间接评定

可以从患者家人和患者周围获取患者完成活动的信息；通过电话或书信获取患者完成活动的信息；通过康复医疗小组讨论获取患者完成活动的信息。

（3）评定中的注意事项

①根据患者的病情和需要决定采取哪种方法进行评定，不要强制评定。

②在评定中注意加强对患者的保护，避免发生意外。

③评定患者的活动能力是指其现有的实际能力，而不是潜在能力。

④评定时间不宜过长，评定可以一次性或分几次完成，在完成第1次评定的3天内可以进行修改；重复次数不要过多，以不引起患者疲劳为主。

⑤尽量采取直接评定方法，只有在病情不允许（昏迷、出血早期）或患者能力不具备（理解障碍）时用间接评定。

⑥患者对动作不理解时可以由检查者进行示范。

⑦尊重患者，注意保护患者的隐私，不要在询问中讥笑和挖苦患者。

⑧注意调动患者的主观积极性，取得患者的积极配合。

三、国际常用评价方法

（一）PADL量表

1. PULSES评定

PULSES评定产生于1957年，主要用于慢性疾病患者、老年人和住院患者的ADL评定。包括6项：身体状况（physical condition，P）、上肢功能（upper extremity，U）、下肢功能（lower extremity，L）、感觉功能（sensory component，S）、排泄功能（excretory，E）、精神和情感状况（psychosocial，S）。每项分4个等级：1级—正常，无功能障碍；2级—轻度功能障碍；3级—中度功能障碍；4级—重度功能障碍。每级计1分，总分6分（功能最佳），24分为功能最差（表4-13）。

表4-13　PULSES评分标准

P：身体状况包括内脏疾病如心血管，呼吸、消化、泌尿和内分泌系统疾病及脑部疾病

1. 正常，或与同年龄组健康者相比无明显异常

2. 轻度异常，偶尔需要就医

3. 中度异常，经常需要就医，但活动不受限制

4. 重度异常，需要住院或专人护理，活动明显受限

U：上肢功能包括颈部、肩胛带和上背部

1. 正常，或与同年龄组健康者相比无明显异常

2. 轻度异常，活动不受限，功能良好

3. 中度异常，在一定范围内可以活动

4. 重度异常，功能严重受限，生活需要护理

L：下肢功能包括骨盆、下背部和腰骶部

1. 正常，或与同年龄组健康者相比无明显异常

2. 轻度异常，活动不受限，功能良好

3. 中度异常，在一定范围内可以活动

4. 重度异常，功能严重受限，只能卧床或坐轮椅

S：感觉功能包括语言、听觉和视觉

1. 正常，或与同年龄组健康者相比无明显异常

2. 轻度异常，无明显功能障碍

3. 中度异常，有明显功能障碍

4. 重度异常，语言、听觉和视觉完全丧失

E：排泄功能：即大小便控制

1. 正常，能完全控制

2. 轻度异常，偶尔发生大小便失禁或夜尿

3. 中度异常，周期性的大小便失禁或潴留交替出现

4. 重度异常，大小便完全失禁

S：精神和心理状况，包括心理、情感、家庭、社会等

1. 正常，或与同年龄组健康者相比无明显异常

2. 轻度异常，表现在情绪、脾气和个性方面，但个人精神调节能力良好，对他人或周围环境无伤害

3. 中度异常，需要一定的监护

4. 重度异常，需要完全监护

2. Barthel 指 数

Barthel指数产生于20世纪50年代中期，是由美国Floorence Mahoneer和Dorother Barthel设计并应用于临床，当时称为Maryland残疾指数。Barthel指数评定简单，可信度高，灵敏度也高，是目前临床应用最广、研究最多的一种ADL能力的评定方法，1987年进行了修订。它不仅可以用来评定治疗前后的功能状况，而且可以预测治疗效果、住院时间及预后。Barthel指数评定包括大便控制、小便控制、修饰、如厕、进食、转移、步行、穿衣、上楼梯、洗澡共10项内容。根据是否需要帮助及其帮助程度分为0分、5分、10分、15分四个等级，总分为100分，得分越高，独立性越强，依赖性越小。若达到100分，并不意味着患者能独立生活，他可能不能烹饪、料理家务和与他人接触，但他不需要照顾，日常生活可以自理。评分结果：<20分：生活完全需要依赖；20～40分：生活需要很大帮助；40～60分：生活需要帮助；>60分：生活基本自理（表4-14）。Barthel指数得分40分以上者康复治疗的效益最大（表4-14）。

表4-14 改良Barthel指数

项目	分类和评分
1. 大便	0=失禁或昏迷
	5=偶尔控制（每周<1次）
	10=能控制
2. 小便	0=失禁或昏迷或需由他人导尿
	5=偶尔控制（每24h<1次，每周>1次）
	10=能控制
3. 修饰	0=需帮助
	5=独立洗脸、梳头、刷牙、剃须
4. 如厕	0=依赖别人
	5=需部分帮助
	10=自理（能去厕所，无他人辅助能解衣或完成便后处理）
5. 吃饭	0=依赖
	5=需部分帮助（切面包、抹黄油、夹菜、盛饭）
	10=全面自理（能进各种食物，但不包括取饭、做饭）
6. 转移	0=完全依赖他人，不能坐
（床椅转换）	5=需大量帮助（2人），能坐
	10=需少量帮助（1人）或指导
	15=自理

项目	分类和评分
7. 活动（步行）	0=不能动
	5=在轮椅上独立行动45m以上，能拐弯
	10=需1人帮助步行（体力和语言指导）
	15=独自步行（可用辅助器，在家及其附近走45m）
8. 穿衣	0=依赖
	5=需一半帮助
	10=自理（自己系、开纽扣，关、开拉锁和穿鞋）
9. 上楼梯	0=不能
	10=自理（用手杖等辅助工具为能独立）
10. 洗澡	0=依赖
	5=自理（无指导能进出浴池并自理洗澡）

Barthel指数总分100分，ADL损害严重程度：0~20分=极严重功能缺陷；25~45分=严重功能缺陷；50~70分=中度功能缺陷；75~95分=轻度功能缺陷；100分为ADL完全自理。

3. 儿童ADL评定

儿童日常活动情况与成年人有别，国外采用儿童功能独立性评定量表（WeeFIM量表），Barthel指数和WeeFIM对国内儿童不适宜，目前国内主要采用中国康复研究中心制定的脑瘫患儿ADL能力评定表（表4-15）。

表4-15 脑瘫患儿ADL能力评定表（中国康复研究中心）

项目	得分	项目	得分
一、个人卫生动作		4. 用勺叉进食	
1. 洗脸、洗手		5. 端碗	
2. 刷牙		6. 用茶杯饮水	
3. 梳头		7. 水果剥皮	
4. 使用手绢		三、更衣动作	
5. 洗脚		1. 脱上衣	
二、进食动作		2. 脱裤子	
1. 奶瓶吸吮		3. 穿上衣	
2. 用手进食		4. 穿裤子	
3. 用吸管吸吮		5. 穿脱袜子	

（续表）

项目	得分	项目	得分
6. 穿脱鞋		1. 翻身	
7. 系鞋带扣子拉链		2. 仰卧位→坐位	
四、排便动作		3. 坐位→膝立位	
1. 能控制大小便		4. 独立坐位	
2. 小便自我处理		5. 爬	
3. 大便自我处理		6. 物品料理	
五、器具使用		八、转移动作	
1. 电器插销使用		1. 床→轮椅或步行器	
2. 电器开关使用		2. 轮椅→椅子或便器	
3. 开、关水龙头		3. 操作手闸	
4. 剪刀的使用		4. 乘轮椅开关门	
六、认识交流动作		5. 移动前进轮椅	
（7岁前）		6. 移动后退轮椅	
1. 大小便会示意		九、步行动作（包括辅助器）	
2. 会招手打招呼		1. 扶站	
3. 能简单回答问题		2. 扶物或步行器行走	
4. 能表达意愿		3. 独站	
（7岁后）		4. 单脚站	
1. 书写		5. 独行5m	
2. 与人交谈		6. 蹲起	
3. 翻书页		7. 能上下台阶	
4. 注意力集中		8. 独行5m以上	
七、床上运动			

评分标准：能独立完成每项2分，能独立完成，但时间长每项1.5分，能完成，但需辅助每项1分；两项中完成一项或即便辅助也困难，每项1分；不能完成每项0分。总共50项，满分100分。75～100分为轻度障碍，50～74分为中度障碍，0～49分为重度障碍。

（二）IADL量表

1. 社会功能活动问卷（functional activities questionnaire，FAQ）

由Pfeffer于1982年提出，1984年进行了修订。表4-16原用于研究老年人的独立性和轻症老年性痴呆。从评分可知，分数越高障碍越重，正常标准为低于5分；≥5分为异常，说明患者在家庭和社区中不可能独立。

表4-16 社会功能活动问卷（FAQ）（问患者家属）

内容	0分	1分	2分	3分
1. 每月平衡收支、算账能力				
2. 工作能力				
3. 到商店买衣服、杂货和家庭用品的能力				
4. 娱乐爱好（下棋和打牌等）				
5. 能否做简单的事（点炉子、泡茶等）				
6. 准备饭菜能力				
7. 对最近发生事件（时事）的了解				
8. 参加讨论和知道电视、书和杂志的内容				
9. 能否记住约会、吃药时间，家务内容				
10. 能否走亲访友，乘车能力				

注：0分：正常或从未做过，但能做；1分：困难，但能单独完成或从未做过；2分：需要帮助；3分：完全依赖他人。

2. 我国的IADL量表

1992年，我国陶寿熙等报道了他们自己拟定的一种可供评定脑卒中患者ADL能力的量表，经在59例卒中患者身上试用，并在信度、效度等方面以PULSES和Barthel指数为标准进行了相关的分析，证明有良好的相关性，与PULSES的相关系数达0.8813，$P<0.01$，重复评定相关系数为0.9936，$P<0.01$，前11项与后9项的"分半"效度相关系数=0.8972，$P<0.01$，表内各项之间的相关系数亦达到$P<0.01$的水平，值得应用（表4-17）。该表具有反映认知功能和生活质量方面的内容，较全面。

表4-17 我国IADL评定量表

1. 床上活动（指翻身活动，从卧位到床上坐起，床边坐）
2. 床椅转移（从床上到坐在椅子上，从椅子到床上）
3. 吃喝（包括进食、端茶杯喝水）
4. 整洁修饰（洗脸、刷牙、漱口、梳理后部头发、剃胡子）
5. 穿脱衣服（穿脱上下身衣裤，穿脱袜子，系鞋带）
6. 大小便控制
7. 上厕所（去厕所大小便后擦净，穿好衣裤返回）

8. 洗澡（指进出浴盆或淋浴器，自己洗全身各部位）
9. 会阴护理（较年轻女患者）
10. 上、下一段楼梯（指7～8个台阶）
11. 行走10m（20s内完成）
12. 开小药瓶盖，取药后旋紧
13. 一般家务（指室内一般清洁，铺床折被，做简单的饭菜或热饭，烧开水，洗碗筷）
14. 开关照明灯（室内照明灯或床头灯）
15. 锁门、开门（指进出家门时锁门、开门）
16. 打电话（指使用电话与上班家人、朋友或单位领导商谈简单紧急事件）
17. 接通电源，调电视频道
18. 交谈阅读与书写（交谈一些自己病情，阅读报刊标题或短文，书写自己姓名或简单家信）
19. 点算钞票（限数量在100张以内）
20. 户外活动（指自己一个人能到住家附近公园散步或不太远的地方活动）

评定分级：1分：完成规定动作无困难；2分：完成规定动作有轻度困难，需少量帮助或完成的速度较慢；3分：完成规定动作有很大困难，需较大量帮助，完成时间显著慢，或仅能完成一部分；4分：根本不能完成。

由于总评分由20～80分不等，为评定ADL能力障碍程度，建议仍按评分级别分为4级；≤20分：基本正常；21～59分：轻度障碍；60～79分：重度障碍；80分：能力丧失。

（三）功能独立性评定

功能独立性评定（functional independence measure，简写FIM）是1983年美国物理医学与康复学会提出的医学康复统一数据系统中的重要内容，它不仅评定躯体功能，还包括言语、认知、和社交功能，是近年来提出的一种能更为全面、客观地反映残疾者ADL能力的评定方法。有不少学者认为，FIM评定在描述残疾水平和功能独立程度上比Barthel指数等评定方法更敏感、更精确，且适用于所有残疾者。但由于版权问题，在国内应用有难度，这里只作简单介绍。

1. FIM评定的内容

FIM评定包括6个方面共18项功能，即自理活动6项、括约肌控制2项、转移3项、行走2项、交流2项和社会认知3项。每项分7级，最高得7分，最低得1分，总积分最高126分，最低18分，得分越高，独立水平越好，反之越差。得分的高低以患者是否独立和是否需要他人帮助或使用辅助设备的程度来决定。

2. FIM评定的得分标准

7分（完全独立）：能独立完成所有活动，活动完成规范，无须矫正，不用辅助设备和帮助，并在合理的时间内完成。

6分（有条件的独立）：能独立完成所有活动，但活动中需要辅助设备，或者需要比正常长的时间，或有安全方面的顾虑。

5分（监护或示范）：患者在没有身体接触性帮助的前提下，能完成活动，但需要他人监护、提示或规劝；或者需要他人准备或传递必要的用品。

4分（需小量身体接触性的帮助）：给患者的帮助限于辅助，或患者在活动中用力程度大于75%。

3分（中等帮助）：需稍多的辅助，患者在活动中的用力程度达到50%～75%。

2分（大量帮助）：患者在活动中的用力程度为25%～50%。

1分（完全依赖）：患者在活动中的用力程度为0%～25%。

3. FIM的功能独立分级

126分：完全独立；108～125分：基本独立；90～107分：极轻度依赖或有条件的独立；72～89分：轻度依赖；54～71分：中度依赖；36～53分：重度依赖；19～35分：极重度依赖；18分：完全依赖。

第六节 残疾评定

一、视力残疾标准

（一）视力残疾的定义

视力残疾，是指由于各种原因导致双眼视力障碍或视野缩小，通过各种药物、手术及其他疗法而不能恢复视功能者（或暂时不能通过上述疗法恢复视功能者），以致不能进行一般人所能从事的工作、学习或其他活动。视力残疾包括盲及低视力两类。

（二）视力残疾的分级

1. 盲

一级盲：最佳矫正视力低于0.02；或视野半径<5°。

二级盲：最佳矫正视力等于或优于0.02，而低于0.05；或视野半径<10°。

2. 低视力

一级低视力：最佳矫正视力等于或优于0.05，而低于0.1。

二级低视力：最佳矫正视力等于或优于0.1，而低于0.3。

注：

①盲或低视力均指双眼而言，若双眼视力不同，则以视力较好的一眼为准。

②如仅有一眼为盲或低视力，而另一眼的视力达到或优于0."3，则不属于视力残疾范围。

③最佳矫正视力是指以适当镜片矫正所能达到的最好视力，或以针孔镜所测得的视力。

④视野<5°或<10°者，不论其视力如何均属于盲。

二、听力残疾标准

（一）听力残疾的定义

听力残疾是指由于各种原因导致双耳不同程度的听力丧失，听不到或听不清周围环境声及言语声（经治疗一年以上不愈者）。听力残疾包括：听力完全丧失及有残留听力但辨音不清，不能进行听说交往两类。

（二）听力残疾的分级（表4-18）

表4-18　听力残疾评分

级别	平均听力损失（dBspL）	言语识别率（%）
一级	>90（好耳）	<15
二级	71~90（好耳）	15~30
三级	61~70（好耳）	31~60
四级	51~60（好耳）	61~70

注：本标准适用于3岁以上儿童或成人听力丧失经治疗一年以上不愈者。

三、言语残疾标准

（一）言语残疾的定义

言语残疾指由各种原因导致的言语障碍（经治疗一年以上不愈者），而不能进行正常的言语交往活动。言语残疾包括言语能力完全丧失及言语能力部分丧失，不能进行正常言语交往两类。

（二）言语残疾的分级

一级指只能简单发音而言语能力完全丧失者；

二级指具有一定的发音能力，语音清晰度在10%～30%，言语能力等级测试可通过一级，但不能通过二级测试水平；

三级指具有发音能力，语音清晰度在31%～50%，言语能力等级测试可通过二级，但不能通过三级测试水平；

四级指具有发音能力，语音清晰度在51%～70%，言语能力等级测试可通过三级，但不能通过四级测试水平。

注：本标准适用于3岁以上儿童或成人，明确病因，经治疗一年以上不愈者。

四、智力残疾标准

（一）智力残疾的定义

智力残疾是指人的智力明显低于一般人的水平，并显示适应行为障碍。智力残疾包括：在智力发育期间，由于各种原因导致的智力低下；智力发育成熟以后，由于各种原因引起的智力损伤和老年期的智力明显衰退导致的痴呆。

（二）智力残疾的分级

根据世界卫生组织（WHO）和美国智力低下协会（AAMD）的智力残疾的分级标准，按其智力商数（IQ）及社会适应行为来划分智力残疾的等级（表4-19）。

表4-19 智力障碍评分

智力水平分级	IQ（智商）范围	适应行为水平
重度一级	<20	极度缺陷
二级	20～34	重度缺陷
中度三级	35～49	中度缺陷
轻度四级	50～69	轻度缺陷

注：1.*WeChsler儿童智力量表

五、肢体残疾标准

（一）肢体残疾的定义

肢体残疾是指人的肢体残缺、畸形、麻痹所致的人体运动功能障碍。

肢体残疾包括：

①脑瘫：四肢瘫、三肢瘫、二肢瘫、单肢瘫、偏瘫。

②脊髓疾病及损伤：四肢瘫、截瘫。

③脊柱畸形：驼背、侧弯、强直，严重骨、关节、肌肉疾病和损伤，周围神经疾病和损伤。

④小儿麻痹后遗症；先天性截肢；先天性缺肢；短肢；肢体畸形；侏儒症；两下肢不等长。

（二）肢体残疾的分级

以残疾者在无辅助器具帮助下，对日常生活活动能力进行评价计分。日常生活活动分为8项，即端坐、站立、行走、穿衣、洗漱、进餐、如厕、写字。

能实现一项算1分，实现困难算0.5分，不能实现的算0分，据此划分3个等级（表4-20）。

表4-20 肢体残疾级别程度计分

一级（重度）	完全不能或基本上不能完成日常生活活动	0～4分
二级（中度）	能够部分完成日常生活活动	4.5～6分
三级（轻度）	基本上能够完成日常生活活动	6.5～7.5分

（1）重度（一级）

完全不能或基本上不能完成日常生活活动（0～4分）。

①四肢瘫或严重三肢瘫。

②截瘫、双髋关节无主动活动能力。

③严重偏瘫，一侧肢体功能全部丧失。

④四肢均截肢或先天性缺肢。

⑤三肢截肢或缺肢（腕关节和踝关节以上）。

⑥双大腿或双上臂截肢或缺肢。

⑦双上肢或三肢功能严重障碍。

（2）中度（二级）

能够部分完成日常生活活动（4.5～6分）。

①截瘫、二肢瘫或偏瘫，残肢有一定功能。

②双下肢膝关节以下或双上肢肘关节以下截肢或缺肢。

③一上肢肘关节以上或一下肢膝关节以上截肢或缺肢。

④双手拇指伴有食指（或中指）缺损。

⑤一肢功能严重障碍，两肢功能重度障碍，三肢功能中度障碍。

（3）轻度（三级）

基本上能够完成日常生活活动（6.5～7.5分）。

①一上肢肘关节以下或一下肢膝关节以下截肢或缺肢。

②一肢功能中度障碍，二肢功能轻度障碍。

③脊柱强直：驼背畸形大于70°；脊柱侧凸大于45°。

④双下肢不等长大于5cm。

⑤单侧拇指伴食指（或中指）缺损；单侧保留拇指，其余四指截除或缺损。

⑥侏儒症（身高不超过130cm的成人）。

注：下列情况不属于肢体残疾范围：

①保留拇指和食指（或中指），而失去另三指。

②保留足跟而失去足前半部。

③双下肢不等长，相差小于5cm。

④小于70°驼背或小于45°的脊柱侧凸。

六、精神残疾标准

（一）精神残疾的定义

精神残疾是指精神病患者持续一年以上未痊愈，同时导致其对家庭、社会应尽职能出现一定程度的障碍。

精神残疾可由以下精神疾病引起：
①精神分裂症。
②情感性、反应性精神障碍。
③脑器质性与躯体疾病所致的精神障碍。
④精神活性物质所致的精神障碍。
⑤儿童、少年期精神障碍。
⑥其他精神障碍。

（二）精神残疾的分级

对于患有上述精神疾病持续一年以上未痊愈者，应用"精神残疾分级的操作性评估标准"评定精神残疾的等级（表4-21）：

表4-21　精神残疾评分标准

社会功能评定项目	正常或有轻度异常	确有功能缺陷	严重功能缺陷
个人生活自理能力	0分	1分	2分
家庭生活职能表现	0分	1分	2分
对家人的关心与责任心	0分	1分	2分
职业劳动能力	0分	1分	2分
社交活动能力	0分	1分	2分

注： 无精神残疾：5项总分为0分或1分。摘自中国残疾人联合会文件［1995］残联组联字第61号《关于统一制发中华人民共和国残疾人证的通知》。

（1）重度（一级）

5项评分中有3项或多于3项评为2分。

（2）中度（二级）

5项评分中有1项或2项评为2分。

（3）轻度（三级）

5项评分中有2项或多于2项评为1分。

第七节　疼痛的评定

一、疼痛分级

按WHO的疼痛分级标准进行评估，将疼痛分为4级：

0级（无疼痛）：0分，指无痛。

1级（轻度疼痛）：1～3分，平卧时无疼痛，翻身咳嗽时有轻度疼痛，但可以忍受，睡眠不受影响。

2级（中度疼痛）：4～6分，静卧时痛，翻身咳嗽时加剧，不能忍受，睡眠受干扰，要求用镇痛药。

3级（重度疼痛）：7～10分，静卧时疼痛剧烈，不能忍受，睡眠严重受干扰，需要用镇痛药。

二、疼痛量化评估

疼痛量化评估通常使用数字评定量表法（NRS）、面部表情疼痛量表法（FPS）及言语描述量表法（VRS）3种方法。

1. 数字评定量表法（图4-30）

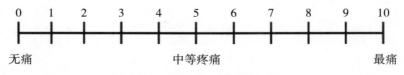

图4-30　数字评定量表示意图

用0~10代表不同程度的疼痛：0为无痛，1~3为轻度疼痛（疼痛尚不影响睡眠），4~6为中度疼痛，7~9为重度疼痛（不能入睡或睡眠中痛醒），10为剧痛。应该询问患者疼痛的严重程度，作出标记，或者让患者自己圈出一个最能代表自身疼痛程度的数字。此方法目前在临床上较为通用。

2. 面部表情疼痛量表法（图4-31）

FPS较为客观且方便，是在模拟法的基础上发展而来，使用从快乐到悲伤及哭泣的6个不同表现的面容，简单易懂，适用面相对较广，即使是不能完全用语言表达清楚的幼儿也可供临床参考。

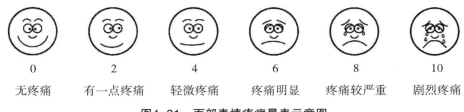

| 0 | 2 | 4 | 6 | 8 | 10 |
| 无疼痛 | 有一点疼痛 | 轻微疼痛 | 疼痛明显 | 疼痛较严重 | 剧烈疼痛 |

图4-31 面部表情疼痛量表示意图

3. 言语描述量表

采用无痛、轻度疼痛、中度疼痛、重度疼痛、极度疼痛等词语来表达疼痛程度。该方法的词语易于理解，可随时口头表达，沟通方便，满足患者的心理需求，但不适于语言表达障碍患者，可分为四级。

0级：无疼痛。

Ⅰ级（轻度）：有疼痛但可忍受，生活正常，睡眠无干扰。

Ⅱ级（中度）：疼痛明显，不能忍受，要求服用镇静药物，睡眠受干扰。

Ⅲ级（重度）：疼痛剧烈，不能忍受，需用镇痛药物，睡眠受严重干扰，可伴自主神经紊乱或被动体位。

三、评估频率

①入院/转科患者2h内评估。

②所有住院患者疼痛评分≤3分，每日常规评估一次并记录在体温单上（14：00）。

③疼痛评分≥4分，每班评估一次（06：00、14：00、22：00），评分<4分，评满24h后每日常规评估一次并记录在体温单上（14：00）。

④疼痛评分≥4分，报告医生处理。

⑤特殊评估

● 镇痛方法、止痛药物、止痛药剂量、止痛途径更改后必须评估（非消化道途径给予镇痛药物后30min必须评估；口服途径给予镇痛药物后1h必须评估）。

● 当病人报告疼痛，或出现新的疼痛时必须评估。

● 昏迷、年龄<7岁和患者正常入睡时，不需要进行疼痛评估。

⑥长期使用止痛药或止痛泵者，疼痛评估<4分，每日在体温单上记录一次（14：00记录）。

本章撰写者：李圆（解放军总医院第八医学中心），梁丹丹（合肥职业技术学院）

第五章 运动系统伤病的体育康复

运动系统损伤包括骨折、软组织急性扭伤与慢性劳损、下腰痛等，是生活中和临床上最为常见的症状。针对运动系统的损伤开展的体育康复措施包括姿势调整、肌力训练、适度牵伸等。

第一节 骨折的体育康复

骨折指骨皮质和骨小梁的连续性和完整性中断，是常见的运动损伤，尤其是在对抗性运动项目中。在对美国大学体育总会（NCAA）2004-2014赛季对抗性球类项目损伤情况统计中，骨折在全部损伤占到8.8%，排在所有损伤类别的第三位。一次骨折通常造成运动员8～12周甚至更长时间的缺席训练和比赛。骨折在足球、篮球等传统对抗性项目中高发，一些非对抗性项目中的特殊技术动作如体操运动员在鞍马、高低杠项目中的意外摔伤也会导致骨折的发生。除了传统运动项目外，冰雪项目中的速度滑冰、高台滑雪、大回转等项目由于在比赛过程中运动员的速度很快，一旦发生摔倒等意外情况，极易导致骨折的发生。

一、骨折的分类与处理原则

（一）骨折的分类

1. 按照骨折部位皮肤黏膜完整性分类

（1）闭合性骨折

骨折发生时皮肤或黏膜完整性没有被破坏，称为闭合性骨折。常见于由钝器击打、身体撞击或者间接传导暴力所导致的。闭合性骨折发生后的典型症状表现为疼痛、血肿和骨关节畸形，容易引起筋膜间室综合征等症状，从而导致血肿压迫神经症状。

（2）开放性骨折

骨折发生时皮肤和黏膜的完整性被破坏，称为开放性骨折。常见于局部四肢长骨受到高横向剪切力冲击，如足球比赛中的铲球动作，引起尖锐的骨折断端刺破皮肤黏膜形成伤口。相对于闭合性骨折，开放性骨折具有容易造成失血，以及组织感染和骨髓炎等其他合并症状。

2. 按照骨折完整性分类

（1）完全骨折

骨折后断端完全分离被称为完全骨折。当完全骨折发生后，骨皮质和骨小梁的连接会完全中断，在骨折断端两侧会出现明显的骨折线。此类骨折多发生于成年人和老年人，尤其是老年人，由于其骨骼中有机物含量降低导致骨骼脆性增加，更容易发生完全骨折。当骨折断端超过3块以上时，又被称为粉碎性骨折。

（2）不完全骨折

骨折后骨骼的骨膜、骨皮质没有完全分离。此类骨折的骨折线不清晰，断端没有连续性。此类骨折常见于青少年和儿童，又被称为青枝骨折。

3. 按照骨折原因分类

（1）直接暴力因素导致的骨折

暴力直接作用于骨折部位，骨折线多呈现横行或者斜形。由于骨折后周围肌肉的张力急剧升高引起肌肉痉挛、肢体缩短，因此骨折断端经常会呈现出重叠的现象，导致局部畸形和假关节活动。此类损伤常见于对抗性项目中，如足球比赛中的铲球、蹬踏、头部撞击等，也可见于体操、速度滑冰等项目中由于技术失误导致的脊柱、四肢意外损伤。

（2）间接暴力因素导致的骨折

由暴力传导导致的损伤，骨折线呈现螺旋形、斜形或者压缩性骨折。此类骨折常见于错误技术动作或暴力间接接触肢体所导致的。如身体受到撞击、臀部着地引起的腰椎压缩性骨折；疾跑过程中由于胫腓骨力线异常引起的胫腓骨骨折。

（3）肌肉强力收缩导致骨折

由于肌肉强烈收缩导致骨折及受到螺旋暴力和牵拉暴力所引起的骨折。骨折线经常呈现螺旋形或撕脱性。此类骨折与错误技术动作和肌肉关节瞬间过度运动有关。常见的损伤情况包括棒球投手在投掷动作时出现的上臂螺旋形骨折；前臂过度内旋导致的肱骨外上髁撕脱性骨折，踝关节内翻导致的胫骨撕脱性骨折。

（4）应力性骨折

应力性骨折是指长期高强度运动中肢体所受应力集中骨骼一点，使骨骼反复受到应力冲击影响引起骨小梁连续性中断、骨皮质受损所导致的局部骨折和骨裂，又称为疲劳性骨折。在运动员中多发生于中长跑、竞走、户外徒步等运动项目，也常见于军队的新兵训练过程。X线诊断可见骨小梁密度下降，同时出现周围骨膜和骨皮质增生。骨折线较为模糊、经常呈现不连续性。应力性骨折早期症状不明显，容易被运动员忽视，骨折发生后恢复时间长，对正常的比赛、训练和生活具有较大的影响。

（二）骨折的急救措施和治疗原则

（1）止血包扎

当骨折发生后，不要随意移动伤肢，不要试图对受伤肢体进行复位，应立即停止运动，并将伤肢置于安全稳定位置。如果发生开放性骨折，首先要对伤肢进行止血。止血时使用毛巾或纱布对近心端大动脉进行加压包扎，每次加压时间不超过15min，切记不要选择电线或弹力带。对于伤口要防止污染，可使用洁净纱布进行简单的包扎处理，不要将裸露在外的断骨还纳回体内。可使用冰敷对骨折部位进行止痛，必要时可根据医生处方给予镇痛药物缓解疼痛。

（2）固定伤肢

搬运骨折患者前，需要对损伤部位进行固定。对于四肢长骨骨折，可采用夹板进行固定。夹板材科一般选用较硬的塑料板、厚纸板或者木板，夹板的长度不要超过断肢长度，宽度不要超过肢体宽度。夹板固定时尽量避开体表的骨性凸起物，固定时不宜太紧。固定后用可使用绷带对夹板进行加固，并将肢体远端如手指、脚趾露出便于观察，一旦出现局部肢体发黑、麻木和冰冷，立即解开夹板，防止出现局部肢体坏死。

对于上肢的锁骨、肱骨和尺桡骨骨折，可在夹板固定的同时使用悬臂带对肢体进行固定。对于手指骨折患者可采用夹板或者指托进行固定，也可将受伤手指与相邻健康手指用绷带固定在一起。对于脊柱损伤的患者一般不宜轻易搬运，最好采用平躺位，需要将脊柱进行固定后采用硬质担架进行搬运。

二、骨折的康复

（一）骨折的愈合过程

1. 血肿机化期

血肿机化期一般发生在骨折后0~72h内，在疼痛、出血以及炎性因子的作用下，骨折断端周围组织出现无菌性炎症反应。主要表现为骨折断端出现疼痛、淤血、肿胀和局部温度升高的现象，血肿机化期一般可以为数小时甚至数日。在这一阶段所采取的措施一般为固定伤肢、消肿镇痛，尤其是防止由于淤血压迫局部神经血管导致局部组织出现坏死。待消肿之后，则可进行进一步手术或保守治疗。

2. 纤维骨痂形成期

骨折或者骨折术后5~6d后，血肿部位开始出现肉芽组织，肉芽组织在生长因子的作用下逐渐形成纤维化的骨痂组织，并在局部形成新生血管和胶原纤维，将骨折断端连接固定。通过X片检查，可发现骨折出现梭形的密度增高影像，骨折线相比新鲜骨折要模糊一些。这一阶段患者主要的治疗原则是固定伤肢，保持骨折断端对位，同时加强局部血液供应，促进骨折进一步愈合。

3. 骨性骨痂形成期

骨折术后3周左右，纤维骨痂开始向骨性骨痂改建。此时纤维中干细胞逐渐向骨母细胞进行分化，骨母细胞进而进一步形成骨细胞。骨细胞会大量产生骨胶原蛋白和无机盐细胞外基质，形成类骨组织。随后细胞外基质逐步钙化，X片显示骨折线时断时续，比较模糊。这一过程持续5~8周左右。这一阶段骨折断端的连接性、坚固性大幅度升高，具有一定的负重能力。在这一阶段的主要治疗康复原则为加强营养促进骨折恢复，并进行低强度的功能和负重训练，加快骨骼形成。

4. 骨性骨痂改建期

骨性骨痂形成后，会在应力作用下对骨皮质和骨小梁进行改建。在这一阶段破骨细胞作用大大加强，对多余的骨痂进行再吸收，并在与成骨细胞形成新的骨结构。骨小梁在这一阶段变化尤为明显，会根据运动和受力情况排布更加整齐。在这一阶段后，骨骼恢复基本运动和负重能力，患者可以进行正常的运动和比赛。

（二）影响骨折愈合的常见因素

1. 整体因素

（1）年龄

年龄对骨折愈合具有一定的影响因素。青少年和儿童的新陈代谢水平较高，可快速吸收补充骨骼生长发育所需要的无机盐和蛋白质。另外，青少年骨骼中有机物含量较高，在骨折后可以快速合成胶原纤维形成骨痂。而中老年人新陈代谢速度较慢，骨骼中的骨钙和有机物会随着年龄增长不断流失，因此骨骼成骨再生的速度要低于青少年。

（2）营养

骨骼的再生和生长需要大量的无机盐和胶原蛋白作为补充，因此在骨折后伤者需要摄取钙、磷以及优质蛋白质食物。营养不良尤其是钙摄取不足，会导致骨小梁再生迟缓，延迟骨折愈合甚至发展成为陈旧性骨折。

2. 局部因素

（1）断端对位

骨折后断端对位是否良好，对骨折的愈合和功能恢复具有极大的影响。良好的断端对位非常有助于形成骨痂，并且可以减少对神经肌肉组织的影响，有助于后期功能恢复。因此，在对骨折的治疗过程，首选使用手术方法对骨折断端进行解剖对位固定。如果采用保守治疗，则需要在治疗后进行影像学复查，确定断端是否完整对位。

（2）局部血液供应

断端的血液供应是否良好是影响骨折愈合的另一个重要因素。充足的血液供应可以为骨骼再生提供足够的营养物质以及生长因子，如果局部血供不足，会因为愈合延迟导致陈旧性骨折的发生。因此，在骨折的恢复过程中，既要在早期防止淤血的形成，也要在恢复期给予一定的理疗手段帮助局部血液循环。

（3）感染

如果开放性骨折或手术后没有对伤口感染进行控制，会引起伤口化脓，局部炎症因子急剧升高，使骨干细胞无法正常完成分化成骨，影响骨折修复。此外，开放性骨折感染还容易导致骨髓炎的发生。因此，在开放性骨折发生后，要及时对伤口进行清创包扎，必要的话进行抗生素治疗；在骨折手术期前要做到无菌操作，术后服用抗生素并定时更换敷料，防止大面积感染的发生。

（三）上肢骨折术后运动康复

上肢常见的骨折主要是肱骨、尺桡骨骨折，常伴有神经组织损伤，导致出现部分肌肉萎缩和运动功能下降。因此，早期进行功能训练，有助于帮助运动功能进行恢复。

1. 术后早期（0~2周）

手臂或腕关节采用夹板、支撑带、悬臂带、固定支架等器材进行固定，固定位置为屈肘50°~60°进行中立位固定，固定时间约为4~6周。期间尽量避免局部活动，以避免过度活动影响组织愈合或加重炎症反应。在局部制动的同时，可以自主进行肱二头肌或前臂肌群的静力性收缩和旋转等动作，并尽早多活动固定两端的肢体，即手和腕关节及肩关节，防止因为术后长期固定导致肌肉萎缩、相关组织挛缩、关节粘连等不良后果。通过肌肉收缩舒张的活动改善损伤局部的血液循环带走炎性物质，为组织愈合提供充足的营养物质，从而促进愈合、消退疼痛。例如，肘关节局部的骨折等伤病，一般都应多做肩关节各个方向的活动，以及腕关节和手部的适度活动。为避免整个上肢的功能下降过多，以及其他并发症的发生，固定后开始练习指、掌、腕关节活动，上臂肌肉做静力性收缩，10个/组，3组/d。（图5-1~图5-4）

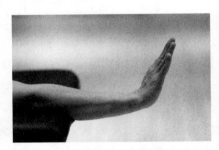

图5-1　指、掌、腕主动运动1

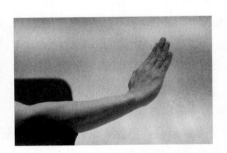

图5-2　指、掌、腕主动运动2

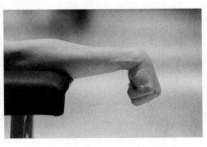

图5-3　指、掌、腕主动运动3

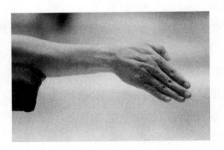

图5-4　指、掌、腕主动运动4

此外，还可以进行肩关节旋转运动，身体向患肢倾斜，屈肘90°，使上臂与地面垂直，以健手握患肢腕部，做小幅度画圆圈动作，一圈为完成一个动作。切忌初始动作幅度太大或太快。10个/组，3组/d。

2. 术后6-12周

这一阶段去除石膏和悬臂带固定，可保持支具，开始逐步恢复肘关节功能。

（1）开始被动肘关节屈曲角度练习

患肢充分放松，健手握住患肢腕关节，在患肢疼痛可耐受范围内逐渐增加屈曲角度。两周后达到屈曲90°以上，一般每周增加10°，肌肉完全放松后，身体逐渐前倾，以逐渐加大肩关节屈曲角度。凡是涉及关节反复屈伸动作的练习结束后，均应即刻予以冰敷15~20min，如在平时有关节肿胀、疼痛、发热等不良感觉，可随时给予冰敷。（图5-5）

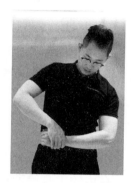

图5-5　开始被动肘关节屈曲角度练习

（2）伸展练习

患者坐位，伸肘，拳心向上，将肘部支撑固定于桌面上，前臂及手悬于桌外。肌肉完全放松，使肘在自重或重物作用下缓慢下垂伸直（必要时可于手腕处加轻小重物为负荷，加大练习力度）。至疼痛处应停止，待组织适应疼痛消失后再加大角度，一般为10~15min/次，1~2次/d。（图5-6）

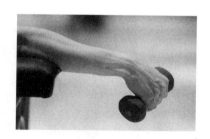

图5-6　伸展练习

（3）静力性肌力练习

①屈肘肌力（肱二头肌）练习：患者坐或站立位，上臂保持一定的位置不使之移动，手握哑铃等重物，拳心向上，前臂向内弯曲（即弯曲肘关节），坚持至力竭放松为1次，5~10次/组，2~4组/d。（图5-7）

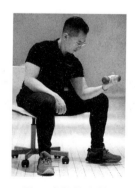

图5-7　肱二头肌静力性肌力练习

②伸肘肌力（肱三头肌）练习坐位：上体前倾，上臂紧贴于体侧，向后伸直至与地面平行，在原有训练动作的基础上加大关节活动度的训练。（图5-8a、图5-8b）

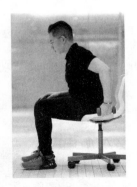 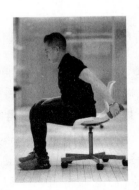

图5-8a　肱三头肌静力性肌力训练1　　　图5-8b　肱三头肌静力性肌力训练2

3. 术后3个月

可以在强化上一阶段训练的基础上，开始进行有限制功能训练，可以使用包括弹力带和哑铃在内的工具辅助进行训练，单次强度不要超过最大肌力的60%。（图5-9a、图5-9b）

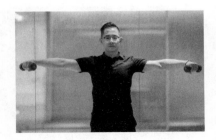 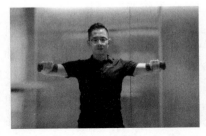

图5-9a　外展内收静力性肌力训练1　　　图5-9b　外展内收静力性肌力训练2

4. 注意事项

（1）固定阶段

此阶段应密切观察固定肢体的情况。包括：外固定是否有效牢固，有无松动，固定有无压迫皮肤，肢体远端的皮肤颜色、温度、感觉是否正常，稍有细微差异可能于损伤造成的炎症肿胀等引起，如与健侧差异明显。当发现以上异常情况必须及时就医。

①肩部及上臂骨折：注意三角巾或悬臂带的保护，在无痛或微痛的前提下不限制活动手、腕关节及肘关节。

②肘部及前臂骨折：注意三角巾或悬臂带的保护，在无痛或微痛的前提下多活动腕关节。

③腕部骨折：注意三角巾或悬臂带的保护，在无痛或微痛的前提下多活动肩关节及肘关节，日常生活中的活动考虑进行暂时的"利手交换"。利手即平时习惯用的手，大部分人均为右利手，但如果因固定暂时不能使用，就应考虑多练习使用另一只手，以完成日常生活活动，达到自我护理的目的。

此阶段肢体开始逐步恢复活动，并进行适当的康复功能练习，逐渐恢复肢体功能，由固定转为活动，活动量增大，肢体所承受的负荷加大，故应密切观察肢体活动中及活动后的局部伤口的愈合情况，切忌过早开始进行大强度训练。

（2）功能恢复阶段

此阶段肢体开始逐步恢复活动，并进行适当的康复功能练习，逐渐恢复肢体固定转为活动，活动量增大，肢体所承受的负荷加大，故应密切观察肢体活动的情况，包括活动时的疼痛、肢体肿胀由应观察是否加重。可以每天早晨未进行任何活动时观察其肿胀程度，如果随活动量的增加肿胀程度没有增加或逐渐在消退，是正常现象。肿胀较前一天增加，说明前一天的练习等活动量过大，应适当调整。如活动后的肿胀明显，应考虑适当休息减少刺激或调整练习的强度。如果需要使用支具等保护，应观察在活动中支具是否牢固有效，有无变形、过紧，影响运动或血液循环等。确保日常生活活动中以及康复功能练习时周围的环境安全、畅通、稳定。注意早期功能水平较低时的自我保护及必要时家属等的保护，避免活动中发生意外。

（四）下肢骨折术后运动康复

下肢常见骨折主要以股骨干、胫腓骨、胫骨平台、髌骨骨折较为常见。手术后患者伤肢多采用石膏、固定支具进行固定。患者在康复过程主要面临的问题：由于下肢血液循环不良导致的局部肿胀和血液供应不良，以及长时间卧床导致下肢肌肉萎缩。因此，在消肿止痛的同时要尽快开展功能锻炼。

1. 术后0~2周

①术后患者处于平卧位置，患肢摆放于伸直位，可用枕头将腿部垫高预防肿胀。

②麻醉消退后开始活动脚趾及踝关节，待脚趾活动自如后，康复师可以手轻按住脚趾，进行轻度脚趾抗阻屈伸运动。5min/组，1组/h。

③股四头肌及腘绳肌等长收缩练习：患者仰卧位，患者自行控制股四头肌和腘绳肌进行强直收缩，从而进行等长收缩训练。大于300次/d。应在不增加疼痛的前提下尽可能多做。（图5-10a、图5-10b）

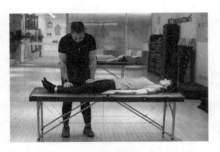
图5-10a 静力性肌力训练1

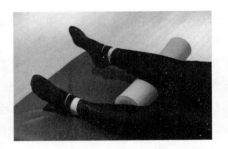
图5-10b 静力性肌力训练2

④术后3d左右，在手术感染和水肿得到充分控制的情况下，对损伤下肢开始连续被动运动（CPM）练习。2次/d，30min/次，练习后即刻冰敷30min。起始状态下，角度设定在0°～30°，可逐日在患者疼痛忍耐范围内逐渐增加角度，直至达到患者最大忍受角度。如果水肿疼痛较为明显，则等待患者疼痛消失后再进行训练（图5-11a～图5-11d）

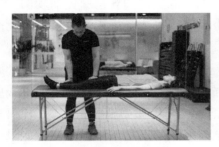
图5-11a 下肢被动运动1

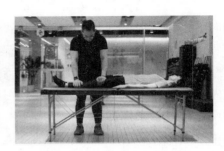
图5-11b 下肢被动运动2

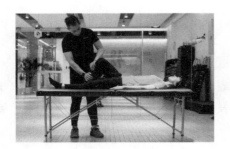
图5-11c 下肢被动运动3

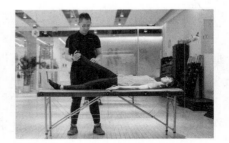
图5-11d 下肢被动运动4

2. 术后3～4周

（1）直抬腿肌力练习

患者仰卧位，在康复师的助力下缓慢地抬高患肢，直至可忍受疼痛的最大高度。10～20次/组，1～2组/d，3次/d。

（2）后抬腿练习

患者处于俯卧或侧卧位，在康复师的助力下缓慢地做患肢后伸动作，直至可忍受疼痛的最大角度。30次/组，4~6组连续，组间休息30s，2~3次/d。

（3）主动关节屈伸练习

患者在疼痛忍受范围内主动活动髋关节和膝关节。10~20次/组，1~2组/d。如骨折愈合良好，力求在6~8周左右膝关节屈曲达120°，髋关节屈曲角度接近90°。

（4）开始下地扶拐行走

患者扶双拐下地行走，如无痛，患肢可部分负重（根据手术内固定方式不同，由专业医生决定），注意保护，不得摔倒。

3. 术后5周~3个月

（1）负重行走

患者患肢肌力达到最大肌力70%以上，且X线检查骨折线大部分消失后，可以在医生允许的前提下进行一定程度的负重行走。可以在走路过程中，通过身体的重心变换，逐渐增加患肢的负重量。负重由1/4体重~1/3体重~1/2体重~2/3体重~4/5体重~100%体重逐渐过渡。每次训练前后，可在平板秤上让患肢负重，以明确部分体重负重的感觉。逐渐可达到患肢单腿完全负重站立。5min/次，2次/d。

（2）坐位抱腿

当患者骨折大部分愈合后，可以进行坐位抱腿的练习。患者处于坐位，健侧腿伸直换患肢屈膝。患者用双手去抱住患肢小腿，让大腿尽量贴住胸部，手可以从膝关节逐渐下移至踝关节。在髋关节感到疼痛处保持5~10min，1~2次/d。

（3）有条件可以开始固定自行车练习

轻负荷至大负荷，并逐渐减低座位的高度。20~30min/次，2次/d。

（4）抗阻伸膝练习

患者处于仰卧位或坐位，由康复师在小腿施加阻力或自行使用弹力带，进行抗阻伸膝训练。10次/组，10~15s/次，每次间隔5s，4~6组连续练习，组间休息30s。（图5-12）

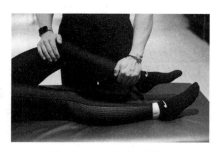

图5-12 抗阻伸膝练习

（5）抗阻屈膝练习

患者处于坐位或俯卧位，由康复师在小腿三头肌施加阻力或自行使用弹力带，进行屈膝练习。10次/组，10～15s/次，每次间隔5s，4～6组连续练习，组间休息30s。（图5-13）

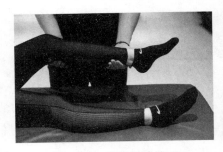

图5-13　抗阻屈膝练习

（6）抗阻内收外展练习

患者处于坐位，双腿自然悬空，由康复师在踝关节内外侧分别施加阻力，进行下肢抗阻内收外展练习，也可使用弹力带自行进行训练。10次/组，10～15s/次，每次间隔5s，4～6组连续练习，组间休息30s。（图5-14）

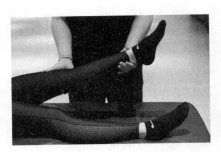

图5-14　抗阻内收外展练习

（7）提踵练习

患者处于站立位，在双手扶住支撑物的情况下，进行双足提踵练习。2min/次，休息5s，3～5次/组。2～3组/d。（图5-15）

4. 术后4～6个月

骨折多已愈合，练习旨在强化肌力及关节稳定性，逐渐、全面恢复日常生活各项活动。

（1）静蹲练习

患者屈膝屈髋30°以上，进行静蹲练习。静蹲过程中，足尖及膝关节正向前方，左右腿均匀分配体重，缓慢下蹲至无痛角度，调整脚离墙的距离，使膝关节一直垂直于足尖，下蹲角度小于或等于90°，即下蹲角度小时距离墙近，下蹲角度大时距离墙远。膝屈至90°内，无痛及可控制的最大角度保持一定时间，为1次练习。2min/次，间隔5s每组10次，5～10组/连续。2～3组/d。（图5-16）

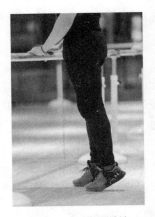

图5-15　提踵训练

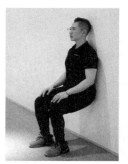
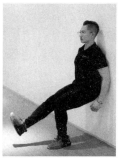

图5-16　静蹲练习

（2）跨步练习

　　患者双足与肩同宽站立，患肢向后或左右侧跨出一大步，逐渐向后或者左右侧移动重心至患肢，并缓性控制屈膝支撑，再缓慢用力伸直患肢收回至起始位。力量增强后可双手提重物为负荷。要求动作缓慢，有控制，上体不晃动。此练习主要强化下肢在运动中的控制能力，并为步行中重心移动及跨步等作为必要的基础练习。2～4 次/ d。（图5-17a～图5-18b）

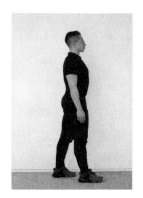

图5-17a　前跨步练习1

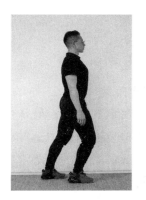

图5-17b　前跨步练习2

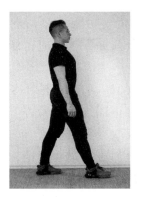

图5-18a　后跨步练习1

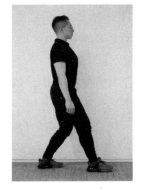

图5-18b　后跨步练习2

（3）患肢单腿蹲起练习

患者在静蹲训练的基础上，可以进行背靠墙壁的单腿蹲起训练。训练要求患肢屈曲大于90°，随后缓慢地站起来。整个过程要求用力、有控制（不打晃）。20～30次/组，组间间隔30s，2～4次/d。（图5-19）

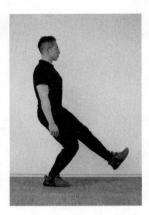

图5-19 患肢单腿蹲起练习

5. 注意事项

（1）固定阶段

此阶段应密切观察固定肢体的情况。包括：外固定是否有效牢固，有无松动变开固定，有无压迫皮肤；肢体远端的皮肤颜色、温度、感觉是否正常，稍有细微差异，可能与损伤造成的炎症肿胀等有关，如与健侧差异明显则为异常。如以上情况发现异常，须及时就医。

（2）功能恢复阶段

此阶段肢体开始逐步恢复活动，并进行适当的康复功能练习，逐渐恢复肢体功能，由固定转向活动，活动量增大，肢体所承受的负荷加大。故应密切观察肢体活动中及活动后的情况。

包括：①活动时的疼痛。如活动时疼痛稍有增加，活动结束后疼痛消失，即为正常。如疼痛不减轻或持续加重则为异常，应及时终止训练进行检查。②肢体的肿胀程度是否加重。可以在每天早晨未进行任何活动时观察其肿胀程度，与前一天早晨和活动后相比较。如果随活动量的增加肿胀程度没有增加或逐渐在消退，是正常现象。如肿胀比前一天增加，说明前一天的练习等活动量过大，应适当调整，如活动后的肿胀增加明显，应考虑适当休息减少刺激或调整练习的强度。如肿胀突然增加，则必须及时就医，延误时间将可能造成极为不良的后果。如果需要使用支具等保护，应观察在活动中支具是否牢固有效、有无变形、对肢体是否压迫过紧而影响运动或血液循环等。训练结束后应该及时进行冰敷、放松、按摩等处理，确保日常生活活动中以及康复功能练习时，周围的环境安全、畅通、稳定、无突发情况。注意早期功能水平较低时的自我保护及必要时家属等的保护，避免活动中失控发生意外。

第二节　肩关节周围炎的体育康复

肩关节周围炎简称为肩周炎，又被称为冻结肩，是一种无菌性的肩关节周围组织炎症。肩周炎以长期的肩关节周围疼痛、功能受限为主要症状，好发于50岁左右的人群，女性发病率高于男性，因此又被称为"五十肩"。

一、肩周炎的发病原因

目前对于肩周炎的发病原因还不是非常清楚，一般认为与损伤和激素水平变化导致炎症因子引起的局部组织纤维化具有很大关系。在传统医学研究中认为，肩周炎主要是年老气血虚弱后，组织受到风寒湿邪的侵袭所致。因此，导致肩周炎的主要原因可能是年龄、损伤、风寒、炎症等综合因素所引起的。

二、肩周炎的临床表现

肩周炎在临床上可以分为3个阶段，分别是急性期、冻结期和恢复期，病程从数周到数月不等。

（一）急性期

这个阶段的主要表现为关节滑膜水肿，并出现血管增生，关节内积液增多。同时，出现关节囊挛缩，关节腔容量减少，出现纤维化增生，导致关节活动范围出现明显降低。同时，患者经常出现周围血液和淋巴系统循环障碍，引起疼痛等炎症反应。组织学检查可以发现关节囊出现炎症细胞浸润，炎症因子和纤维化生长因子表达升高（TGF-β、CTGF等）。患者在这一阶段出现关节活动疼痛尤其是外展活动疼痛，并感到关节运动受阻，但是关节总体活动度并没有显著影响。患者出现渐进性疼痛，疼痛程度逐渐加重，并由活动性疼痛逐渐发展到自发性疼痛，夜间疼痛加剧。急性期持续时间一般为4~6周左右。

（二）冻结期

这个阶段的主要特点就是肩关节出现大量纤维化增生，关节囊和周围软组织出现严重粘连，并且关节囊严重狭窄。同时，肩周的软组织出现明显的增厚现象，肩周肌肉发生萎缩，严重者出现喙肱韧带和喙肩韧带钙化，关节内滑液分泌减少。在这一阶段，患者疼痛相对于第一阶段有所减轻，但是关节活动受限加剧，肩关节的外展、内收和环转能力均出现严重下降。严重者可出现肩关节无法运动的情况。这一阶段一般持续2~3个月。

（三）恢复期

这个阶段肩周的炎症反应逐渐消退，粘连情况逐渐缓解。关节囊挛缩现象有所减轻，关节囊组织间隙加大，外周组织循环系统得到改善。组织学检查可见基质金属蛋白酶大量增加，炎症细胞浸润减少。患者关节功能得到部分或者完全恢复，并且消除疼痛。也有部分患者会发展为慢性损伤，导致出现长时间的肌肉萎缩和肩关节软骨组织钙化。

三、康复方法

肩周炎是一种自限性疾病，大部分患者可以自愈，通过康复治疗可以加速康复过程减少患者痛苦。按照损伤不同的阶段，可以采用不同的治疗康复手段。

（一）急性期康复

这一阶段的治疗康复目标主要是缓解炎症反应，促进血液循环，减轻患者疼痛，增加患者的关节活动度，最大限度地避免组织粘连。在治疗上经常采用消炎镇痛结合功能锻炼的方法来进行。在急性期阶段采用非甾体抗炎药进行消炎治疗，对剧烈疼痛者，可进行局部的封闭治疗。在功能锻炼方面，可采用以下几种方式进行：

1. 上臂摆动练习

肩关节有节奏地进行前屈、后伸、内收、外展的动作练习。患者弯腰，身体前屈，手臂自然下垂与地面垂直，先做前后方向的摆动，随后再做左右方向的摆动，运动幅度以自身可以承受疼痛为主，基本适应后可在疼痛忍受范围内做肩关节的环转运动。练习时，每个方向进行20~30次（图5-20a、图5-20b）。如果疼痛较为明显，可在健侧手臂的辅助下完成训练（图5-20c、图5-20d）。

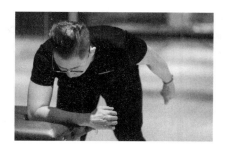
图5-20a 上臂摆动练习1

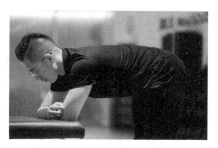
图5-20b 上臂摆动练习2

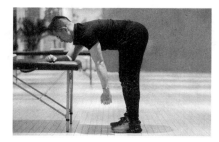
图5-20c 健侧手臂的辅助下上臂摆动练习1

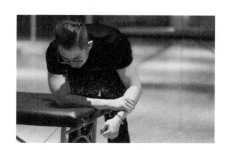
图5-20d 健侧手臂的辅助下上臂摆动练习2

2. 耸肩练习

双侧上肢自然下垂，随后向上耸肩至最高点，坚持5s后落下，随后休息1min后重复。如果由于疼痛因素无法正常完成，则可以在健侧辅助下完成训练。4～5次/d。（图5-21）

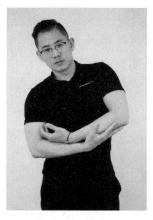
图5-21 耸肩练习

3. 扩胸与含胸动作练习

双侧上臂自然下垂，双肩向后张开做扩胸运动，在最大位置保持5s后，放松休息1min；随后双肩向前做含胸动作，在最大位置维持5s后，放松休息1min。5~7次/d。（图5-22a、图5-22b）

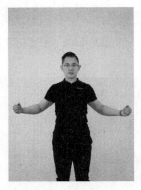 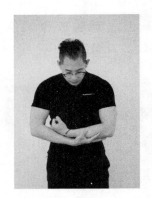

图5-22a　扩胸练习　　　　　　图5-22b　含胸练习

（二）冻结期康复

在这一阶段，患者出现大范围的关节组织粘连，组织较为脆弱，容易发生撕裂损伤。这一阶段的康复治疗主要是以松解关节粘连、加大关节角度。因此，相对于第一阶段治疗，更容易产生疼痛等不良反应。主要的康复手段为被动式关节松动术以及主动关节运动练习。

1. 仰卧肩关节前屈

患者处于仰卧位，康复师缓缓将患肢上臂部抬起，做前屈运动。在前屈过程中康复师被动发力，运动速度缓慢，如有阻滞感，可采用关节松动术加强运动角度，尽量将疼痛控制在患者可以忍受的范围内，达到可以忍受疼痛的最大角度后，静止30s左右再将上臂放平。3~5次/组，1~2组/d。（图5-23）

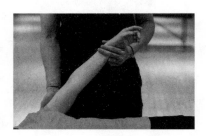

图5-23　仰卧肩关节前屈

2.仰卧肩关节外展内收

患者处于仰卧位，康复师缓缓将患肢做内收外展运动。过程中康复师被动发力，运动速度缓慢，如有阻滞感可采用关节松动术加强运动角度，尽量将疼痛控制在患者可以忍受的范围内，达到患者可以忍受疼痛的最大角度后，静止1min后停止。3～5次/组，1～2组/d。（图5-24a、图5-24b）

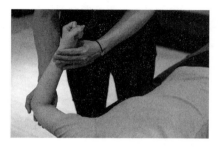 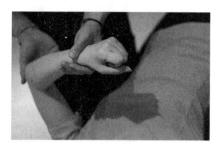

图5-24a　仰卧肩关节外展　　　　　　　图5-24b　仰卧肩关节内收

3.俯卧位肩关节后伸

患者处于俯卧位，康复师缓缓将患肢做后伸运动。过程中康复师被动发力，运动速度缓慢，如有阻滞感，可采用关节松动术加强运动角度，尽量将疼痛控制在患者可以忍受的范围内，达到患者可以忍受疼痛的最大角度后，静止1min后停止。（图5-25）

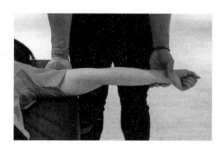

图5-25　俯卧位肩关节后伸

4.仰卧位肩关节内外旋

患者处于仰卧位，将手臂前伸，同时肩关节进行内旋和外旋运动。手臂维持在最大转动角度1min为1次，3～5次/组，1～2组/d。（图5-26a、图5-26b）

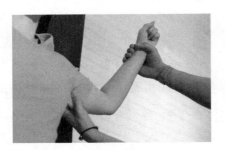

图5-26a 仰卧位肩关节外旋

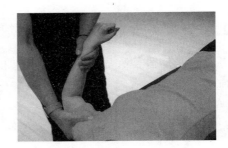

图5-26b 仰卧位肩关节内旋

5. 站立位前平举

让患者处于站立位，双侧肢体同时向前抬平。如果最初肌力不足，可采用曲肘90°的方式来进行。当患者无法忍受疼痛的时候，在该位置保持10s后，上臂自然回落。患肢能够达到健侧高度为最佳。20次/组，4组/次，2次/d。（图5-27）

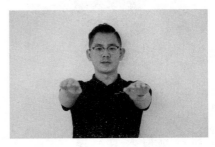

图5-27 站立位前平举

6. 站立位侧平举

患者站立位，肩关节做外展运动，外展角度尽量超过120°，直至上臂贴住耳朵。为了提高训练效果，可以使用沙袋等重物进行抗阻训练。20次/组，4组/次，2次/d。（图5-28）

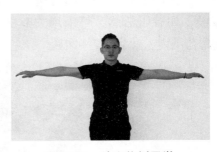

图5-28 站立位侧平举

7. 手臂背后练习

患者的患肢尽力向后伸展，伸展过程中肘关节成90°弯曲并贴住后背缓缓向上移动，尽力触摸对侧肩胛骨上缘。触摸过程中，应该尽量克服疼痛感，以触摸到肩胛骨上缘为达标。20次/组，4组/次，2次/d。（图5-29）

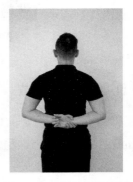

图5-29 手臂背后练习

（三）恢复期康复

在这一阶段中，肩关节周围组织中炎症反应消退，粘连逐渐减弱，肩关节功能得到恢复。因此，本阶段的主要康复目标是加快恢复，尽快回到正常工作状态。

1. 抱头张肩训练

患者背靠墙壁，双手抱头交叉，肩关节用力向后张开，以手臂和肘关节去触碰墙面，碰到后维持20～30s。20～30次/组，10～12组/d。（图5-30）

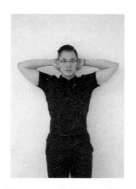

图5-30　抱头张肩训练

2. 推桌子

患者身体前倾，双侧上肢按在桌边，重心缓慢下沉，直至双臂与地面完全平行。每次维持该姿态1min，3次/组，3～5组/d。（图5-31）

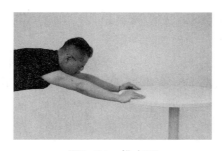

图5-31　推桌子

145

（四）注意事项

患者在进行康复训练时需要注意防寒保暖，切忌使用冰敷冷疗，容易加重关节粘连。在冻结期进行关节松动和扩大活动度的训练过程中，切忌使用蛮力急于求成，应该以患者承受能力和疾病发展阶段为参考，不要突然增加活动幅度，否则导致关节囊出现损伤。

第三节　腰背痛的体育康复

腰背痛是常见的病症，与年龄、职业特点、生活习惯密切相关。中老年人、体力劳动者、脑力劳动者、运动员均可以因不同的发病原因导致腰背疼痛。本节针对几种常见导致腰背痛的损伤分别进行论述，从而对不同损伤可以更有针对性地进行康复。

一、脊柱的解剖结构

（一）脊柱关节组成

脊柱由7节颈椎、12节胸椎、5节腰椎、5节骶椎和4节尾椎所组成。在形态结构上，脊柱分为4个生理曲度，根据所在的区域划分颈曲、胸曲、腰曲和骶曲，这四层弯曲结构可以起到缓解运动过程中的冲击力、维持内脏器官稳定的作用。单个椎骨由一个椎体、两个椎板、两个横突、两个上下关节突和一个棘突组成。胸椎的体积相对较小，横突面积小于腰椎。腰椎的关节突关节面倾斜变化较大，两侧通常不对称，横突面积大，经常在扭转或者屈伸运动时由于受力不均而导致损伤。骶椎是由骶椎骨融合而成，其余椎体之间以钩椎关节的方式连接，一个结构导致单个椎体的活动性较低，但使整个脊柱具有较好的稳定性，不会轻易发生脱臼。由于单个钩椎关节活动范围较小，因此在脊柱进行屈伸旋转等动作时，需要以数个钩椎关节同时运动形成联合关节运动。脊柱上下连接形成椎管，内有脊髓通过。椎间盘位于脊髓前侧每个椎体之间，可以使脊髓之间的关节面更加贴合，从而稳定整个脊柱结构，并可以有效减少运动过程中的冲击力。

（二）腰背部肌肉和韧带组织

脊椎周围有众多韧带和肌肉组织附着，其中主要的韧带组织有前纵韧带、后纵韧带、黄韧带和棘间韧带。这些韧带组织分别位于椎体的前侧、后侧和椎体间，可以限制关节活动性，防止椎骨滑脱和过度运动。脊柱周围的肌肉包括背侧肌群、外侧肌群和前侧肌群。背侧肌群包括背阔肌、下后锯肌、竖脊肌等。其中竖脊肌位于躯干背面两侧，从骶骨一直延伸到枕骨，是支撑身体站立的重要肌肉。外侧肌群包括腰方肌、腰大肌等，其中腰方肌位于腰椎外侧第12肋与腰椎两侧，使腰椎具有屈曲和侧屈的作用。前侧肌群包括腹内斜肌、腹外斜肌、腹直肌和肋间肌，具有维持正常腹压和脊柱前倾的功能。

　　腰背部的筋膜组织位于肌肉之间，分为前、中、后三层，前层覆盖于腰方肌上，中层位于腰方肌与骶髂肌之间，后层位于深部筋膜处。三层筋膜组织可以保护并限制肌肉的收缩，防止出现肌肉拉伤，而长时间的肌肉筋膜摩擦也是导致腰背部疼痛的重要原因。

二、常见的腰背损伤

（一）急性扭伤

　　一次高强度运动中，由于腰背部运动超过肌肉和筋膜的生理负荷，造成腰背肌肉拉伤。常见于举重、投掷、速度滑冰、网球、搏击等需要大量腰背发力的运动项目，以及搬运工人等体力劳动者。

1. 发病原因

（1）腰背部负荷过大

　　在腰背部发力的过程中，由于瞬间力量过大，超过肌纤维的弹性和肌肉肌腱本体反射性收缩能力，导致肌肉过度牵拉出现损伤。这类情况常见于举重运动员的上提杠铃的瞬间和普通人搬运重物的过程中。除了单纯的负荷过大外，肌肉力量不足导致运动过程中重心不稳也是损伤的重要原因。由于重心不稳，导致局部肌肉的稳定性差，引起局部牵拉力瞬间升高进而造成损伤。

（2）运动姿势不正确

　　运动和体力活动一些错误的动作也会导致损伤的发生。常见的错误动作为提拉重物时下肢保持站立，腰背部大幅度弯曲，导致竖脊肌和腰方肌的阻力臂延长，重力全部集中在腰骶部，从而引起损伤的发生。如举重运动的抓举阶段，如果技术动作异常，腰肌没有充分延展，下肢支撑力量不足，则容易导致损伤的发生。

（3）脊柱过度旋转和屈伸

腰背部在运动过程中，由于技术动作错误，一侧肌肉超常规动作发力或者身体受到撞击，导致脊柱的屈伸旋转超过了脊柱的关节限制，引起肌肉筋膜组织拉伤。如举重运动中过度挺举的动作导致腰椎过伸；网球运动员正手击球时过度转体导致背部拉伤；对抗性项目中身体撞击导致的脊柱过度扭转等。

2. 临床表现

患者一般会出现明显的急性受伤病史，受伤后腰部出现明显的肿胀、疼痛，严重时可见皮下淤青。检查可以发现肌张力急剧升高，在损伤局部出现明显的压痛，同时出现腰椎曲度改变和严重的活动受限。患者常常出现行走和仰卧困难，无法完成弯腰转体等动作，咳嗽、打喷嚏时疼痛加剧等症状。骨盆屈曲试验阳性，X片检查脊柱椎骨无明显脱位。

3. 损伤与康复

（1）损伤早期（0～72h）

在损伤早期的表现为红肿热痛等炎症反应，因此在损伤早期的主要处理原则为消肿镇痛，主要采用的方法为制动、冰敷和局部加压。患者可采用俯卧位休息，在腰背损伤部位进行冰敷，在不影响呼吸的情况下，可对损伤局部进行绷带环形加压包扎。损伤早期以休息为主，不要进行按摩和功能性训练，可以使用针灸针刺阿是穴、夹脊穴等腰背部穴位。禁止使用热敷等其他理疗手段。

（2）损伤中期（伤后5天～2周）

在损伤中期，患者这一阶段的康复目标为加强组织修复，改善局部血液供应，加速损伤代谢物质排出，为下一阶段的功能锻炼恢复做好准备。这一阶段的治疗方式以按摩、理疗等手法治疗为主，并辅助一部分的功能性锻炼。

①揉按法：患者俯卧于治疗床上，肢体放松，康复师先用两手大拇指或手掌，自大杼穴开始由上而下，经下肢环跳、委中、承山、昆仑等穴位，施行揉按；再用手掌或大鱼际部揉按脊椎两旁肌肉。（图5-32a、图5-32b）

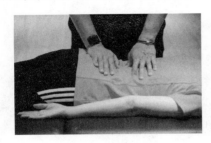 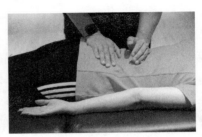

图5-32a　按揉法1　　　　　　　图5-32b　按揉法2

②推理腰肌：康复师立于患者腰部健侧，以双手拇指在压痛点上方自棘突旁把骶棘肌向外下方推开，由上而下，直到髂后上棘，如此反复操作3～4次。（图5-33）

③捏拿腰肌：康复师用两手拇指和其余四指指腹对合用力，捏拿腰部肌肉。捏拿方向与肌腹垂直，从腰1起至腰骶部臀大肌，由上而下，先轻后重，先患肢后健侧，重点提拿腰椎棘突两侧骶棘肌和压痛点最明显处。反复捏拿2～5min。（图5-34）

④扳腿按腰：康复师一手按其腰部，另一手肘关节屈曲，用前臂抱住患者一侧大腿下1/3处，用力将下肢向后上抱起，两手配合，一手向下按压腰骶部，另一手托其大腿向上提拔扳腿，有节奏地使下肢一起一落，随后摇晃拔伸，有时可听到响声。每侧做2～3次。（图5-35）

⑤腰背肌功能性训练：可采用腰背肌等长收缩、双桥运动加强肌肉力量。5～10次一组，2～3组/d。（图5-36、图5-37）

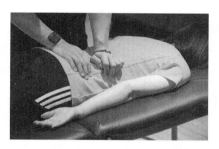

图5-33 推理腰肌

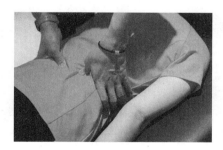

图5-34 捏拿腰肌

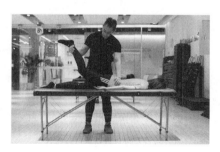

图5-35 扳腿按腰

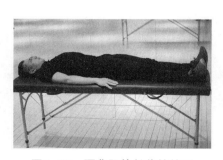

图5-36 腰背肌等长收缩练习

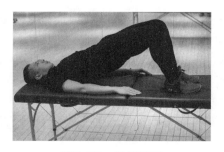

图5-37 双桥练习

（3）损伤后期（伤后2~4周）

在本阶段的康复目标为恢复正常的运动能力，改善肌肉力量和关节稳定度。因此这一阶段以功能锻炼为主。

①腹肌仰卧举腿：患者处于仰卧位，将腿部向上抬至关节活动最高点，保持至力竭为一次。间歇5s，5~10次/组，2~3组/d。（图5-38）

②"空中"自行车练习：患者平卧，双腿抬起，在空中模拟骑自行车动作，动作要缓慢而用力。必要时可于踝关节处加沙袋等为负荷。20~30次/组，间歇20s。3~5组连续进行，2~3次/d。（图5-39）

③坐位转体：患者处于坐位，上体正直，双手在胸前握住弹力带，抗弹力带阻力向一侧转体拉紧弹力带。双上肢只起固定弹力带的作用，不参与旋转的动作。于最用力位置保持一定时间或完成动作为1次。保持10~30s/次，间歇5s，5~10次/组，2~3组/d。（图5-40）

④俯卧四点支撑：患者俯卧于床上，双臂屈曲于胸前，用双肘部及双脚尖将身体支撑抬起，至身体完全腾空成一条直线。保持10~30s/次，间歇5s，5~10次/组，2~3组/d。（图5-41）

除专项功能性练习外，患者还可进行慢跑、游泳等运动方式帮助腰肌恢复力量。

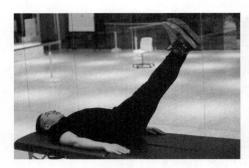

图5-38 腹肌仰卧举腿

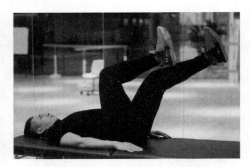

图5-39 "空中"自行车练习

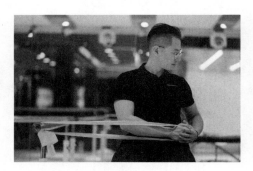

图5-40 坐位转体

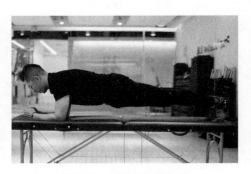

图5-41 俯卧四点支撑

4.注意事项

急性腰背扭伤早期切忌进行热敷和理疗，会加重损伤部位肿痛，影响组织修复。睡觉时应选用硬板床，以减轻疼痛，缓解腰椎压力。进行康复训练时，不要过早采用高强度运动，应该按照恢复情况调整训练方案，避免肌力和损伤没有完全恢复导致二次损伤。

（二）小关节紊乱

由于高强度运动或软组织劳损导致脊柱关节位置出现轻度错位，被称为小关节紊乱。小关节紊乱常见于腰部发力的运动项目，如垒球、速滑、跳水等。

1.损伤原因

此病患者一般有明显的外伤史和长时间的强迫体位运动过程。如投掷运动员在投掷时的转体动作以及足球运动比赛中的身体接触，导致脊柱椎体上下钩椎关节出现轻度脱位和错缝。颈椎、胸椎、腰椎均可发生，其中以颈椎和腰椎脱位最为常见。

2.临床表现

患者损伤早期在损伤部位周围出现压痛和运动疼痛，容易被误诊为筋膜炎或肌肉拉伤。在损伤后2周，疼痛点逐渐缩小到损伤关节点，并持续伴有压痛和运动疼痛。一般关节活动受限较小，但是由于疼痛会使肌肉力量减弱，严重者咳嗽或者胸腹腔压力升高均可造成疼痛。部分患者在检查时可见脊柱棘突排列出现弯曲，损伤部位棘突出现肿胀。小关节紊乱在诊断上容易与急性腰背肌肉拉伤相混淆，需要通过X线和CT检查进行鉴别诊断。影像学检查通常可以发现损伤部位出现血肿，上下钩椎关节出现轻度脱位，关节棘突排列出现异常等器质性损伤。

3.损伤康复

（1）损伤早期（0～72h）

在损伤早期的治疗目标以消肿、止痛为主。可采用局部冰敷，并采用绷带固定制动。禁止使用热敷理疗，避免肿痛进一步加重。

（2）恢复期（伤后4天～2周）

待肿痛消退后，一般采用手法操作或小针刀技术对紊乱关节进行复位。复位后用一系列康复手段恢复肌肉力量，增强椎体稳定性。

①　"双桥"练习：患者仰卧位，屈髋屈膝，使小腿与水平面成90°，足放在床

上，慢慢将臀部抬起，保持5～10s后慢慢放下，训练时两腿之间可以夹持枕头或其他物体。保持30s为1次，10次/组，2～3组/d。（参见图5-37）

②"飞燕"练习：患者俯卧床上，双上肢前伸双腿并拢，腰部用力，使头及腿同时抬离床面。可在腹部垫软垫（或枕头）以减少腰椎压力。于最用力位置保持一定时间或完成动作为1次。每日5～10次/组，2～3组/d。（图5-42）

③抗阻侧屈：患者站立位，手握哑铃，手臂自然下垂放于体侧。先缓慢、有控制地向握哑铃一侧侧弯，再缓慢用力，使上身恢复至正直的中立位。左右两侧均应练习。于最用力位置保持一定时间或完成动作为1次。此练习主要强化腰部侧屈的肌肉力量，同时强化腰椎在运动过程中的控制能力。5～10次/组，3～5组/d。（图5-43）

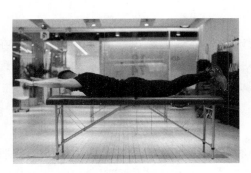

图5-42　"飞燕"练习

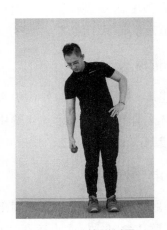

图5-43　抗阻侧屈

④坐位转体：患者坐位，上体正直，双手在胸前握住弹力带，抗弹力带阻力向一侧转体拉紧弹力带。双上肢只起固定弹力带的作用，不参与旋转的动作。于最用力位置保持一定时间或完成动作为1次。10～20次/组，3组/d。（参见图5-40）

（三）腰肌劳损与腰背肌筋膜炎

腰肌劳损和腰背肌筋膜炎是一种常见的慢性损伤，由腰部肌肉与筋膜组织反复受到牵拉或长期处于紧张状态导致，常见于久坐以及长期腰部发力的运动和工作中。同时，急性损伤若没有及时治疗，带伤进行比赛和运动也会转化为慢性损伤。

1. 损伤原因

（1）慢性损伤

90%的腰肌劳损和腰背肌筋膜炎的原因是长期负重或者长期姿态异常，使腰部肌肉筋膜和韧带组织处于长期牵拉和紧张状态，导致肌肉出现瘢痕筋膜组织变性，引起局部水肿压迫周围神经导致疼痛。这类损伤的发病人群广泛，在运动员以及普通人中均可发生。在竞技体育中，腰肌劳损和腰背肌筋膜炎在举重、自行车、投掷、速度滑冰、曲棍球、体操、竞走等依赖腰部发力或者腰部肌肉长期处于牵拉状态的运动项目中高发。在非专业运动员中，常见于教师、司机、公司白领等长期久坐的人群，以及搬运、建筑工人等体力劳动者。

（2）急性炎症转化为慢性损伤

一次腰背肌肉筋膜损伤后，没有及时消肿镇痛，带伤继续比赛工作，损伤部位反复诱发炎症反应引起组织粘连，导致筋膜和肌肉出现牵扯性疼痛。也有研究认为，腰背肌筋膜炎与腰肌劳损的发生，与受伤后受寒引起局部血供不畅导致组织修复受到抑制，引起的延迟修复导致组织粘连有关。

2. 临床表现

主要表现为腰背部酸痛、钝痛，疼痛点多见于第一到第五腰椎，以及第六至第十胸椎两侧。疼痛呈放射状，腰部可放射至肩背，有时会呈现放射性至臀部和大腿外侧，背部疼痛可以放射至肩胛骨下缘。疼痛感多在久坐或发力后加重。腰背部活动没有明显受限，但是进行屈伸运动时会出现疼痛反应。

3. 损伤康复

（1）急性疼痛期

急性疼痛发作的阶段，必须改变生活习惯，减少长时间站立和坐姿以及伏案工作，应经常活动腰背部，促进局部血液循环，缓解疼痛。可以采用按摩、理疗等治疗方式，缓解肌肉筋膜的痉挛与粘连。

①腰椎屈曲练习：患者仰卧位，屈髋屈膝，双手抱膝使双膝靠近胸部，尽量并逐渐使臀部抬高离开床面。也可以单腿交替练习。于最大位置保持一定时间或完成动作为1次。保持10～30s/次，间歇5s，3～5次/组，1～2组/d。（图5-44）

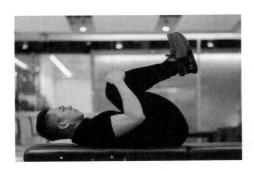

图5-44　腰椎屈曲练习

②俯卧支撑腰椎伸展练习：患者俯卧，用肘关节撑起上身，使腰部肌肉完全放松。于最大位置保持一定时间或完成动作为1次。在练习腰椎后伸的活动度的同时，还有助于缓解腰痛。随角度增大，可逐渐增加强度改为俯卧伸肘支撑。持续5min/次，2~3次/d。（图5-45）

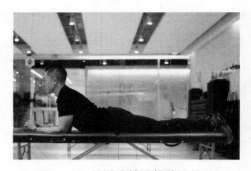

图5-45　俯卧支撑腰椎伸展练习

③坐位转体：患者处于坐位，上体正直，双手在胸前握住弹力带，抗弹力带阻力向一侧转体拉紧弹力带。双上肢只起固定弹力带的作用，不参与旋转的动作。于最用力位置保持一定时间或完成动作为1次。保持10~30s/次，间歇5s，5~10次/组，3~5组/d。（参见图5-40）

④抗阻侧屈：患者站立位，手握哑铃，手臂自然下垂放于体侧，先缓慢、有控制地向握哑铃一侧侧弯，再缓慢用力，使上身恢复至正直的中立位。左右两侧均应练习。于最用力位置保持一定时间或完成动作为1次。保持10~30s/次，间隔5s，5~10次/组。（参见图5-43）

（2）缓解期

急性疼痛缓解后，应以肌力练习为主，提高腰背部周围肌肉的力量，使脊柱稳定性提高，有效地预防疼痛的复发。

①"双桥"练习：患者处于仰卧位，屈髋屈膝，使小腿与水平面成90°，足放在床上，慢慢将臀部抬起，保持5~10s后慢慢放下。训练时两腿之间可以夹持枕头或其他物体。保持30s为1次，10次/组，2~3组/d。（参见图5-37）

②腹肌仰卧举腿：患者处于仰卧位，将腿部向上抬至关节活动最高点，保持至力竭为1次。间歇5s，5~10次/组，2~3组/d。（图5-46）

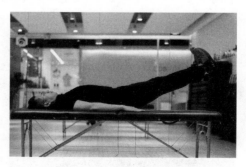

图5-46　腹肌仰卧举腿

③"空中"自行车练习：患者平卧，双腿抬起，在空中模拟骑自行车动作，动作要缓慢而用力。必要时可于踝关节处加沙袋等作为负荷。20～30次/组，间歇20s，3～5组连续进行，2～3轮次/d。（参见图5-39）

④"飞燕"练习：患者俯卧床上，双手贴于背后，双腿并拢，腰部用力，使头及腿同时抬离床面。可在腹部垫软垫（或枕头）以减少腰椎压力。于最用力位置保持一定时间或完成动作为1次。5～10次/组，2～3组/d。（参见图5-42）

（四）椎间盘突出

当椎间盘髓核突破纤维软骨环限制，对脊髓神经根产生压迫引起一系列的肌肉神经症状，此类损伤被称为椎间盘突出症。颈椎、胸椎和腰椎均可发生椎间盘突出，其中以腰椎间盘突出最为常见。腰椎间盘突出症常见于40岁以上的人群，男性发病率高于女性，发病位置多见于第四至第五腰椎。

1. 损伤原因

（1）椎间盘的解剖结构

椎间盘呈类圆柱形，由内外双层结构构成。外层由同心圆排列的纤维软骨层和结缔组织构成，起到保护和固定形态的作用。内部的髓核由半流动的胶原纤维和弹性蛋白组成，使椎间盘具有弹性。椎间盘上下各有一层软骨板，将椎间盘与椎体隔离。这种多层结构使得椎间盘具有缓冲、稳定关节的作用。

在整个椎间盘结构中，纤维软骨盘在椎体前端和侧部最厚，而椎体后端较薄，这一特性可能与脊柱前屈幅度大于后伸幅度有关。椎间盘髓核中的水分会随着年龄的增长而逐渐流失。在婴幼儿时期，髓核中的水分可达到90%左右，在20岁时下降为80%，70岁以上则降为60%以下，这导致椎间盘的缓冲和柔韧性下降，更容易导致腰椎损伤的发生。

（2）椎间盘突出的原因

椎间盘突出是髓核突破了纤维软骨盘的限制，直接压迫脊髓和周围神经根组织引起的一系列病理反应。椎间盘突出是内因与外因相互作用的结果。年龄增长导致椎间盘髓核退化失去弹性、周围韧带松弛、腰部肌肉力量差、对髓核限制能力减弱是导致损伤的内因;长期的腰部高负荷引起腰椎退行性病变，导致脊柱发生器质性变化，如曲度改变、椎间隙狭窄等现象，对椎间盘形成挤压，这些是导致损伤的外因。有研究发现，无支撑坐姿态会让椎间盘受到的压力比站立状态下增加40%，腰部前倾时压力增加100%，前倾状态下脊柱扭转发力可让椎间盘受到的压力增加400%。同时长时间的负重背部屈伸动作有时会导致椎间盘髓核不断地前后移动，尤其是在后移过程中髓核会直接冲击纤维软骨盘的薄弱部分，增加损伤的风险。

2. 临床表现

腰椎间盘突出的主要临床表现为腰部的钝痛和神经根压迫症状。患者在腰椎周围经常出现压痛和放射性钝痛，疼痛可放射至臀部和大腿外侧，和腰肌劳损表现相似。当髓核突破纤维软骨限制压迫脊髓神经后，会诱发坐骨神经痛，主要表现为臀部、大腿外侧、小腿外侧和足部出现放射性钝痛，以及麻木肿胀感，腰部运动、久坐，甚至咳嗽打喷嚏均会引起症状加剧，严重者出现行走困难、大小便失禁甚至下肢瘫痪等症状。此病容易反复发作，发病分为急性期和恢复期两个阶段，患者在各种因素下发病会出现明显的坐骨神经痛症状，在经过按摩和牵引等治疗后症状有所有缓解，当再次受到外力冲击、久坐等因素的影响时，症状又会再次发作。

椎间盘突出症患者一般会有明显的腰椎周围肌肉压痛，在压痛的同时可伴有下肢的放射痛麻木感，在进行特殊检查时，直腿抬高和仰卧挺腹实验为阳性。椎间盘突出症患者通常会伴有腰椎退行性病变，通过X片检查可见腰椎间隙狭窄、腰椎曲度消失、椎体融合等症状。通过MRI检查，依据严重程度不同可将椎间盘突出分成3种类型：

一是纤维环未完全断裂导致的椎间盘突出。患者有腰椎间盘突出的症状，即真性坐骨神经痛、直腿抬高试验阳性，但经过保守治疗，突出的髓核可以还纳，神经根消肿后症状会消失。

二是纤维环完全断裂。患者有坐骨神经痛，且较剧烈，常常有夜间痛，直腿抬高试验阳性。

三是中央型巨大突出型。此类患者有马尾神经症状，患者出现大小便失禁、足下垂，常常伴有严重的腰椎退行性改变，椎间隙变窄，伴有椎体滑脱，使神经根孔变窄，压迫神经出现症状。

3. 治疗与康复

（1）髓核活动期

这一阶段椎间盘髓核已经突出纤维软骨盘限制，导致出现坐骨神经压迫症状。在治疗时首先应当加强腰背肌力量，约束椎间盘突出，使髓核回到正常位置。在进行功能训练的同时，可以适当采用按摩理疗的方式放松腰、臀、腿部肌肉，以缓解疼痛。对于症状严重的患者可以依据医生处方给予药物止痛治疗。

①腰背肌等长收缩练习：患者仰卧位，上身用力压床，只是腰部肌肉用力，不引起动作。此练习主要锻炼腰背肌肌力。保持30～60s或保持至力竭为1次。10次/组，2～3组/d。（参见图5-36）

②"双桥"练习：患者仰卧位，屈髋屈膝，使小腿与水平面呈90°，足放在床上，慢慢将臀部抬起，保持5～10s后慢慢放下，训练时两腿之间可以夹持枕头或其他物体。保持30s为1次，10次/组，2～3组/d。（参见图5-37）

③直抬腿练习：双下肢均可练习，以症状较重的一侧为主。患者仰卧位，用无弹性的带子等套在足部或者在康复师支持下，将腿被动抬高，在保持腿完全伸直的前提下，尽可能被动抬高（大于70°即为正常）。同时在开始感到腰部及下肢有疼痛或麻木感的位置，保持并轻轻上下颤动，进行持续的微动牵伸。5~10次/组，2~3组/d。（图5-47）

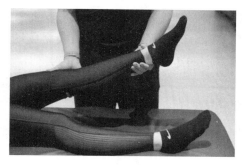
图5-47　直抬腿练习

④俯卧支撑腰椎伸展练习：患者俯卧，用肘关节撑起上身，使腰肌完全放松。于最大位置保持一定时间或完成动作为1次。在练习腰椎后伸的活动度的同时有助于缓解腰痛。随角度增大，可逐渐增加强度，改为俯卧伸肘支撑。持续5min/次，2~3次/d。（参见图5-45）

（2）恢复期

在这一阶段，疼痛麻木症状基本已经得到缓解，以恢复、强化肌肉力量，加强腰椎稳定性为主要目标。

①腹肌仰卧举腿：患者处于仰卧位，将腿部向上抬起到关节活动最高点，保持至力竭为1次。间歇5s，5~10次/组，2~3组/d。（参见图5-46）

②"空中"自行车练习：患者平卧双腿抬起，在空中模拟骑自行车动作，动作要缓慢而用力。必要时可于踝关节处加沙袋等作为负荷。20~30次/组，间歇20s。3~5组连续进行，2~3轮次/d。（参见图5-39）

③屈腿仰卧起：患者仰卧位，双腿屈髋屈膝，双脚平踩于床面，臀部不离开床面，上身抬起，使肩胛骨离开床面即可，上身抬起不可过高，以免增加腰椎负荷。于最用力位置保持一定时间或完成上身抬起动作为1次。保持10~30s/次，间歇5s，5~10次/组，2~3组/d。（图5-48）

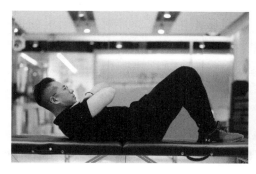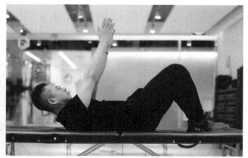
图5-48　屈腿仰卧起

④坐位转体：患者处于坐位，上体正直，双手在胸前握住弹力带，抵抗弹力带阻力向一侧转体拉紧弹力带。双上肢只起固定弹力带的作用，不参与旋转的动作。于最用力位置保持一定时间或完成动作为1次。保持10～30s/次，间歇5s，5～10次/组，2～3组/d。（参见图5-40）

⑤俯卧四点支撑：俯卧于床上，双臂屈曲于胸前，用双肘部及双脚尖将身体支撑抬起，至身体完全腾空成一条直线。保持10～30s/次，间歇5s，5～10次/组，2～3组/d。（参见图5-41）

⑥"飞燕"练习：俯卧床上，双上肢前伸，双腿并拢，腰部用力，使头及腿同时抬离床面。可在腹部垫软垫（或枕头）以减少腰椎压力。于最用力位置保持一定时间或完成动作为1次。5～10次/组，2～3组/d。（参见图5-42）

4. 注意事项

椎间盘突出患者平时应该佩戴护腰，并尽量避免久坐和高强度运动，尽量选择硬板床睡觉。如果出现严重坐骨神经症状，要尽快进行康复理疗，避免出现臀部和下肢肌肉萎缩。对于突出症状明显的患者，可以考虑进行手术治疗。

（五）腰椎退行性滑脱

腰椎退行性滑脱又称假性腰椎滑脱，指腰椎由于退行性病变出现向前、后以及侧方移位，导致关节脱位，其中最常见的是前滑脱。此病多见于久坐以及长期从事腰部发力项目的运动员和体力劳动者，女性发病比例高于男性，常常与椎间盘突出症、腰肌劳损合并发生。

1. 损伤原因

（1）解剖薄弱环节
第四腰椎是腰椎中活动度最大的椎骨，关节具有较大的稳定性。而第四腰椎与第五腰椎的关节面为斜位，第五腰椎与骶椎之间的关节面为平面且关节稳定性强，所以第四腰椎较第五腰椎更容易发生滑脱。而且腰椎第四横突最短，前后纵韧带较弱，加之这类患者常伴有较为严重的腰椎退行性病变，故第四腰椎与第五腰椎发病率最高。

（2）腰椎第四横突异常负荷
人在弯腰久坐的情况下，第四腰椎与第五腰椎负荷会显著增加，腰椎和骶椎之间角度加大，导致第四、第五腰椎受到的压力显著增加，容易引发腰椎和小关节退行性病变。小关节退变后，关节软骨剥离，软骨下骨裸露并受到破坏，引起第四腰椎关节突前面磨损使椎管扭曲狭小及黄韧带增生，最后由于关节丧失稳定性，导致滑脱。

（3）其他因素

此病好发于女性，与女性怀孕、生产及月经期内分泌改变使韧带松弛有关。绝经期后骨质疏松易致小关节退变，使腰椎失稳，引起滑脱。

2．临床表现

该病好发于60岁以上女性，主要表现为腰痛并伴有神经根压迫症状。腰痛呈间歇性发作，可放射至臀部和腿部。有时会伴有下肢麻木、酸胀，严重者出现行走困难、大小便失禁等症状。腰部呈板状，脊柱两侧肌张力升高，并出现脊柱后伸受限、前屈幅度略有增加，直腿抬高试验可为阳性，容易与椎间盘突出相混淆，需要进行影像学诊断进行鉴别。X线检查可见部分腰椎出现椎体增生、腰椎骶化、椎间隙狭窄、腰椎曲度改变等退行性病变，并出现滑脱。MRI检查可见部分椎体退行性滑脱，可合并椎间盘突出。

3．损伤康复

腰椎退行性滑脱一般采用保守治疗，以按摩、理疗和针灸等方式治疗疼痛等症状，并采用功能训练促进康复过程。

（1）疼痛期

急性疼痛发作的阶段，必须改变生活习惯，减少活动量，停止运动及体力劳动，以卧床休息为主。并根据情况适当佩戴腰围进行保护。

①腹肌等长收缩练习：患者仰卧位，上身向前、向上方抬起用力（腹部肌肉用力，不引起动作），下肢稍微屈曲，以更方便腹肌发力。此练习主要锻炼腹肌肌力。保持30~60s或保持至力竭为1次。10次/组，2~3组/d。

②腰背肌多角度等长收缩练习：患者仰卧位，上身用力压床，只是腰部肌肉用力，不引起动作。保持30~60s或保持至力竭为1次。10次/组，2~3组/日。（参见图5-36）

③"双桥"练习：患者仰卧位，屈髋屈膝，使小腿与水平面呈90°，足放在床上，慢慢将臀部抬起，保持5~10s后慢慢放下，训练时两腿之间可以夹持枕头或其他物体。保持30s为1次，10次/组，2~3组/d。（参见图5-37）

④下肢肌力练习：分别进行仰卧位直抬腿练习、侧卧位侧抬腿练习以及俯卧位勾小腿练习，必要时可用弹力带或沙袋进行抗阻训练。练习量以感到疲劳为标准，2次/d。（图5-49~图5-51）

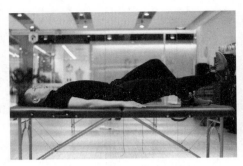

图5-49　仰卧位直抬腿

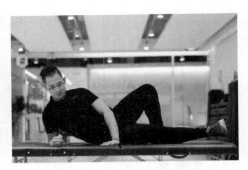

图5-50a　侧卧位侧抬腿1

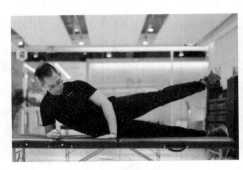

图 5-50b　侧卧位侧抬腿2

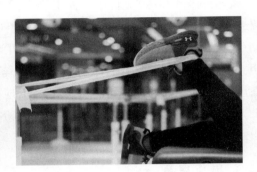

图5-51　俯卧位勾小腿

　　肌力练习时在不增加疼痛的前提下尽可能地多做，以对抗卧床造成的肌力下降。同时应练习下肢的肌力，为恢复日常活动打下良好的体能基础。

　　（2）恢复期

　　此阶段使用中负荷进行肌力练习，逐渐改为等张动力性肌力练习，逐渐恢复日常生活活动。

　　①腹肌仰卧举腿：患者处于仰卧位，将腿部向上抬起到关节活动最高点，保持至力竭为1次。间歇5s，5～10次/组，2～3组/d。（参见图5-38）

　　②"空中"自行车练习：患者平卧，双腿抬起，在空中模拟骑自行车动作。动作要缓慢而用力，必要时可于踝关节处加沙袋等作为负荷。20～30次/组，间歇20s。3～5组连续进行，2～3轮次/d。（参见图5-39）

　　③屈腿仰卧起：患者仰卧位，双腿屈髋屈膝，双脚平踩于床面，臀部不离开床面，上身抬起，使肩胛骨离开床面即可，上身抬起不可过高，以免增加腰椎负荷。于最用力位置保持一定时间或完成上身抬起动作为1次。保持10～30s/次，间歇5s，5～10次/组，2～3组/d。（参见图5-48）

　　④坐位转体：患者处于坐位，上体正直，双手在胸前握住弹力带，抵抗弹力带阻力向一侧转体拉紧弹力带。双上肢只起固定弹力带的作用，不参与旋转的动作。于

最用力位置保持一定时间或完成动作为1次。保持10～30s/次，间歇5s，5～10次/组，2～3组/d。（参见图5-40）

⑤抗阻侧屈：患者站立位，手握哑铃，手臂自然下垂放于体侧，先缓慢有控制地侧弯向握哑铃一侧，再缓慢用力，使上身正直地恢复至中立位。左右两侧均应练习。于最用力位置保持一定时间或完成动作为1次。保持10～30s/次，间隔5s，5～10次/组3～5组/d。（图5-43）

4.注意事项

在进行功能练习的同时，还必须注意日常生活中对腰椎的保护，必要时佩戴护腰，以巩固练习和治疗效果，避免复发。

撰写者：王博（北京体育大学）

第四节　脊柱畸形的体育康复

脊柱畸形近年来在青少年人群中逐渐高发，与长时间伏案学习、姿势不良相关。女性多于男性，严重的会导致脊柱关节活动重度受限、内脏功能受损等。尽早开展运动锻炼进行预防和矫正，是目前公认的较好解决办法。

一、脊柱畸形的概述

（一）脊柱畸形的定义

脊柱的冠状位、矢状位或轴向位偏离正常位置，发生形态上异常的表现，称为脊柱畸形。

（二）脊柱的组成及功能

脊柱是由颈椎、胸椎、腰椎、骶椎及尾椎共33节构成。脊柱是躯干的中轴，位于背部正中，上接颅骨，下连髋骨，胸部有肋骨附着，前面悬挂脏器并构成胸腔、腹腔和骨盆的后壁。脊柱中央形成椎管，为脊髓的通道。因此脊柱具有支持部分体重、维持重心、减轻冲击、保护脊髓和内脏的功能。

脊柱在人体直立时，颈椎前凸，胸椎后凸，腰椎前凸，骶椎后凸，构成脊柱的生理曲线。正常侧位时由耳经肩、髋到踝画一条线，是垂直的，从后方看脊柱也是垂直的。这时身体前后左右的伸肌与屈肌呈平衡用力状态，在某种意义上看也是最省力的状态，因此称为生理曲线。这种生理曲线的形成，是在人的发展与发育过程中产生的。婴儿在卧位抬头时形成颈椎前凸，坐起时形成胸椎后凸，站立时又形成腰椎前凸，人体在运动中，随着重心的改变，为了保持平衡，脊柱曲线也在不断改变，起着重要的调节作用。破坏了这种平衡，如脊柱侧弯、驼背等，就容易产生腰、背、颈肌劳损，出现腰背痛。

（三）脊柱的活动

脊柱常呈整体活动，活动范围也因年龄和性别而异。颈椎活动范围最大，能屈伸、旋转及侧弯。其中枕骨与寰椎间只有屈（10°）、伸（25°）两项动作。寰、枢椎间活动最广，颈椎旋转动作约1/2发生于该处。另外，当颈向前屈曲时，颈椎上下关节突几乎达到上下脱节的程度；第五颈椎所承受的屈曲扭力最大，因此，第一、第二及第五颈椎最容易发生骨折与脱位。脊柱开始屈曲的前50°～60°，主要来自腰椎。骨盆前倾可增加其屈曲。胸椎对整个屈曲动作帮助不大，第一至第十胸椎由于胸廓及肋骨的限制，只有极小的伸屈及旋转活动。第十一、第十二胸椎及腰椎活动范围较大，仅次于颈椎。

脊柱的侧弯活动在胸和腰椎最为明显。胸椎关节面允许侧弯，依个体而异。腰椎在侧弯时也可在椎间关节的楔形间隙上呈现各种不同的改变。侧弯时双侧肌肉均同时做收缩与拮抗的协调动作。旋转常伴同侧弯而呈联合动作，上胸部表现最为明显，也同时发生在腰骶关节部位。当脊柱在某个区域活动受限时，则必须增加其他部位的活动度。

（四）脊柱的正常姿态

人体直立的标准姿势应该是：从背面观察，两足并拢站立，头颈、脊柱、臀裂和两足跟间应在一条垂直线上，两侧肩峰、肩胛骨、髂嵴上缘的高度一致，两侧腰角对称；从侧面观察，头顶、耳屏前、肩峰、股骨大转子、腓骨小头和外踝尖各点应在一条垂直线上，脊柱外形呈现四个生理弯曲，即颈段和腰段向前弯，胸段和骶尾段向后弯。

（五）脊柱畸形的现状

近年来，由于学习压力、缺乏运动和睡眠不足，造成我国儿童青少年脊柱侧弯发病人数上涨，严重程度增加。据统计，目前我国脊柱侧弯患者超过300万人，并以每年30万人的速度递增，其中超过半数为青少年。脊柱侧弯已成为继肥胖症、近视之后我国儿童青少年健康的第三大"杀手"，防控形势严峻。脊柱发育畸形在我国青少年中发病率高，严重影响青少年的身心健康，并影响其以后的工作劳动能力。因此，及早发现和矫治脊柱发育畸形有着重要的意义。

（六）脊柱畸形的分类

脊柱畸形根据形态学可以分为前凸、侧凸和后凸畸形。如果从背面观察脊柱不在一条垂直线上，脊柱的某段偏离身体中线，称脊柱侧凸畸形。若从侧面观察脊柱的颈段、胸段、腰段呈现弯曲过深或过浅，则称脊柱前凸或后凸畸形。脊柱的异常弯曲必然影响直立姿势。

脊柱畸形根据位置，可以分为颈椎、胸椎和腰椎畸形。

脊柱畸形按照疾病范畴，分为全脊柱畸形和部分脊柱畸形。

脊柱畸形根据原因考虑，可以分为特发性、先天性、神经肌肉型、间质性、炎症性、医源性、创伤性等背柱畸形。

脊柱畸形根据年龄不同，又可以分为青少年脊柱畸形和成人脊柱畸形。

二、病因及发病机理

（一）先天性因素

也就是在出生以后就出现了脊柱畸形的情况，比如说有先天性脊柱侧弯的情况。通常是指椎体本身结构异常而导致的脊柱畸形。其病理结构类型，通常分为椎体骨骼形成不全或者分隔不全。椎体形成不全可以发生在冠状位或者矢状位，从而造成脊柱侧凸或者后凸。例如先天性半椎体、楔形椎体等先天性畸形可引起脊柱侧凸。

（二）脊柱本身疾患所致

例如脊椎结核、佝偻病等，病变常发生在胸腰段，出现脊柱前凸或后凸。

（三）神经肌肉因素

可分为神经性和肌源性两种。这类脊柱畸形的发病机理是神经系统和肌肉失去了对脊柱躯干平衡的控制调节作用。脊柱两侧肌力不平衡，一侧受伤疤痕挛缩或另一侧肢体短缩等，引起脊柱侧凸。

（四）后天姿势不良

身体长期处于某种特定姿势，例如伏案作业、弯腰骑车、打乒乓球等，引起姿态性脊柱侧凸，常发生于青少年儿童，此类畸形不严重，只是一种暂时性的缺点，易于主动矫正。

（五）特发性脊柱畸形

指病因不明的脊柱畸形，有报道显示80%的脊柱侧凸病因不明。

脊柱畸形的早期尚无组织结构上的改变，多属于机能性的，畸形呈可逆性，是由于脊柱周围肌肉无力、疲劳所致，体疗的效果最好。脊柱畸形的中期，已出现凹入侧肌肉韧带挛缩、凸出侧肌肉韧带被拉长等组织结构上的改变，体疗可逐步牵引拉伸挛缩组织，选择性地加强躯干肌肉，增强脊柱活动性，需经较长时间锻炼才能逐渐得到矫正。脊柱畸形晚期不仅韧带和肌肉有广泛的形态改变，而且骨和软骨出现畸形，体疗只能控制畸形发展，减轻疼痛，预防劳损。

三、临床表现

（一）症状

脊柱畸形多见于青少年儿童，女性较多。早期畸形不明显，且无组织结构改变，易被忽视。10岁以后畸形迅速发展，1～2年形成明显畸形。严重的可影响胸、腹腔容积，引起心悸、气促、消化不良等内脏功能障碍的表现。如果脊柱侧凸压迫、牵拉神经根可产生相应的压迫症状。

（二）检查

1. 脊柱前、后凸畸形检查与评定

采用脊柱测量计可检查脊柱前后弯曲度，可发现驼背、平背、直背或鞍背等畸形。

头部前倾：表现为脊柱上颈段伸展增加，下颈段和上胸段屈曲增加，颈椎椎体位于中心线前方，颈部屈肌放松、伸肌紧张。常因颈部长期前屈姿势作业而引起。

胸椎后凸：又称为驼背，表现为脊柱胸段后凸增加，躯体重心位于胸椎椎体前方。可因脊柱结核或退行性改变、长期前倾疲劳或过度屈肌训练导致。

腰椎前凸：又称为鞍背，表现为脊柱腰段前凸增加，躯体重心位于标准姿势重心后方，腹部向前突出。常与腰骶角增大、骨盆前倾、髋屈曲、椎体后部受压以及妊娠、肥胖、不良站立习惯等有关。

平背：又称为直背，表现为脊柱胸段后凸和腰段前凸变小，背部呈扁平状，常伴有骨盆后倾。

2.脊柱侧凸的检查与评定

直立位评定：正常人直立时所有棘突相连呈一条直线，为躯干的中线。检查时，自颈椎棘突或枕外粗隆处挂一个铅锤，垂线应与每个棘突和臀裂相重合，双侧肩胛骨等高，两肩及髂嵴连线应与垂线垂直。脊柱侧凸时，棘突、臀裂偏离中线，以厘米记录偏离最远处的距离。若为单纯向左或向右偏移，称为“C”形弯曲；若脊柱上段向左、下段向右偏，或正好相反，则称为“S”形弯曲。

脊柱前屈位评定：患者双膝伸直，腰部前屈90°，双上肢自然下垂。检查者于背后从水平位观察患者背部，脊椎侧凸时凸侧背部高于凹侧。这个方法可以检查出直立位不易发现的轻微畸形。

3.临床检查

临床上常用简单的指压法检查胸腰段有无侧弯或局部棘突有无偏移的现象。

4.X线摄片检查

X线常规拍片包括立位脊柱、胸骶的正、侧位片。侧位片上可发现脊柱畸形的病变部位、形状及程度。

侧凸角度的测量：Cobb法，于侧凸上端中立位椎体（该椎体上面的椎间隙凸侧由宽变窄，凹侧由窄变宽）的上缘作一延长线，再于下端中立位椎体（该椎体下面的椎间隙凸侧由宽变窄，凹侧由窄变宽）的下缘作一延长线，分别作两延长线的垂线，两垂线相交之角即为侧凸角度。此法已为国际脊椎研究学会采用。代偿期，原发弯度为上下两继发弯度之和；若前者大于后者，则为失代偿期，脊椎侧凸仍有发展的可能。

脊椎旋转的测量：脊椎旋转是结构性侧凸的重要表现，目前常用椎弓根法即Nash-Moe法分度。Ⅰ度，凸面的椎弓根向内移动半个椎体的1/3，而凹面椎弓根位于椎体缘。Ⅱ度，凸面的椎弓根向内移动半个椎体的1/2，凹面椎弓根移位大部分超过椎体缘。Ⅲ度，凸面椎弓根内移至椎体中线，凹侧椎弓根消失。Ⅳ度，凸面椎弓根内移超过椎体中线，凹侧椎弓根消失。

四、处理原则

脊柱发育畸形的关键在于预防，保持正确体姿，经常参加体育锻炼，加强脊柱周围肌肉的平衡发展。如果畸形严重，则需手术矫治。

五、体育康复的方法

（一）运动疗法的机制

体育疗法是预防和治疗脊柱畸形的一个重要手段。通过矫正体操治疗，可使轻度畸形短期内得到矫正；对于中度畸形，在较长时间内亦可逐渐矫正；对于重度畸形，可以阻止其发展，缓解疼痛症状。主要机制如下。

1. 肌力锻炼

通过肌力锻炼增加维持脊柱姿势的肌肉的力量，主要是凸侧肌的肌力，如骶棘肌、腹肌、腰大肌和腰方肌等，同时牵伸凹侧挛缩的软组织，调整肌力平衡，改善脊柱的柔韧性，矫正功能性畸形，并防止进一步发展。

2. 主动姿势训练

结合肌电生物反馈纠正不正确的姿势，养成维持正确姿势的习惯，预防及纠正姿势性等非结构脊柱畸形。

3. 矫正治疗

主动肌肉锻炼配合支架治疗，防止长期佩戴支架所致躯干肌萎缩性畸形，防止其发展。

4. 呼吸训练

改善肺功能，增加肺活量和胸廓扩张度。

（二）编操原则和作用

①医疗体操的动作对紧张收缩的肌肉起放松作用，对被拉长而松弛的肌肉起收缩作用，从而增加肌力的紧张度。
②全面锻炼腰背肌和肩胛带肌肉力量。

③利用各种器械，例如体操棒、实心球、哑铃、肋木、单杠、吊环、牵引带和梯子等，加强矫形力量。

④矫正体操是矫形运动，动作必须严格按照畸形的部位和方向来编排，注意矫形动作的正确性，否则会适得其反。例如矫治脊柱侧凸畸形时，应增强凸出一侧已被拉长并衰弱的肌肉力量，牵引凹侧已缩短的肌肉和韧带，做与变形方向相反的运动。

⑤矫形体操练习须持久，并同时注意日常生活中坐、站、走路的正确姿势，以巩固疗效。

（三）脊柱畸形的矫正体操

1. 脊柱前凸的矫正体操

（1）体前屈或举腿练习

增强腹肌肌力，拉长腰骶部肌肉、韧带。

①仰卧位，双手环抱于胸前。双腿并拢抬起，与躯干呈90°，保持5～10s，放下。（图5-52）

②仰卧，双手放于体侧。上体前屈，双臂前平举，双手尽力贴近脚尖，保持5～10s，还原。（图5-53）

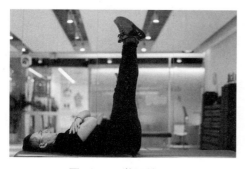

图5-52　举腿练习1

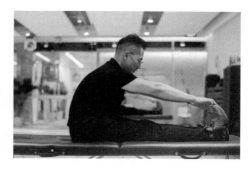

图5-53　体前屈练习

③仰卧，双臂屈曲，双手握住床沿。屈髋屈膝，双腿折叠，膝关节尽力向胸部靠拢，保持5～10s，放下。（图5-54）

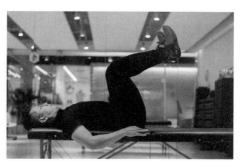

图5-54　举腿练习2

④跪坐在双脚上，躯干前倾，髋膝尽量屈曲，腹部贴近大腿，双手于胸前支撑。臀部抬起，使头顶部接触床面，双手掌心朝下撑于头部两侧。（图5-55a、图5-55b）

⑤坐直，双腿外展，双臂上举约120°。躯干前倾，双手尽量贴近双脚。（图5-56a、图5-56b）

⑥上体坐直，双腿屈膝向上抬起，双臂支撑于体侧。（图5-57）

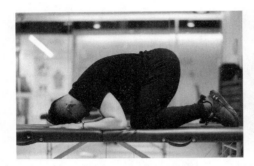

图5-55a　腰背拉伸练习

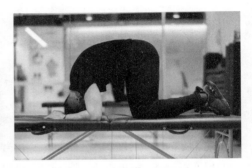

图5-55b　腰背上拱练习

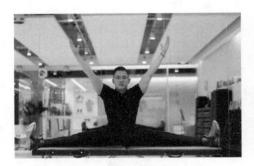

图5-56a　双臂上举练习

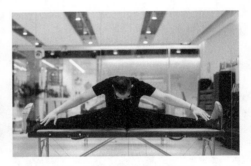

图5-56b　双臂下降练习

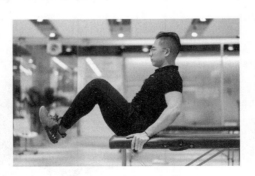

图 5-57　腹部肌肉练习

（2）髋关节后伸练习

拉长髋关节前面结构。

双腿开立，与肩同宽，挺胸收腹，双手持棍，屈肘置棍于胸前。双臂向下伸展，双手持棍于体前。

（3）后举腿练习

加强臀肌、大腿后群肌力量，使骨盆后倾。

①双手握单杠，悬挂于单杠上。一腿前屈，另一腿后伸。

②一腿直立支撑，另一腿向后抬起悬于双杠上，躯干前倾，双臂外展。（图5-58）

上述每个动作练习10～15次。

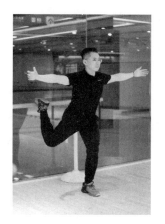

图5-58　后举腿练习

（4）骨盆后倾练习

仰卧于床上，双臂交叉放于头顶处，尽力抬高臀部，然后放下。（图5-59）

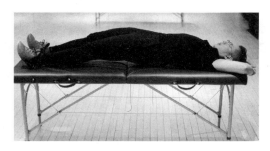

图5-59　骨盆后倾练习

2. 脊柱后凸的矫正体操

（1）各种体位的挺胸扩胸练习

①站直，双脚并拢，挺胸，双臂尽量向后伸。还原，双臂下垂置于体侧。（图5-60a）

②站直，双脚并拢，挺胸，双臂尽量外展。（图5-60b）

③站直，双脚并拢，挺胸，双臂平屈肘置于胸前，做向左和向右的扩胸动作。（图5-60c）

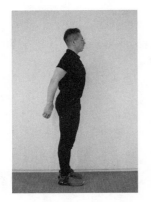 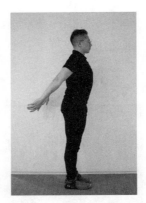 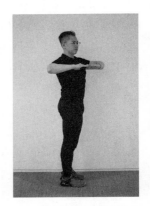

图5-60a　挺胸扩胸练习1　　图5-60b　挺胸扩胸练习2　　图5-60c　挺胸扩胸练习3

④仰卧于床上，两肘支撑于床面，双手托起臀部，使臀部高高抬起悬空，保持5～10s。（图5-61a）

⑤俯卧于床上，同时抬起头、肩、胸及双腿，双臂前伸。（图5-61b）

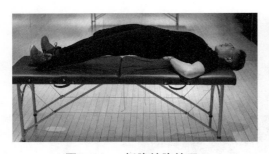 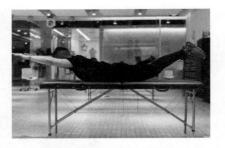

图5-61a　挺胸扩胸练习4　　　　图5-61b　挺胸扩胸练习5

⑥双膝跪于床面上，呈跪撑状，双手与肩同宽，低头，眼睛注视床面。抬头挺胸，眼睛注视前方。（图5-62a、图5-62b）

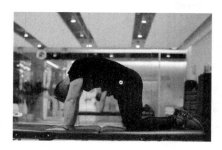

图5-62a　拱背低头

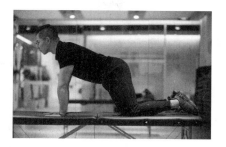

图5-62b　伸背抬头

⑦双膝跪于床面上，呈跪撑状，双手与肩同宽，低头，眼睛注视床面。躯干前屈，屈肘，双手掌心及肘关节依次支撑于床面，低头，使头前额部和胸部接触床面。（图5-63a、图5-63b）

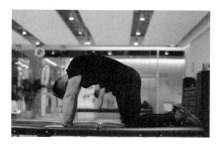

图5-63a　跪姿拉伸1

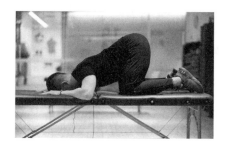

图5-63b　跪姿拉伸2

（2）体操棒练习

①预备姿势。两手持棍，稍宽于肩，下垂于体前，分腿直立。

②两手持棍，直臂前上举（图5-64a）。恢复到预备姿势。（图5-64b）

③两手持棍，屈臂上举于胸前（图5-64c）。恢复到预备姿势。（图5-64d）

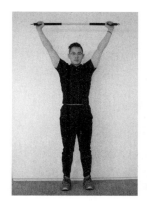
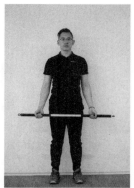
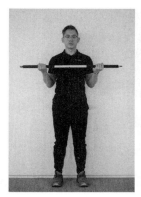
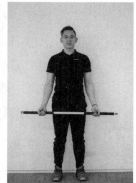

图5-64a　　　　　　图5-64b　　　　　　图5-64c　　　　　　图5-64d

体操棒练习1

④两手持棍，直臂前上举，然后躯干前倾至基本与地面水平（图5-65a），恢复到预备姿势。（图5-65b）

⑤两臂持棍前上举，再屈肘置棍于肩后，两肩外展后张（图5-65c）。双腿屈膝下蹲。（图5-65d）

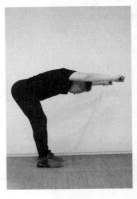 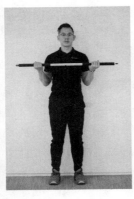 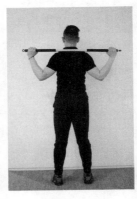 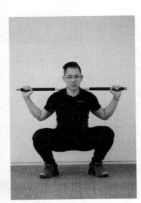

图5-65a　　　　　　　图5-65b　　　　　　　图5-65c　　　　　　　图5-65d

体操棒练习2

上述每组动作重复练习10~15次。

（3）头顶实心球练习

①头顶实心球，保持正常姿势行走。（图5-66a）

②头顶实心球，双手又腰，双腿微屈，以半蹲位行走。（图5-66b）

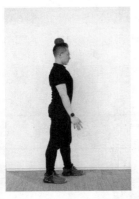 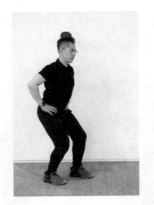

图5-66a　头顶实心球正常姿势行走　　　　图5-66b　头顶实心球半蹲位行走

上述每个动作行走10~20m。

（4）利用器械做体后屈练习

两脚分开与肩同宽，膝关节微屈，躯干后伸，仰头，眼睛注视身体正后方，双手顺势正握住身体正后方的把持物。（图5-67）

（5）悬垂练习

悬挂于吊环上，屈髋屈膝。（图5-68）

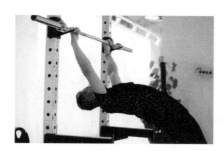

图 5-67　利用器械做体后屈练习

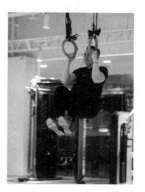

图5-68　悬垂练习

3. 脊柱侧凸的矫正体操

脊柱侧凸有"C"形和"S"形两种。"C"形侧凸的矫正练习比较简单，可按一般原则编排。"S"形较复杂，应当注意避免由于矫正了一个侧面而加重了另一个侧面。可采用节段性侧弯运动，使动作所形成的脊柱侧凸与原有侧凸部位一致，而方向相反，以达到矫正的目的。脊柱侧凸的矫正体操方法如下。

（1）对称性练习

①站直，双腿分开与肩同宽，双手叉腰（图5-69a），躯干前倾，与地面水平（图5-69b）。还原。

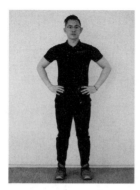

图5-69a　对称性练习1

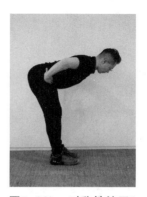

图5-69b　对称性练习2

②站直，双手置于双肩上（图5–70a），躯干前倾，与地面水平（图5–70b）。还原。

③站直，双手抱于脑后（图5–71a），躯干前倾，与地面水平（图5–71b）。还原。

④双脚开立，与肩同宽，双臂侧平举60°，向左、右做转体运动（图5–72a、图5–72b）。

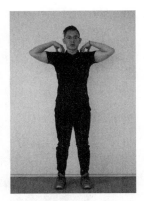

图5–70a　对称性练习3

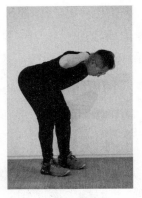

图5–70b　对称性练习4

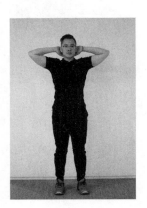

图5–71a　对称性练习5

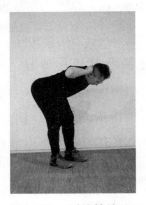

图5–71b　对称性练习6

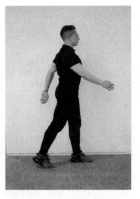

图5–72a　对称性练习7

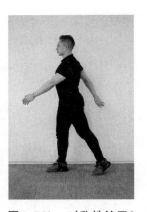

图5–72b　对称性练习8

（2）非对称性练习

①预备姿势。坐于椅子或床上，上身直立，双手叉腰。

②一臂叉腰，另一臂侧平举（图5-73a），再侧上举120°（图5-73b），还原为预备姿势。（图5-73c）

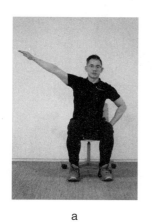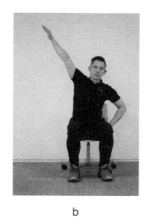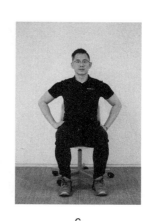

| a | b | c |

图5-73　非对称性练习1

③一臂叉腰，另一侧腿和臂同时前平举（图5-74a），还原为预备姿势。（图5-74b）

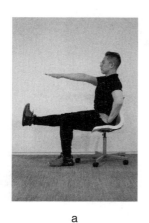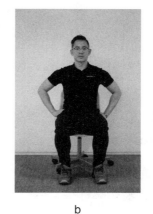

| a | b |

图5-74　非对称性练习2

④坐位，上体直立，双臂自然下垂于体侧，一侧肩部耸起，保持10~20s，放下；耸起另一侧肩部。（图5-75）

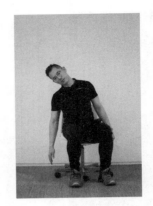

图5-75　非对称性练习3

⑤身体呈侧卧位，保持正直，双手叉腰，双脚呈跖屈位（图5-76）。旋转90°，使身体呈仰卧位，上体侧转抬起与床面呈60°，以一侧前臂支撑于床面，双手叉腰，双脚呈跖屈位（图5-77a）。旋转180°，使身体呈俯卧位，身体保持正直，双手掌心向上放于身体两侧，双脚呈跖屈位。（图5-77b）

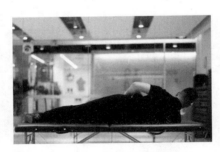

图5-76　非对称性练习4

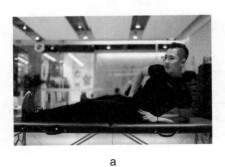
a

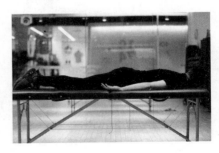
b

图5-77　非对称性练习5

⑥仰卧于床上，双臂平放在身体两侧，一条腿抬起60°，保持10~20s；换另一条腿。（图5-78a）

⑦仰卧于床上，双臂平放在身体两侧，举起一侧手臂，与身体成90°，保持10~20s；换另一侧手臂。（图5-78b）

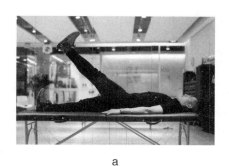
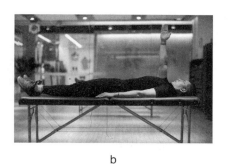

a　　　　　　　　　　　　　　　b

图5-78　非对称性练习6

⑧弓步站立，双手叉腰（图5-79a）。一侧臂前上举，另一侧臂后伸（图5-79b）。躯干前倾，前举臂的手部尽量贴近地面。（图5-79c）

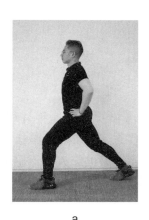
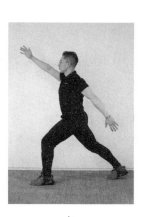
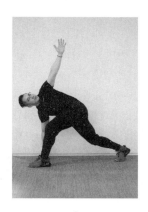

a　　　　　　　　　　b　　　　　　　　　　c

图5-79　非对称性练习7

（3）悬垂练习

悬挂于吊环上，身体尽量向脊柱弯曲的反方向侧屈。（图5-80）

（4）匍匐练习

进行匍匐练习时，身体呈水平位，可避免重力作用。因此脊柱比较放松，扩大了脊柱各关节的活动度，有利于矫正脊柱侧凸。（图5-81）

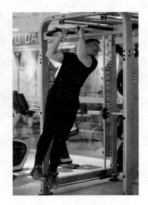

图5-80 悬垂练习

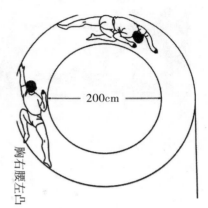

图5-81 匍匐练习

匍匐练习用场地为两个同心圆，内圆直径200cm，外圆直径350cm，在两圆之间匍匐前进。原则是以胸椎为准，凸侧对圆心："C"形侧凸匍匐前进时异侧上、下肢同时前移；"S"形侧凸匍匐前进时同侧上、下肢同时前移。

第五节　骨质疏松症的体育康复

随着人口老龄化加剧，骨质疏松症的发病率日渐增高。据美国统计，每年有120万名骨折患者，其中70%由骨质疏松引起；65岁以上妇女，1/3患有脊柱压缩性骨折；80岁以上人群中1/3女性、1/6男性患髋骨骨折。骨质疏松的问题成为21世纪人类面临的重要的公共健康问题。

一、骨质疏松症的概述

（一）骨质疏松症的定义

骨质疏松症（osteoporosis）是由于多种原因导致的全身骨量减少，表现为单位体积骨量降低、矿盐和骨基质等比例减少、骨组织微细结构破坏，从而使骨的脆性增加、骨折危险性增加的一种全身性骨骼疾病。

（二）骨质疏松症的分类

骨质疏松症分为原发性和继发性两大类。原发性骨质疏松症又分为绝经后骨质疏松症（Ⅰ型）、老年性骨质疏松症（Ⅱ型）和特发性骨质疏松（包括青少年型）3种。绝经后骨质疏松症一般发生在妇女绝经后5～10年；老年性骨质疏松症一般指老人70岁后发生的骨质疏松；而特发性骨质疏松主要发生在青少年，病因尚不明。

（三）骨质疏松症的发病率

按照世界卫生组织（WHO）的骨质疏松症诊断标准，在整个人群中，40岁以上的人均有不同程度的骨质疏松。不同国家和地区报道的结果差异很大，但人群总的发病率在10%左右。

骨质疏松症的发病与年龄息息相关，已经成为影响中老年生活质量的重要原因。2016年，我国60岁以上老年人骨质疏松患病率为36%，也就是说，平均每10人中就有将近4例骨质疏松症患者。其中男性发病率为23%，女性发病率为49%。

骨折则是骨质疏松后的严重后果。2010年，我国因骨质疏松导致骨折的人数达到233万，其中脊柱椎体骨折患者111万人，骨盆部位骨折36万人。目前，骨质疏松症及其导致的骨折发病率，依然呈上涨趋势。

（四）骨质疏松症的研究进展

由于人口寿命延长，骨质疏松症的发病率逐渐上升，它已成为全球性重要的健康问题。随着医学科学技术发展，骨质疏松症早期诊断技术取得了实质性进展。其治疗的药物较多，而且正在开发新的治疗药物。但长期药物治疗所引起的副作用使某些有效的药物不能被接受，因而非药物治疗的研究也被重视，其中，体育锻炼的防治作用已成为骨质疏松症研究的重要课题之一。临床和基础研究证实了体育活动防治骨质疏松症的有益作用，并逐渐形成了以运动疗法为核心的骨质疏松症治疗方案。

二、病因及发病机理

（一）病因

引起骨质疏松的原因很多：与年龄有关的骨丢失，即为原发性骨质疏松，或称老年性骨质疏松，在女性群体中为绝经后骨质疏松；由其他疾病引起的骨质疏松称为继发性骨质疏松。骨质疏松的发病率与性别、年龄、种族、地区和饮食习惯等因素有关。女性的发病率远高于男性。Collins发现，50～60岁年龄组与80～90岁年龄组相比，发病率高出21%。

（二）发病机制

原发性骨质疏松的病因尚不明确。Meunier根据骨组织形态测量，发现原发性骨质疏松中有10%显示骨转换加快，说明有过度破骨活动；30%有异常慢转换，提示成骨功能缺陷；其他60%转换正常，其骨吸收率及骨形成率之间有轻微不平衡。原发性骨质疏松的共同特点是累及骨吸收与骨形成的细胞过程的偶联（coupling）出现缺陷。而正常成人骨骼，如出现骨吸收率或骨形成率异常，很快即为相反过程所代偿而使骨量保持相对恒定。

（三）发病特点

骨质疏松最严重的后果是骨折。据报道，骨折常发生的部位为椎体、髋部和腕部，15%～20%的骨折患者在病后1年内由于各种并发症死亡，50%以上的幸存者终生残疾。由于骨质疏松症是老年人的常见多发病，因此，在国内外已将该病列为重点康复内容之一。

三、临床表现

（一）症状

原发性骨质疏松症的特点为骨量减少，多发生在脊柱、股骨颈和长骨端，出现急性或慢性腰或胸背痛，轻微创伤或慢性劳损即可发生骨折。常发生的骨折部位有脊椎、髋部和腕部。主要体征有身体短缩变矮、驼背、胸椎后凸畸形、肋弓和髂嵴间距离缩短。由于胸椎畸形和背痛而影响心肺功能。继发性骨质疏松症由各种病因所致，如内分泌性疾病、营养缺乏、药物性和废用性等。

（二）诊断标准

世界卫生组织（WHO）标准（1994年）测得，骨密度（BMD）与同性别峰值 $BMD-n$ 倍标准差相比：$n \leq 1$ 为正常骨密度；$1 < n \leq 2.5$ 为骨量减低；$n > 2.5$ 为骨质疏松症；n>2.5且伴骨折为严重骨质疏松症。

由于种族差异，上述标准不一定适合所有人群。在我国，经过几年大量的人群调查和实验研究，制定了符合中国人的骨质疏松症的诊断标准。中国人骨质疏松症诊断标准是以峰值骨量（M）减低2倍标准差（SD），即：

表5-1　骨质疏松诊断标准

骨量	诊断标准
>M-1SD	正常
M-1SD ~ M-2SD	骨量减少
<M-2SD以上	骨质疏松症
<M-2SD以上	伴有一处或多处骨折，为严重骨质疏松症
<M-3SD以上	无骨折，也可诊断为严重骨质疏松症

也有学者提出新的诊断标准，认为测得骨密度与当地同性别峰值骨密度相比，减少1%~12%属基本正常，减少13%~24%为骨量减少，减少25%以上为骨质疏松症，减少37%以上为严重骨质疏松症。

（三）危险因素

①雌激素降低：绝经；卵巢切除术；早绝经；非妊娠闭经。
②钙及维生素D缺乏。
③成熟骨量的峰值低。
④体力活动水平低。
⑤睾酮水平降低。
⑥老年男性>65岁。
⑦过瘦。
⑧酗酒、吸烟。
⑨过多饮用咖啡（每天超过4~6杯），过多蛋白质摄入。
⑩服用药物：皮质酮，甲状腺激素、肝素等。

四、处理原则

骨质疏松症的康复治疗主要包括药物治疗、运动疗法和作业疗法等。运动疗法对预防骨质疏松症，甚至有少量骨量丢失的人群，在促进骨健康的作用上是有价值的。应针对应激的生理系统和部位进行运动训练。对于骨密度没有降低的患者，可以训练易发生骨折的部位。通过运动可以促进骨形成和重建，增加骨强度，减少因骨脆性增加而引起的骨折；可以增强背肌肌力，有助于支持脊柱和防止脊柱椎体楔形改变，从而预防和矫正脊柱后凸畸形和减轻疼痛的症状。采用运动疗法可以增强肌力，提高关节的灵活性，增加耐力，改善运动器官的协调性，防止因跌倒发生的骨折。

五、体育康复的方法

（一）运动疗法的机制

1. 运动刺激成骨细胞的生成

骨具有改变其结构以对抗外力的能力（Wolff定律），骨以某种方式受机械力的控制时表现为骨的吸收和沉积，骨骼结构的保持有赖于锻炼，如无任何机械力会有骨质脱矿及骨骼萎缩。有人认为磷灰石晶体结构及胶原的晶体样结构的机械变形，会引起局部电场的电子移位，这种现象被称为压电现象。运动产生的肌肉张力和机械应力作用于骨骼上，改变了骨内压电，进而刺激成骨细胞生成。运动促进骨形成和重建的作用不仅表现在运动训练维持骨量或增加骨密度，而且可以增加骨弹性，使其抗弯曲、挤压和扭转能力增强。

2. 运动对肌肉的兴奋作用

运动时产生肌肉收缩，动态运动和静态运动可使肌肉神经细胞持续较长时间的兴奋，提高神经细胞的工作能力和增加肌红蛋白含量。由于运动单位的募集及神经冲动发放增强，使肌肉增粗。

3. 运动促进骨周围组织的血液循环

运动时通过肌肉的收缩和舒张作用，对骨膜起到按摩作用，使骨骼血液循环加快，改善骨组织血液供应，促进骨骼营养物质的吸收，如胶原蛋白、黏蛋白等有机物质和钙、磷、镁等无机盐。

4. 运动通过调节内分泌功能促进骨形成

白细胞介素–1和白细胞介素–6刺激骨吸收，规则体育运动可以降低这些细胞因子水平，延缓破骨细胞活性，减少骨量丢失。内源前列腺素E_2（PGE_2）和前列腺素I_2（PGI_2）有促进骨形成作用，在运动机械应力下，PGE_2和PGI_2分泌增加。运动训练提高睾酮和雌激素水平，促进骨骼生长、骨皮质增厚和骨密度升高。

（二）骨质疏松症的体育疗法

提高患者的日常体力活动量，可在短期内获得确切的疗效。据文献报告，每天运动25min的人，比不做此运动的人全身骨盐1年间增加5%。Frost认为，在神经系统调控下的肌肉质量是决定骨强度的重要因素。这种由肌肉产生的作用力（机械性因素），对骨强度的控制作用远远大于非机械因素（包括各种骨相关激素、维生素、钙以及其他矿物质、氨基酸、脂肪、骨相关的细胞因子等）。两者的效应可以相互强化，但不能相互取代。例如，骨相关激素、钙和维生素D可以决定3%～10%的骨强度，而肌肉产生的牵张力的影响可高达40%。另外，骨结构中的胶原组织在应力的作用下，根据其物理性能产生压电效应，这些带负电的电荷与带正电的钙离子形成钙盐，在骨中沉积。由此可见，运动锻炼对于增强肌力、耐力，维持和改善关节活动，促进骨质代谢，改善症状都具有重要作用。并且运动可以改善老年人的步态和平衡能力，从而降低跌倒的危险。

1. 有氧运动

有氧运动可直接起到刺激骨形成和抑制骨吸收的作用。

运动方式：快走、慢跑和登台阶等。（图5-82）

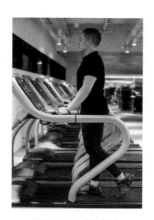

图5-82　健步走

运动频率：每周3～5次。

运动强度：采用低强度有氧运动，1～3代谢当量（MET），主观疲劳感觉量表（RPE）等级为6～11级。

运动时间：若患者BMD≥$M-1SD$，每次运动20～30min；若$M-1SD$>患者BMD≥$M-2.5SD$和/或1处由骨质疏松引起骨折，每次运动15～20min；若患者BMD<$M-2.5SD$和（或）2处由骨质疏松引起骨折，每次运动10～15min；逐渐增加步行距离和速度。

2. 抗阻练习

推荐进行以较轻承重为主的综合运动方案，可增强附着骨骼上的肌肉群。患者做变换坐、起的动作，可影响骨表面曲度所施加的负荷，它与骨的重建有关，因此运动能增加凸面面积，刺激成骨细胞活性，增强骨质疏松骨骼承受应激的能力。当然这些运动要根据个体潜在能力进行，应从最小负荷开始并逐渐增加，以使患者有足够的时间来适应。（图5-83～图5-87）

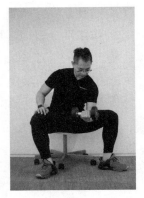
图5-83 上肢力量练习

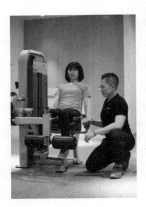
图5-84 下肢力量练习

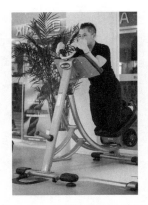
图5-85 腹部肌肉力量练习

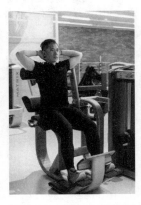
图5-86 腰部力量练习

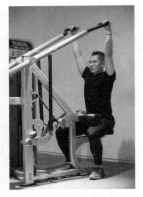
图5-87 背部力量练习

运动方式：对抗自身重力或器械阻力等。

运动频率：每周2～3d，同一肌群两次训练至少间隔48h。

运动强度：采用低到中等强度，30%～50%的1RM强度，在适应后逐渐增加运动强度。

抗阻运动量：每天1～2组，每组练习15～20次。

渐进抗阻运动能达到增强骨健康和改善骨功能的作用，但只适于无骨折的骨质疏松症患者。渐进抗阻运动对增强肌力和增加骨密度的作用，要比耐力运动产生的效果大。髋关节的抗阻运动可增加大转子的骨密度，但对股骨颈没有效果。

3. 平衡和灵活性训练

平衡和灵活性训练是预防跌倒的重要运动方式。有文献报道，进行太极拳运动大约减少47%的跌倒发生率，尤其是能减少约25%的髋部骨折发生率。

运动方式包括单腿站立、足尖站立、闭眼站立、体操、舞蹈、太极拳、八段锦、易筋经、五禽戏等。单腿站立、足尖站立、闭眼站立需在保护下进行练习，每次持续15～30s，每周5～7d，也可每天练习。（图5-88～图5-91）

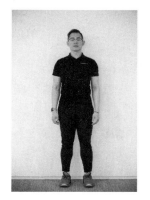

图5-88 闭眼站立

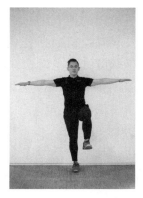

图5-89 单腿站立

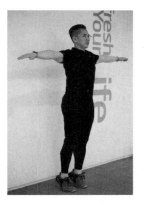

图5-90 足尖站立

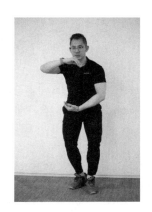

图5-91 太极拳练习

骨密度很低和有多发性骨折的患者，需要肌肉对骨骼的保护作用，应进行增强肌力、提高平衡能力和灵活性的运动训练，但要避免脊柱屈曲的活动。对于骨密度明显降低，而且肌肉无力和有平衡障碍的患者，加强协调和平衡能力的运动训练，使其骨密度升高和肌力增强，可预防跌倒。

六、注意事项

骨质疏松症运动疗法的内容可根据病情，有针对性地选择运动方式、锻炼部位、运动强度。注意事项如下：

①穿着舒适的衣服和运动鞋。

②不能在饥饿或过饱的情况下运动，进餐后1h方可运动。

③不能在太热或太冷的环境中，以及情绪过怒或忧虑时运动。

④不能在身体疲劳的情况下，或患有急性病时运动，例如感冒、肺炎、急性肠炎等。

⑤最好在空气流通的地方运动。

⑥运动时保持畅顺均衡的呼吸。

⑦运动前应做数分钟热身运动，运动后应做数分钟放松运动。

⑧运动以活动大肌肉和关节为原则，如步行、缓慢跑、游泳、骑自行车等。避免过分剧烈或有竞争性的活动。

⑨运动强度和时间，每人可根据自己的体质，循序渐进。每次运动以感觉轻度疲劳为宜，或在医生指导下进行锻炼。

⑩如在运动中出现不适，如胸闷、气促、恶心眩晕等，应立即停止运动并及时坐下，必要时请医生会诊。

第六节　颈椎病的体育康复

颈椎病是临床导致肩颈疼痛、颈椎关节活动受限的最常见原因之一，主要由颈椎退行性病变导致，使其周围神经、血管、肌肉组织受压引起一系列临床表现。

一、颈椎病的概述

颈椎病（cervical spondylosis）是由于颈椎间盘退行性改变、膨出、突出，颈椎骨质增生，韧带增厚、变性、钙化等原因刺激或压迫其周围的神经、血管、脊髓、肌肉等组织所引起的一系列临床症状和体征。

颈椎间盘的形状为两头窄小、中间宽，对颈椎髓核来讲，这种后低、中间高的解剖学形态不利于髓核向后方突出。加之颈椎后纵韧带较为宽大、坚韧，以及钩椎（Luskca）关节的保护作用，从解剖学的角度来看，颈椎髓核很难从椎体的后外方突入椎管而压迫颈脊髓。特别是在青少年时期，这些纤维呈交织状，足以避免髓核脱出。

但在反复载荷等因素作用下，纤维环出现退变，特别是纤维环的后方出现放射状裂隙时，容易造成胶冻状的髓核经放射状裂隙突向椎管，产生临床症状，这些改变经常可在脊柱矢状面上看到。在旋转运动时，与旋转方向相同的斜行纤维受牵拉，而与旋转方向相反的中间纤维则松弛；当旋转力量很大时，髓核也受到强烈的挤压，因而产生较大的内压。在颈椎屈曲时，髓核向后移动，加之旋转的暴力作用，易使髓核从裂隙向后突出。

髓核的突出或脱出，后方小关节的骨质增生或创伤性关节炎，钩椎关节的骨刺形成，以及相邻的三个关节（椎体间关节、钩椎关节及后方小关节）的松动与移位等，均可对脊神经根、椎动脉、脊髓、交感神经造成刺激与压迫。

颈椎病引起各种临床症状的机制有三：一是各种致压物直接对脊神经根造成压迫、牵拉以及局部继发的反应性水肿等，此时表现为根性症状；二是通过根袖处硬膜囊壁上的窦椎神经末梢支而表现出颈部症状；三是在前两者基础上引起颈椎内外平衡失调，以致椎节局部的韧带、肌肉及关节囊等组织遭受牵连，产生症状（例如受累椎节局部及相互依附的颈长肌、前斜角肌和胸锁乳突肌等均参与构成整个病理过程的一个环节）。

颈椎病是临床常见病、多发病，发病率在20%以上，好发于30～50岁，随年龄增加患病率增大，男女患病率相当。近年来由于生活方式的改变，颈椎病的发病年龄越来越低，患病率逐渐上升。

二、病因及发病机理

一般认为年龄、坐姿、劳损、创伤、先天性畸形、不当的治疗和锻炼等因素都会促使颈椎病的发生。

（一）退行性变

颈椎是脊柱椎体中体积最小，但是灵活性最大、活动频率最高的节段，容易产生退行性变，尤以椎间盘的退行性变最为突出，通常C5～C6，C6～C7间隙是病变的好发部位。如椎间盘髓核脱水、椎间盘突出、椎间隙狭窄、骨质增生、关节突关节重叠、钩突变尖、椎管内韧带钙化等。

（二）慢性劳损

超过颈部生理活动的最大限度或局部所能耐受值时的超限活动，是引起颈椎关节退变的常见原因。

（1）不良睡眠的方式

持续的不良体位，会导致颈部肌肉、韧带疲劳和劳损，如枕头过高或过低等。

（2）不当的工作姿势

长期低头、持续一个姿势或头颈常向某一方向转动，会造成颈部肌肉韧带组织的劳损。不同的职业颈椎病发病率不同，运动员等职业较少发生颈椎病，文职人员、作家、教师等易发生颈椎病。

（3）不适当的锻炼

超过颈部耐受量的运动会加重颈椎的负荷。

（4）精神状态异常

长期精神紧张或萎靡不振，可诱发颈部生物力学平衡失调，导致颈部供血不足及颈椎退变。

（5）头颈部外伤

颈椎病患者中约有半数病例与外伤有直接关系。运动性损伤、生活与工作中的意外、医源性等因素占颈椎病发病因素的50%。

（6）血管因素

血管动力学异常、动脉硬化性改变、血管变异，易诱发椎基底动脉供血不足及减少或中断脊髓的血供，诱发脊髓缺血症状。

（7）其他因素

咽喉部炎症，颈椎的先天性畸形等。

三、临床表现及诊断

（一）颈型颈椎病

颈型颈椎病又称软组织型颈椎病，或局部型颈椎病，具有头、肩、颈、臂的疼痛及相应的压痛点，症状以颈后疼痛、发僵为主，常于晨起、久坐、受寒后发作。

体检：颈椎活动轻度受限，颈肩背部肌肉紧张、压痛。

X线：X线片上没有椎间隙狭窄等明显的退行性改变，但可以有颈椎生理曲线的改变、椎体间不稳定及轻度骨质增生等变化。

（二）神经根型颈椎病

颈椎退行性改变累及颈神经根，表现为颈神经根支配区感觉和运动障碍。主要症状为颈肩痛反复发作，常因为劳累、寒冷、睡眠不佳或伏案工作过久而诱发，仰头、咳嗽、喷嚏时加重。痛沿神经根支配区放射至上臂、前臂和手指。颈部活动受限，有时可有头皮痛、耳鸣、头晕。

体检：颈僵、活动受限，颈椎棘突、患侧横突及肩胛骨内上角压痛，神经根支配区感觉下降，腱反射减弱或消失，神经根牵拉试验阳性。

X线：颈椎生理前凸消失或反向，椎间隙狭窄，椎体后缘骨质增生，钩椎关节骨质增生，神经孔变小。

CT/MRI：椎间盘向侧后方突出，椎体后骨赘向神经孔突出。

（三）椎动脉型颈椎病

因椎动脉受刺激或受压导致椎基底动脉供血不足。典型症状为转头时突发眩晕、恶心呕吐，头颈部屈伸或左右旋转可诱发或加重。四肢无力，共济失调，头痛，视觉障碍，猝倒，但意识清醒，卧床休息症状可消失。

X线：钩椎关节有骨赘增生。

耳、眼、神经科会诊以利鉴别诊断。

椎动脉造影检查若发现椎动脉受压、变窄或梗阻可以明确诊断。

（四）交感型颈椎病

病变累及交感神经引发交感神经功能紊乱、交感神经兴奋或抑制症状，可涉及多系统多器官。临床症状为头晕、头痛、颈肩背痛，眼部胀痛、干涩或流泪，视物不清或彩视，耳鸣或耳聋，面部麻木或半身麻木，凉感，无汗或多汗，心动过速或过缓，心律不齐，心前区疼痛，恶心、呕吐，腹胀、腹泻，失眠，情绪不稳定，对疾病恐惧多虑等。无特定阳性体征，可有颈椎及椎旁压痛、心率和血压异常。

尚无特殊诊断手段，X线过伸过屈位发现颈椎不稳；硬膜外封闭，症状减轻或消失可以帮助诊断。

（五）脊髓型颈椎病

病变累及颈髓导致感觉、运动和反射障碍。发病缓慢，逐渐加重或时轻时重。初发症状常为一侧或双侧下肢发紧、无力、发麻、沉重，逐渐进展出现足下"踩棉花感"，行走不稳。还可表现为一侧或双侧上肢疼痛、麻木、无力，持物坠落，双手笨拙，精细动作困难，躯干有束带感，可有尿急、尿频、尿失禁或尿潴留、便秘等。一般具有脊髓长束受损的体征，如肌力减弱、肌张力增高、四肢腱反射亢进，有时出现髌阵挛或踝阵挛。

体检：颈部活动受限不明显，有感觉障碍区，肌张力增加，腱反射亢进，病理性反射出现。

X线：颈曲直或反向，多个椎间隙狭窄，椎体骨质增生，钩椎关节骨赘，椎管矢状径<13mm。

CT：发现椎体后骨赘，后纵韧带、黄韧带钙化，椎间盘突出，椎管变窄。

MRI：椎间盘突出，硬膜囊受压，椎管狭窄等。

（六）混合型颈椎病

即有2种及以上颈椎病类型并存，通常以某一型为主，伴有不同程度的其他类型的表现。

四、处理原则

颈椎病具有自限性倾向，一般预后良好。只有脊髓型颈椎病治疗不当时，容易后遗不同程度的残疾。不同类型的颈椎病处理原则有所不同。由于颈椎病治疗方式多种多样，在治疗时，应根据不同类型颈椎病的不同病理阶段，选择相应的治疗方案。可采用卧床休息、物理因子治疗、注射疗法、颈椎牵引、手法治疗、运动疗法、药物治疗、手术治疗等。

五、颈椎病的体育康复方法

颈椎病运动疗法的形式很多，但治疗原则是相同的，即通过颈背部的肌肉锻炼增强颈背部肌肉力量，以保持颈椎的稳定性；通过颈部功能练习，可恢复及增进颈椎的活动范围，防止僵硬，并可改善颈部血液循环，促进炎症消退，解除肌痉挛，减轻疼痛，防止肌萎缩。治疗应根据病情的不同阶段区别对待。在疾病急性期可在药物治疗或物理因子治疗的同时进行小运动量的主动运动；在慢性期或恢复期应积极进行较大量的主动运动。

（一）颈椎牵引

颈椎牵引是通过牵引装置对颈椎加载（应力）产生生物力学效应（蠕变）起到治疗作用的。

1.颈椎牵引的作用

①解除肌肉痉挛，缓解疼痛。卧位颈椎牵引时，颈部肌肉的肌电活动减少，肌肉的紧张降低。

②改善局部血液循环，有利于损伤的软组织修复，促进水肿的吸收和炎症的消退。

③松解软组织粘连，牵伸挛缩的关节囊和韧带，矫治小关节的微细异常改变，使小关节嵌顿的滑膜复位或有助于关节突关节轻微错位的复位，改善或恢复颈椎的正常生理弯曲。

④增大椎间隙和椎间孔，改变突出物（如椎间盘）或骨赘（骨质增生）与周围组织的相互关系，减轻神经根受压，改善临床症状。

⑤牵开重叠的小关节或被嵌顿的关节囊。

2.颈部牵引的方法

①坐、卧位均可。

②重量3～10kg，从轻到重，时间30～60min。

③屈10°～15°，避免过伸位牵引。

④较重的脊髓型颈椎病患者不宜牵引。

（二）颈围

颈围有局部制动和保护颈椎的作用，还能够在急性发作时有助于症状缓解，防止高危颈椎外伤。

硬质颈围：固定更坚强，但要避免用于屈曲畸形的患者。

（三）注意日常工作、生活体位

颈部屈伸体位与颈椎承受的压力关系密切，正常的颈椎姿势是颈部保持中立位，若颈部前屈，下颈椎的压力会随之逐步加大。有学者测得头部每向前移动2.54cm，下颈椎的压力会随之逐步加大1倍（图5-92）。长时间低头或仰头还可造成颈椎周围的肌肉、韧带、关节囊的松弛和劳损，影响颈椎稳定。所以工作、生活时颈部要保持正确的姿势，电脑、电视置于略低于平视的位置。椎动脉型应避免诱发疾病的体位及动作。睡眠时枕头的高度应以保持颈部的生理曲度为准，避免过高或过低造成颈椎过伸或过屈，枕头的硬度也要适中。

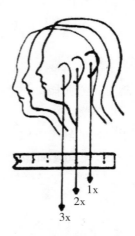

图5-92 头部位置和下颈椎的压力的关系

（四）运动康复方法

1. 姿势训练

（1）靠墙站立训练

背靠墙站立，臀部、背部、枕部紧贴墙壁，头部保持正直，持续30～60s，每周5～7d，每天2～3次。（图5-93）

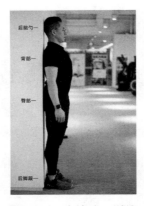

图5-93 靠墙站立训练

（2）平视训练

身体直立，抬头、挺胸，双目平视前方参照物，持续30～60s，每周5～7d，每天2～3次。（图5-94）

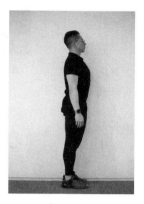

图5-94 平视训练

2．颈部肌肉力量训练

（1）颈部伸肌力量训练

方法一：背靠墙站立，臀部、背部、枕部紧贴墙壁，头部保持正直，脚跟距离墙壁约10cm；臀部、背部慢慢脱离墙壁，颈部用力，头后枕部支撑，持续30～60s，每周5～7d，每天2～3次。（图5-95）

方法二：取仰卧位，两腿伸直，双手置于腹部，然后背部慢慢抬起，脱离床面，双足、头部支撑，持续5～10s，每周5～7d，每天2～3次。（图5-96）

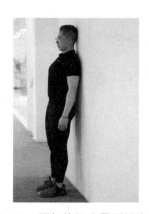

图5-95 颈部伸肌力量训练方法1

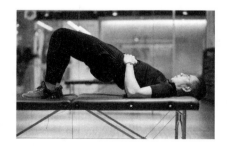

图5-96 颈部伸肌力量训练方法2

方法三：取俯卧位于床边，做后伸抗重力肌力训练。持续10～30s，每周5～7d，每天5～8次。（图5-97）

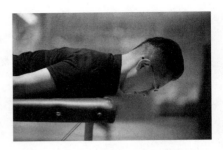

图5-97　颈部伸肌力量训练方法3

（2）颈部侧屈力量训练

方法一：取侧卧位于床边，做侧屈抗重力肌力训练。持续10～30s，每周5～7d，每天5～8次。（图5-98）

方法二：侧屈对抗练习，一手掌置于头侧面，手臂与颈部相对用力，做等长收缩。（图5-99）

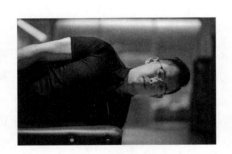

图5-98　颈部侧屈力量训练方法1

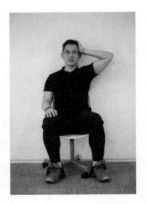

图5-99　颈部侧屈力量训练方法2

3.肩部力量训练

增加肩部肌肉力量，有助于缓解颈部疲劳。（图5-100）

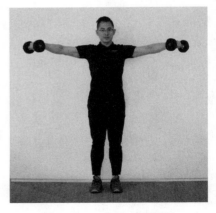

图5-100　肩部力量训练

4. 背部肌力训练

颈部姿态的维持，有部分背肌参与，故增加背肌力量，有助于缓解颈部不适。（图5-101~图5-103）

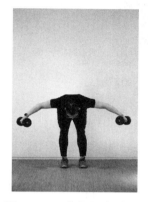
图5-101 背部肌力训练1

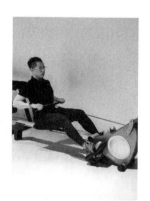
图5-102 背部肌力训练2

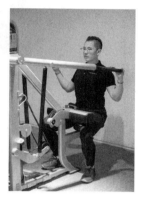
图5-103 背部肌力训练3

5. 颈部关节活动度练习

患者立位或坐位，如图做前屈、后伸、侧屈、旋转等颈部活动，增加关节活动度，牵张颈部肌肉及其他软组织。（图5-104~图5-108）

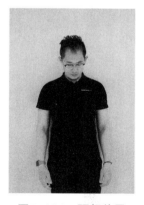
图5-104 颈部前屈

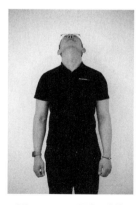
图5-105 颈部后伸

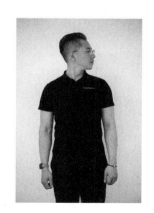
图5-106 颈部左旋

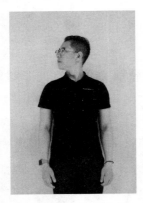 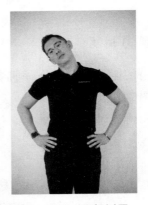

图5-107　颈部右旋　　　　　　　　　　图5-108　颈部侧屈

注意事项：①颈椎病发作期不做；②各项锻炼均应缓慢渐进进行；③高危颈椎应慎重进行锻炼，若锻炼后症状加重应减少动作幅度或强度，甚至停止锻炼。

本章撰写者：刘刚（湖南科技大学）

第六章　心血管系统疾病的体育康复

2018年中国心血管疾病报告显示，心脑血管疾病是我国居民致残致死的首要病因。根据《中国卫生和计划生育统计年鉴》（2017），2016年中国城市居民冠心病死亡率为113.46/10万，农村居民冠心病死亡率为118.74/10万，与上一年（110.67/10万、110.91/10万）相比上升。中国冠心病政策模型预测，2010—2030年中国35～84岁人群心血管疾病（心绞痛、心肌梗死、冠心病猝死和卒中）事件数增加将大于50%。随着冠脉技术的发展，心肌梗死的急性期死亡率显著下降，带病生存患者显著增加，但由于缺乏规范化的后期康复系统，导致心血管事件复发率及再住院率升高，我国医疗负担不堪重负。

第一节　冠心病的体育康复

心脏康复与冠心病二级预防密不可分，是一门融合生物医学、运动医学、营养医学、心身医学和行为医学的专业防治体系。已经证实体育运动和日常身体活动可显著降低心血管风险，而心脏康复则是以规范化的运动治疗为核心的综合康复治疗体系，将体育运动量化和质化，制订类似于药物处方的训练计划。通过有效强度的运动刺激，可改善血管内皮功能，稳定冠状动脉斑块，促进侧支循环建立，改善心功能，降低再住院率和死亡率，提高患者生活质量。运动强度大小对于心脏、血管功能、体能和预后的改善效果不同，在一定范围内运动强度越大心血管获益越大，但同时伴随的运动风险增加。因此，心脏运动康复需在规范下实施，对冠心病患者的运动应有严格的限制和指导。

一、冠心病的诊断与评估

（一）冠心病的定义

冠状动脉粥样硬化性心脏病（coronary atherosclerotic heart disease）是指冠状动脉粥样硬化使管腔狭窄或阻塞，导致心肌缺血/缺氧而引起的心脏病，它和冠状动脉功能性改变及冠状动脉痉挛一起，统称为冠状动脉性心脏病（coronary heart disease,

CHD），简称冠心病。可导致心肌缺血和缺氧的病因除冠状动脉粥样硬化外，还包括炎症、栓塞、结缔组织病等，但由于冠状动脉粥样硬化是其主要病因，占95%～99%，因此临床上常用冠心病一词来代替冠状动脉粥样硬化性心脏病。

（二）冠心病的分型

根据冠状动脉病变部位、供血范围、血管阻塞程度以及心肌供血不足发展速度的不同，将本病分为5型：隐匿型或无症状性冠心病、心绞痛、心肌梗死、缺血性心肌病、猝死。

（三）冠心病的诊断

可通过心电图、运动负荷心电图、心脏超声、冠状动脉CT、冠状动脉造影以及实验室检查如肌钙蛋白等，结合胸痛、胸闷等临床症状由心血管专科医师进行诊断。

（四）冠心病的治疗

包括药物治疗、经皮冠状动脉介入术、冠状动脉旁路移植术、生活方式指导、运动锻炼疗法。

二、运动康复处方

理论上，所有冠心病患者都是心脏康复治疗的适宜人群，都应进行包括药物处方、运动处方、营养处方、心理处方（含睡眠管理）、患者教育（危险因素管理和戒烟）五大康复处方的心脏康复综合治疗。本章主要讨论冠心病患者运动处方的制订策略。

为了保证患者能够在安全的前提下进行促进机体功能改善的运动，首先必须对患者进行运动风险评估与危险分层，然后根据危险分层制订个体化运动处方。

（一）运动风险评估

所有冠心病患者在实施运动计划前都需要进行运动风险评估，并进行危险分层，以了解患者的心肺功能状态，为制订个体化的运动处方确定依据。

评估内容包括：心血管病史及其他器官疾病病史；体格检查，重点检查心肺和肌肉骨骼系统；了解最近的心血管检查结果，包括血生化检查、十二导联心电图、冠状动脉造影、超声心动图、运动负荷试验、血运重建效果和植入起搏器/植入式除颤器功能；目前服用的药物，包括剂量、服用方法和不良反应；心血管病危险因素控制是否达标；日常饮食习惯和运动习惯。

1. 运动负荷试验

运动负荷试验包括仪器法运动负荷试验和徒手6min步行试验，是心脏运动康复计划开始和结束时进行临床评估最重要的部分，可为临床提供以下数据：心肺功能状态、运动时血液动力学的变化、有无心肌缺血、运动是否诱发或加重心律失常，以及计算有氧运动时的目标心率。运动负荷试验需由专业人员实施，严格掌握适应证和禁忌证，在配有心电监测、电除颤仪及其他必要抢救措施的中心进行，具体可参考《冠心病患者运动治疗中国专家共识》。

2. 危险分层

目前使用的是根据病情、是否心肌梗死、运动试验ST段变化、左心室射血分数、肌钙蛋白水平、恶性心律失常、心功能以及有无心理障碍提出的心血管疾病患者的运动危险分层方法。

冠心病患者运动康复的危险分层如下。

（1）低危

以下所有项都符合时为低危：运动或恢复期无症状，包括无心绞痛症状或征象（心电图ST段下移）；无休息或运动导致的复杂性心律失常；心肌梗死接受冠状动脉旁路移植术或经皮冠状动脉介入治疗后血管再通，术后无合并症；心肌梗死接受溶栓后血管再通；运动或恢复期血液动力学正常；无心理障碍（抑郁、焦虑等）；左心室射血分数>50%；心功能储备≥7 MET；血肌钙蛋白正常。

（2）中危

不符合典型高危或低危者为中危：中等强度运动（5～6.9 MET）或恢复期出现包括心绞痛的症状或征象；左心室射血分数40%～49%。

（3）高危

存在以下任何一项为高危：低强度运动（<5 MET）或恢复期出现包括心绞痛症状或征象；休息或运动时出现复杂性心律失常；心肌梗死或心脏手术等合并心源性休克或心力衰竭；猝死或心脏停搏的幸存者；运动时血液动力学异常（特别是运动负荷增加时收缩压不升或下降，或心率不升）；心理障碍严重；左心室射血分数<40%；心功能储备<5 MET；血肌钙蛋白浓度升高。

（二）运动处方内容

运动处方根据患者的健康、体力和心血管功能状态，结合学习、工作、生活环境和运动喜好等个体特征制订，每一运动处方内容遵循FITT原则，包括运动频率（frequency）、强度（intensity）、形式（type）和时间（time）。

1. 运动频率

有氧运动每周3～5d，最好每周7d。抗阻运动、柔韧性运动每周2～3d，至少间隔1d。

2. 运动强度

在一定范围内随运动强度的增加，运动所获得的心血管健康或体能益处也增加。心血管健康或体能益处的最大运动强度阈值需通过运动负荷试验获得。

常用的确定运动强度的方法包括心率储备法、无氧阈法、峰值摄氧量百分数、摄氧量储备百分数、目标心率法、峰值心率法和自我感知劳累程度分级法。其中，前4种方法需心电图负荷试验或心肺运动负荷试验获得相关参数。推荐联合应用上述方法，尤其是应结合自我感知劳累用力程度分级法应用Borg评分表（表6-1）。

表6-1　对自我感知劳累用力程度进行计分的Borg评分表

Borg计分	自我感知的用劳累力程度
6～8	非常非常轻
9～10	很轻
11～12	轻
13～14	有点用力
15～16	用力
17～18	很用力
19～20	非常非常用力

心率储备法：此法不受药物（β受体阻滞剂等）的影响，临床上较常用。目标心率=（最大心率-静息心率）×运动强度+静息心率。例如，患者运动时达到的最大心率为160次/min，静息心率为70次/min，选择的运动强度为60%，则目标心率=（160-70）×60%+70=124（次/min）。

无氧阈法：无氧阈水平相当于最大摄氧量的60%左右，此水平的运动是冠心病患者的最佳运动强度，此参数需通过心肺运动试验或血乳酸阈值获得，需一定设备和熟练的技术人员。

目标心率法：在静息心率的基础上增加20～30次/min，体能差的增加20次/min，体能好的增加30次/min。此方法简单方便，但欠精确。

峰值心率法：目标心率=年龄推测的最大心率×运动强度，其中，年龄推测的最大心率=（220−年龄），运动强度为中等至高强度，强度范围为50%～85%。当无法直接从运动测试中得到更准确的数据时，可用此公式计算运动强度。

自我感知劳累程度分级法：多采用Borg评分表（参见表6-1），通常建议患者的运动强度在11～16分范围运动。这种方法适用于没有条件接受运动负荷测试，或正在使用β受体阻滞剂治疗，或植入双腔起搏器和频率应答起搏器的患者。对于运动中有心肌缺血的患者，运动靶心率应设定为诱发心肌缺血的心率减少10次/min。

3. 运动形式

主要包括有氧运动和抗阻运动。有氧运动包括行走、慢跑、游泳和骑自行车等；抗阻运动包括静力训练和负重等。心脏康复中的运动形式虽然以有氧运动为主，但抗阻运动是必不可少的组成部分。

4. 运动时间

心脏病患者的最佳运动时间为30～60min/d。对于刚发生心血管事件的患者，从10min/d开始，逐渐增加运动时间，最终达到30～60min/d的运动时间。

5. 运动注意事项

①在运动前要评估每个患者最近的身体健康状况、体质量、血压、药物依从性和心电图的变化。

②根据危险分层决定运动中的心电及血压等医学监护强度。

③根据运动前的临床状态调整运动处方的强度和持续时间。

④准备心脏急救应急预案。所有参加心脏康复的医务人员需定期接受心脏急救训练，定期参与病例讨论。

⑤运动场地需备有心电监护和心肺复苏设备，包括心脏电除颤仪和急救药物。

三、活动或运动的具体实施方案

（一）院内身体活动/运动指导

冠心病常有不可预期的风险，很多人误以为冠心病患者需静养，尤其是心肌梗死急性期患者。近年来的研究发现，卧床静养可加重患者对预后的恐惧和担忧，容易发生体位性低血压、运动耐量减低以及血栓栓塞并发症，而早期运动可改善急性ST段抬高心肌梗死患者的预后。因此提倡在病情稳定的患者中开展早期活动，有利于增强其自信心，促进心功能的恢复。

住院患者开始运动康复指征包括：过去8h内没有新的或再发胸痛，肌钙蛋白水平无进一步升高，没有出现新的心力衰竭失代偿征兆（静息时呼吸困难伴湿啰音），过去8h内没有新的明显的心律失常或心电图动态改变，静息心率50～100次/min，静息血压90～150mmHg或60～100mmHg，血氧饱和度＞95%。

住院患者避免或停止运动指征包括：运动时心率增加＞20次/min；舒张压≥110mmHg；与静息时比较收缩压升高＞40mmHg，或收缩压下降＞10mmHg；明显的室性和房性心动过速；二度或三度房室传导阻滞；心电图有ST段动态改变；存在不能耐受运动的症状，如胸痛、明显气短、心悸和呼吸困难等。

住院患者的运动康复和日常活动指导必须在心电、血压监护下进行。通常活动过程从仰卧位到坐位到站立再到下地活动。如活动时没有出现不良反应，可循序渐进到患者能耐受的水平，如活动时出现不良反应，无论坐位还是站位，都需终止运动，重新从低一个级别的运动量开始。一般完成4步运动康复步骤后基本可以胜任日常生活活动。

住院期早期运动康复和日常生活指导计划如下。

（1）适应证

入院后8h，无胸痛和呼吸困难等不适主诉，穿刺部位无出血、血肿；心率50～90次/min，血压90～150/60～100mmHg，呼吸16～24次/min，血氧饱和度95%以上。

（2）功能锻炼方案

第1天上午取仰卧位，双腿分别做直腿抬高运动，抬腿高度为30°；双臂向头侧，抬高时深吸气，放下时慢呼气；5组/次。第1天下午取床旁坐位和站立位，5min。第2天上午在床旁站立5min；下午在床旁行走5min。第3天在床旁行走10min/次，2次/d。第4天在病室内活动，10 min /次，2次/d。

（3）活动观察内容

在条件允许的情况下，连接心电监测设备，并严密监测患者症状及穿刺部位情况。如出现胸闷、胸痛，运动心率比静息心率增加≥20次/min，呼吸≥30次/min，血氧饱和度＜95%，立即停止活动，连接心电监护设备行床旁心电图并通知医师；第2天活动量减半，或将活动计划推延1d。

出院前对每例冠心病患者均应进行运动负荷试验评估，目的是评估患者出院后的活动风险，为患者出院后日常活动提供建议，同时提供出院后的运动指导。评估时间：急性心肌梗死发病7d后，支架植入术24h后，冠状动脉旁路移植术7d后。

（二）院外活动/运动指导

1. 适应证

急性ST段抬高心肌梗死、非ST段抬高急性冠状动脉综合征、稳定性心绞痛、冠状动脉旁路移植术后、冠状动脉支架植入术后、缺血性心肌病和心脏猝死综合征。

2. 禁忌证

不稳定性心绞痛、安静时收缩压＞200mmHg或舒张压＞110mmHg、直立后血压下降＞20mmHg并伴有症状、重度主动脉瓣狭窄、急性全身疾病或发热、未控制的房性或室性心律失常、未控制的窦性心动过速（＞120次/min）、未控制的心力衰竭、三度房室传导阻滞且未置入起搏器、活动性心包炎或心肌炎、血栓性静脉炎、近期血栓栓塞、安静时ST段压低或抬高（＞2mm）、严重的可限制运动能力的运动系统异常，以及其他代谢异常如急性甲状腺炎、低血钾、高血钾或血容量不足。

3. 康复时机和持续时间

患者出院后应尽快开始门诊运动康复计划。除禁忌证外，大多数患者可在出院后1～3周开始运动康复。建议患者出院后参加院内门诊心脏康复项目，即患者定期回到医院，参加有医师参与、心电监护下的运动康复指导，一般每周3次，持续36次或更长时间。如患者不能坚持门诊康复，建议低危患者至少参加心电监护下运动6～18次（或出院后1个月），中危患者至少参加心电监护下运动12～24次（或出院后2个月），高危患者至少参加心电监护下运动18～36次（或出院后3个月）。

完成院内门诊运动康复计划，已经获得相关运动技能，养成运动习惯，掌握危险因素控制相关知识的患者，建议回到家庭后继续坚持规律的、适当强度的运动，推荐使用心率表或移动式心电监测系统保证运动安全性和运动效果，同时定期（每3～6个月）回到医院测定心肺运动能力，评估运动效果，不断调整运动处方（运动处方的制订流程见图6-1）。

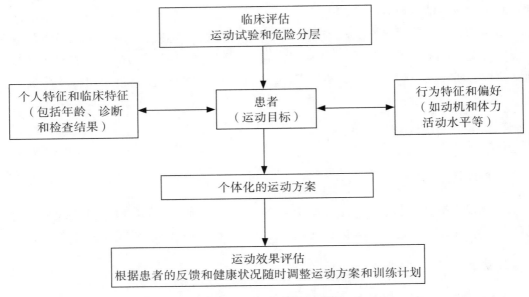

图6-1　运动处方制订流程

4.院外运动康复的程序

（1）第一步

准备活动。即热身运动，多采用低水平有氧运动和静力拉伸，持续5～10min。目的是放松和伸展肌肉，提高关节活动度和心血管的适应性，帮助患者为高强度锻炼阶段做好准备，通过逐渐增加肌肉组织的血流量和关节的运动准备来降低运动损伤的风险。

（2）第二步

训练阶段。包含有氧运动、抗阻运动和柔韧性运动等，总时间30～60min。其中，有氧运动是基础，抗阻运动和柔韧性运动是补充。

①有氧运动

类型：常用有氧运动方式有步行、慢跑、骑自行车、游泳和爬楼梯，以及在器械上完成的步行、踏车和划船等。出院后1个月内不建议选择慢跑、骑自行车、爬楼梯和游泳等运动，建议以步行为主。每次运动时间为10～60min。

时间：经历心血管事件的患者建议初始运动从15min开始，包括热身运动和放松运动各5min，运动训练5min/次，根据患者的体适能水平、运动目的、症状和运动系统的限制情况，每周增加1～5min的有氧运动时间。

频率：运动频率3～5次/周。

强度：为使患者获得心血管健康或体能益处，推荐的最小有氧运动强度是中等强度的运动(如40% ~60%的峰值摄氧量，或接近无氧时的心率值，或40% ~60%的最大心率)。建议患者从50%的峰值摄氧量或最大心率开始运动，运动强度逐渐达到80%的峰值摄氧量或最大心率，自感疲劳分级（Rating of Perceived Exertion，RPE）推荐达到11 ~ 13（Borg scale 20级表）。对于运动低危的患者可以短时间接受RPE14 ~ 16（Borg scale 20级表）。

除持续有氧运动外，间歇性运动训练即患者交替进行高强度和低中强度运动，可比持续性运动强度的方法更快提高身体功能储备，更有效地改善与心血管疾病相关的代谢因素。另外，需在心脏康复医师监测下运动。随着患者运动能力的增强，为达最佳运动效果需不断调整运动处方，建议出院前、出院后1个月、出院后3个月重复检测患者的心肺运动耐力，根据运动试验结果调整运动处方，以后可每6 ~ 12个月评估一次患者的心肺运动耐力。

②抗阻运动

类型：冠心病的抗阻运动形式为一系列中等负荷、持续、缓慢、大肌群和多次重复的肌肉力量训练，常用的方法有如下3种：徒手运动训练，包括克服自身体质量（如俯卧撑）、仰卧蹬腿、腿背弯举、仰卧起坐、下背伸展和提踵等；运动器械，包括哑铃、多功能组合训练器、握力器、腹力器和弹力带等；自制器械，包括不同重量的沙袋和500ML矿泉水瓶等。运动器械训练受场地和经费限制，徒手运动训练、弹力带和自制器械都是同样有效的抗阻训练形式，有利于患者在家庭或社区开展运动训练指导。

时间：每周应对每个肌群训练2 ~ 3次，同一肌群练习时间应间隔至少48h。

频率：上肢肌群、核心肌群（包括胸部、肩部、上背部、下背部、腹部和臀部）和下肢肌群可在不同日期交替训练；每次训练8 ~ 10个肌群，每个肌群每次训练1 ~ 4组，从1组开始循序渐进，每组10 ~ 15次，组间休息2 ~ 3min。老年人可以增加每组重复次数（如15 ~ 25次/组），减少训练次数至1 ~ 2组。

强度：应注意训练前必须有5 ~ 10min的有氧运动热身，推荐初始运动强度上肢为一次最大负荷量（即在保持正确的方法且没有疲劳感的情况下，仅1次重复能举起的最大重量）的30% ~ 40%、下肢为一次最大负荷量的50% ~ 60%，通常抗阻运动的最大运动强度不超过一次最大负荷量的80%。Borg评分是一个简单实用的评估运动强度的方法，推荐运动强度为11 ~ 13分。切记运动过程中的正确呼吸方式：举起时呼气，放下时吸气，避免屏气动作。

抗阻运动的时期选择：如果无禁忌证，康复早期可开始关节活动范围内的肌肉活动和1 ~ 3kg的抗阻训练，促使患者体能尽快恢复。常规的抗阻训练是指患者能举起≥50%一次最大负荷量的训练，它要求在经皮冠状动脉介入治疗后至少3周，且应在连续2周有医学监护的有氧训练之后进行；在心肌梗死或冠状动脉旁路移植术后至少5周，且应在连续4周有医学监护的有氧训练之后进行；在冠状动脉旁路移植术后3个月内不应进行中到高强度的上肢力量训练，以免影响胸骨的稳定性和胸骨伤口的愈合。

四、如何提高患者参与运动的动机和依从性

首先应向患者解释运动的步骤以及运动对患者身体有利和可能不利的影响，帮助患者辨别和评估症状与所完成的负荷的联系。通过运动训练，使患者学会感觉和观察自己局部和全身性的反应（例如心率、呼吸增快、胸痛症状、肌力增加和主观幸福感），学会将症状与客观的运动状态相联系，保证运动的安全性和有效性。保持与患者的联系，定期随访，与患者共同分析和评价运动的效果，鼓励患者参与到运动处方制订的决策中，加强患者的参与度，增强患者参与运动的信心，促进患者参与和坚持运动。

第二节 高血压病的体育康复

2018年中国心血管病报告显示，我国18岁及以上居民的高血压患病率为27.9%，是城乡居民心脑血管疾病死亡的最重要的危险因素，严重影响人民健康和经济社会发展。高血压的发病率随年龄增加而明显升高，且呈逐渐年轻化趋势，而低知晓率和低控制率导致多种心脑血管并发症发生，极大地增加了致死率和致残率。为满足21世纪人们对疾病治疗的要求，全面提高健康水平和生存质量，以运动疗法即体育康复为核心的高血压病康复治疗逐渐成为理想的治疗手段。

一、高血压概况

（一）高血压诊断与评估

根据2018年《中国高血压防治指南》，对高血压的评估主要包括高血压诊断、血压水平分级、心血管危险因素及靶器官损害评估，寻找高血压病因及区分原发性和继发性高血压，从而做出高血压病因的鉴别诊断和心血管疾病风险程度的评估，以指导治疗。

（二）高血压的定义

在未使用降压药物的情况下，诊室收缩压（SBP）≥140mmHg和（或）舒张压（DBP）≥90mmHg。

（三）高血压的分级

根据血压升高水平，将高血压分为1级、2级和3级。

（四）评估靶器官损害

采用相对简便、费效比适当、易于推广的检查手段，早期检出无症状性亚临床靶器官损害并及时进行治疗，可逆转亚临床靶器官损害，预防或延缓心脑血管并发症的发生。不同血压测量方法对应的高血压诊断标准如表6-2所示。

表6-2　高血压诊断标准

血压测量方法	诊断标准
诊室血压	≥140/90mmHg
动态血压	24h平均SBP/DBP≥130/80mmHg
	白天平均SBP/DBP≥135/85mmHg
	夜间平均SBP/DBP≥120/70mmHg
家庭血压	≥135/85mmHg

（五）影响高血压患者心血管预后的重要因素

影响高血压的预后因素，除年龄、高血压的严重程度以及对医嘱的依从性外，临床上，值得我们关注的因素还有如表6-3所示的内容：

表6-3　影响高血压患者心血管预后的重要因素

伴临床疾病
脑血管病：脑出血、缺血性脑卒中、短暂性脑缺血发作
心脏疾病：心肌梗死史、心绞痛、冠状动脉血运重建、慢性心力衰竭、心房颤动
肾脏疾病：糖尿病肾病肾功能受损肾小球滤过率（eGFR）<30mL/（min·1.73m^2），血肌酐升高男性≥133μmol/L（1.5mg/dL）、女性≥124μmol/L（1.5mg/dL），蛋白尿（≥300mg/24h）
外周血管疾病
视网膜病变出血或渗出，视乳头水肿
糖尿病：新诊断空腹血糖≥7.0mmol/L（125mg/dL）、餐后血糖≥11.1mmol/L（200mg/dL）
已治疗但未控制：糖化血红蛋白（HbAlc）≥6.5%

（六）高血压的治疗目标

治疗高血压的目标不仅在于降低血压，还在于全面降低心血管病的发病率和死亡率。因此，高血压的治疗包括诸多高血压危险因素的治疗。其中规范化用药是心脏康复的首要内容，为了优化药物降压作用，需要注意以下两点。

1. 降压治疗策略

降压的方式：除高血压急症和亚急症外，对大多数高血压患者而言，应根据病情，在4周内或12周内将血压逐渐降至目标水平。

2. 降压药物治疗的时机

降压时机还取决于心血管风险评估水平，在改善生活方式的基础上，血压仍超过140/90mmHg和（或）目标水平的患者应给予药物治疗。

（七）生活方式管理治疗综合降低血压

《美国预防、检测、评估与治疗高血压全国联合委员会第七次报告》指出，通过合理的生活方式，同样可以达到降低血压的效果，表6-4为主要内容：

表6-4　生活方式降低血压

改变	推荐	收缩压降低范围
减轻体重	保持正常体重（BMI18.5～24.9）	5～20mmHg / 每下降10kg体重
采用DASH饮食计划	多摄入水果、蔬菜以及低饱和脂肪酸和总脂肪含量少的低脂奶产品	8～14mmHg
限制钠的摄入	减少每日钠的摄入，不超过100（mmol/kg）（2.4g钠或6g氯化钠）	2～8mmHg
体力活动	参加规律的有氧运动如快步走（每周多数天中至少每天30min）	4～9mmHg
限制每日酒精摄入量	多数男性，每日饮酒不超过2次［1o_2或30mL的酒精（如24o_2啤酒，10o_2葡萄酒，3$o_2$80°威士忌）］，女性和低体重者每日饮酒不超过1次	2～4mmHg

二、 高血压患者如何科学执行心脏康复

高血压的康复治疗应坚持以药物治疗为基础，运动治疗、营养治疗、心理治疗和健康教育并举的综合康复治疗原则。同时，掌握科学的治疗流程，包括如何评估和全面指导，以实现最佳治疗效果。本节主要讨论高血压病的运动康复。

（一）明确适应证和禁忌证

1. 适 应 证

低危高血压患者且对运动无明显血压反应者可参与非药物治疗的心脏康复综合治疗。对于中、高危和很高危且无运动禁忌证的高血压患者，应进行包括药物治疗、运动治疗、心理治疗和健康教育的综合康复治疗。

2. 禁 忌 证

在安静状态下血压大于180/110mmHg或血压大于220/100mmHg；有严重靶器官损害的高血压患者，特别是视网膜、肾脏改变，或左心室明显肥厚，合并不稳定型心绞痛、脑缺血发作或未控制的充血性心力衰竭；在运动状态及恢复期血压大于220/110mmHg，运动引起心绞痛或脑缺血，出现血压降低20mmHg、心动过缓、肌肉无力或痉挛、支气管哮喘和头晕出大汗等。

（二）高血压运动治疗

在目前高血压心脏康复治疗中，运动疗法已被推荐作为1～2级高血压患者的首选非药物疗法，以期通过改变患者生活方式协助降压，减少药物使用剂量及控制危险因素。运动，可通过调整大脑皮质的兴奋与抑制过程，改善机体主要系统的神经调节功能；降低毛细血管、微动脉及小动脉的张力；降低血黏度，改善微循环；减轻应激反应，消除焦虑状态，从而降低血压。既往研究表明，采用中、低等强度持续运动降压有效、安全，已被广泛推荐用于预防和治疗高血压。如中等强度有氧运动作为康复治疗被应用到原发性高血压患者疾病的治疗中，可有效降低血压，减缓心率，减少心血管不良事件，改善预后。近些年来，以较短运动时长、高低运动强度交替为特点的高强度间歇训练（high intensity interval training，HIIT），被证实与中等强度运动相比，可更有效地降低高血压患者血压，改善患者心肺功能，减少心血管疾病危险因素。

另外，一篇系统性回归研究指出，气功可以作为临床上药物的辅助手段来降低血压。

（三）高血压病患者运动处方推荐

为了发挥运动防病和治病的作用，将以与药物处方一样的方式来呈现运动处方，包括运动类型、运动强度、运动持续时间和运动频率，从而使运动定量化和个体化；同时对所有的高血压患者予以运动监测建议和运动注意事项提示。

1. 运动处方制订的基本原则

（1）运动类型

高血压患者的运动类型选择取决于病情、体力、运动习惯、环境、监护条件及康复目标，建议以步行、慢跑、踏车、划船、游泳、登梯运动等有氧运动形式为主，也可以进行太极拳、站桩、气功等传统运动方式。

（2）运动强度

病情稳定的高血压患者运动强度应维持在中等强度，以运动后不出现疲劳感或无明显头晕、心悸等不适为宜，中等强度的标准也可通过可以说话但是不能唱歌来简单把控。

高血压患者运动中应间断或者持续监测血压、血氧饱和度和心率，运动康复的目标心率根据心肺运动试验或6分钟步行试验结果来制定，如果没有进行严格临床评估的患者，一般以（220-年龄）×（50～60%）为宜。若患者合并其他疾病（如病窦综合征等）或患者服用减慢心率的药物（如β受体阻滞剂和抗心律失常药物等），运动中难以达到靶心率，以监测患者Borg评分（参见表6-1）控制运动风险，建议Borg在11～14分为适宜的运动强度。

（3）运动时间

高血压患者运动康复一般采用三阶段运动程序，即热身5～10min，逐渐调动肌肉群，降低肌肉的黏滞性，以提高神经系统的兴奋性为基础，运动期间促进肌肉血管扩张；达到处方运动强度应持续30min，恢复时间5～10min，大多数运动训练应在60min内完成。

运动频率：高血压患者运动频率一般是3～5d/周，如果患者出现不适或者其他影响运动的因素，可暂时终止运动，也可以根据自己的身体状态增加运动频率。

（4）运动中监护

对于中、高危高血压且有合并症患者，在运动训练时应监护症状、心率、血压、氧饱和度等，并需要在医生指导下进行运动康复，同时要进行运动安全教育，特别对于有冠心病、脑梗死合并症的患者，最好在医院监控下进行活动。运动之前务必准备好急救药物和除颤仪等急救措施，以预防运动中发生的心脑血管病等意外事件。

降压药的使用，如钙通道阻滞剂、α-阻滞剂、血管扩张药可能导致运动后血压骤然下降，所以运动后要延长监控。

（5）运动注意事项

①高血压患者运动时间应该避免在清晨和晚间。

②不要做过分低头、弯腰的动作，运动中避免憋气。

③在运动中注意安全，不要做大幅度的快速动作，在运动中若出现任何不适，如面色苍白、乏力、呼吸困难、心跳加速等，均应停止运动。

④药物治疗和合理的运动相结合。锻炼不能代替药物，不要轻易停止药物治疗，运动治疗只是原发性高血压的辅助治疗方法。

⑤强调循序渐进、逐渐达标。需要注意的是，运动训练的降压效果具有可逆性，如果停止锻炼，训练效果可能在两周内完全消失。因此，运动锻炼必须持之以恒，这样才能达到满意的效果。

2. 力量训练

心血管疾病运动康复中的力量训练，主要指循环抗阻训练，即采用中等负荷、持续缓慢、大肌群、多次重复的力量训练，以增加肌肉力量和心血管素质。运动强度为40%～50%最大一次收缩，每节在10～30s内重复8～15次收缩，各节运动间休息15～30s，10～15节为一循环，每次训练2～3个循环，每周训练3次，逐步适应后可按5%的增量逐渐增加运动量。训练应以大肌群为主，如腿、躯干、上臂等。根据以上力量训练原则，我们制订了相关的初级10周力量训练计划，以供参考。

我们所建议的自由重量的初始负荷（表6-5、表6-6）通常进行8～12次重复练习。如果高血压患者需要进行记录和长期观察，可以通过表6-7做记录。

表6-5　男性哑铃训练

训练动作	发力肌群	50～59岁	60～69岁	70～79岁
第1、2周训练				
哑铃蹲起 ［lb（kg）］	股四头肌 腘绳肌	25.0（11.3）	20.0（9.1）	15.0（6.8）
哑铃卧推 ［lb（kg）］	胸大肌 三角肌前束 肱三头肌	25.0（11.3）	20.0（9.1）	15.0（6.8）
哑铃单臂划船 ［lb（kg）］	背阔肌 三角肌后束 肱二头肌	25.0（11.3）	20.0（9.1）	15.0（6.8）

（续表）

训练动作	发力肌群	50～59岁	60～69岁	70～79岁
第1、2周训练				
坐姿哑铃推举 [lb（kg）]	三角肌 肱三头肌	20.0（9.1）	15.0（6.8）	10.0（4.5）
仰卧起坐（卷腹）（次）	腹直肌	20	15	10
山羊躬身（次）	竖脊肌	15	10	5
第3、4周训练				
哑铃站姿弯举 [lb（kg）]	肱二头肌	15.0（6.8）	12.5（5.7）	10.0（4.5）
哑铃颈后肱 三头肌屈伸 [lb（kg）]	肱三头肌	15.0（6.8）	12.5（5.7）	10.0（4.5）
第5、6周训练				
哑铃耸肩 [lb（kg）]	斜方肌上侧	25.0（11.3）	20.0（9.1）	15.0（6.8）
哑铃提踵 [lb（kg）]	小腿腓肠肌 比目鱼肌	25.0（11.3）	20.0（9.1）	15.0（6.8）
第7、8周训练				
哑铃胸部飞鸟 [lb（kg）]	胸大肌	15.0（6.8）	12.5（5.7）	10.0（4.5）
第9、10周训练				
背部下拉 [lb（kg）]	背阔肌 肱二头肌	60.0（27.2）	50.0（22.7）	40.0（18.1）

表6-6 女性哑铃训练

训练动作	发力肌群	50～59岁	60～69岁	70～79岁
第1、2周训练				
哑铃蹲起 [lb（kg）]	股四头肌 腘绳肌	15.0（6.8）	12.5（5.7）	10.0（4.5）
哑铃卧推 [lb（kg）]	胸大肌 三角肌前束 肱三头肌	12.5（5.7）	10.0（4.5）	7.5（3.4）
哑铃单臂划船 [lb（kg）]	背阔肌 三角肌后束 肱二头肌	12.5（5.7）	10.0（4.5）	7.5（3.4）
坐姿哑铃推举 [lb（kg）]	三角肌 肱三头肌	12.5（5.7）	10.0（4.5）	7.5（3.4）
仰卧起坐（卷腹）（次）	腹直肌	15	10	5

（续表）

训练动作	发力肌群	50~59岁	60~69岁	70~79岁
第1、2周训练				
山羊躬身（次）	竖脊肌	12	8	4
第3、4周训练				
哑铃站姿弯举［lb（kg）］	肱二头肌	10.0（4.5）	7.5（3.4）	5.0（2.3）
哑铃颈后肱三头肌屈伸［lb（kg）］	肱三头肌	7.5（3.4）	5.0（2.3）	2.5（1.1）
第5、6周训练				
哑铃耸肩［lb（kg）］	斜方肌上侧	15.0（6.8）	12.5（5.7）	10.0（4.5）
哑铃提踵［lb（kg）］	小腿腓肠肌比目鱼肌	15.0（6.8）	12.5（5.7）	10.0（4.5）
第7、8周训练				
哑铃胸部飞鸟［lb（kg）］	胸大肌	10.0（4.5）	7.5（3.4）	5.0（2.3）
第9、10周训练				
背部下拉［lb（kg）］	背阔肌肱二头肌	40.8（18.1）	35.0（15.9）	30.0（13.6）

表6-7　训练记录

姓名：			第#周		
顺序	练习动作	运动强度	第1天	第2天	第3天
			第1组	第2组	第3组
1	哑铃蹲起	重量			
		次数×组数			
2	哑铃卧推	重量			
		次数×组数			
3	哑铃单臂划船	重量			
		次数×组数			
4	坐姿哑铃推举	重量			
		次数×组数			
5	仰卧起坐（卷腹）	重量			
		次数×组数			
体重					
日期					
分享心得					

一般来讲，如果患者力量水平低于平均水平，那么我们就需要在表6-5、表6-6建议的基础上将负荷减少10%～20%；对于高于平均水平的患者要在原来的基础上将负荷提高10%～20%。如果患者不能在有效姿势下完成至少8次练习，就需要减少抗阻；如果可以完成12次练习，就需要增加抗阻。参考表6-8提供的数据进行调整。

表6-8　针对完成次数的负荷调整参考

距目标重复次数	低于目标减少lb（kg）	高于目标增加lb（kg）
1	2.5（1.1）	2.5（1.1）
2	5.0（2.3）	5.0（2.3）
3	7.5（3.4）	7.5（3.4）
4	10.0（4.5）	10.0（4.5）
5	12.5（5.7）	12.5（5.7）
6	15.0（6.8）	15.0（6.8）

第一列是患者完成某个特定的练习距离规定目标的次数，第二列是患者需要针对没有完成的次数需要减少的重量，第三栏是患者针对超出完成的次数需要增加的重量。

3. 高血压患者弹力带训练建议

①选择适合自己重量的弹力带，确定起始负荷（起始负荷即该负荷自己可以进行8～12次）。

②学会固定弹力带，在进行每一个动作时，需要将弹力带握稳，或固定在其他稳定的地方，避免对韧带和关节造成不必要的压力。

③一开始在慢速下进行练习，注意控制方式。

④学会在运动的时候调整呼吸，用力时呼气，还原时吸气。

⑤适合的动作举例：

第一，弹力带抗阻半蹲。参与肌群：股四头肌、腘绳肌、臀大肌。

动作要领：站姿，双脚稍比肩宽，双脚踩住弹力带。双手抓住弹力带两端，膝关节弯曲3/4，此时弹力带应适当保持住。在这个高度上，患者将髋关节和膝关节伸直，直到身体直立。稍作停顿，身体缓慢回到准备姿势。患者在向上运动时呼气，在向下运动时吸气。

第二，弹力带推胸。参与肌群：胸大肌、三角肌前缘、肱三头肌。

动作要领：患者坐姿或者身体直立，弹力带与自己胸部同高。弹力带固定在椅子后方或者静止物体上以保证安全。弹力带运行的轨迹应该与胸部平行。弹力带贴近胸部，缓慢向前推出，直到肘关节完全伸直，稍作停顿，然后回到准备姿势。在向前推的阶段呼气，在还原的阶段吸气。

第三，弹力带坐式划船练习。参与肌群：背阔肌、上背斜方肌、肱二头肌。

动作要领：患者坐在一瑜伽垫上，双腿伸直，背部挺直。将弹力带固定在一个安全的位置，或者固定在自己的脚上。手臂向前充分伸直，此时弹力带处于拉长状态。保持弹力带拉长状态，将弹力带向胸部回拉，稍作停顿，然后缓慢回到准备姿势。拉长弹力带阶段呼气，还原阶段吸气。

第四，弹力带肱二头肌弯曲。参与肌群：肱二头肌、肱肌。

动作要领：将弹力带固定在脚下或者平台的钩子上，保证弹力带垂直方向呈一条直线。开始阶段手臂伸直。向上阶段呼气，向下阶段吸气。

具体训练负荷调整可参考表6-9。

表6-9　弹力带抗阻训练指导

训练周期	低	中	高
动作和抗阻训练（次）	5	10	15～20
初始组数（组）	1	1	2
当完成多少次增加组数（次）	10	15	20～25
增加组数至（次）	2	2～3	3～4
组间间歇时间（min）	3	2～3	1～2

4. 高血压与呼吸训练治疗

呼吸运动可影响心交感神经和副交感神经传出活动，使基础心率（呼吸性窦性心律不齐）和动脉血压（blood pressure）出现节律性波动。这是由于交感神经过度激活能通过增加外周血管阻力和心输出量、激活肾素-血管紧张素-醛固酮系统、胰岛素抵抗以及诱发中枢和外周炎性反应等途径引起血压升高。因此，学会调整呼吸对血压的调节尤为重要。

合理的、科学的呼吸训练可以有效地改善肺功能，主要通过增大胸廓活动度，调动横膈膜，最大化地加强通气能力，维持机体的氧供，提高血氧饱和度，加速血液循环，具体方法可以采用腹式呼吸、呼吸控制来进行训练，以提高呼吸效率。

在呼吸之前，做好准备工作：全身放松，可坐，可卧。

①基本要领：思想专一，放松肩部，先呼后吸，吸鼓呼瘪。

②具体方法：把腹部当皮球，用鼻吸气使腹部隆起，略停一两秒后，经口呼出至腹壁下陷。

③关键点：无论是吸还是呼都要尽量达到"极限"量，即以吸到不能再吸，呼到不能再呼为度；同理，腹部也要相应地收缩与胀大到极点，如果每口气直达下丹田则更好。

具体可以按照如下操作：

第一步，全身放松，将双手叠放在小腹上，吸气时小腹鼓起来、呼气时小腹自然还原即可，一次做8～10个，休息2min后，继续做第二组，每天做2次，每次可做2组。

第二步，在第一步的基础上，保持吸气时小腹隆起，逐渐延长吸气时间至3～5min，呼气时小腹放松，延长呼气时间至6～10min，一次做8～10个，休息2min后，继续做第二组，每天做2次，每次可做2组。

注意，针对不同的康复治疗均应配合药物在医生指导下进行。

三、 如何提高患者参与运动的动机和依从性

在经济高速发展的当代社会，多种不良生活方式滋生，极大地增加了高血压发病风险。已证实早期高血压可通过改变生活方式，如增加运动、减少久坐、低盐饮食等逆转或减缓进展。然而多数患者在高血压早期无明显症状，往往不能引起重视。因此应当向患者解释不良生活方式及高血压的心血管病风险，以及坚持运动的益处，定期进行宣教，帮助患者辨别和评估观察自己局部和全身性反应（例如心率、呼吸增快，胸痛症状），以保证运动的有效性和安全性。同时加强患者与医务工作者的沟通和联系，共同分析和评估运动效果，及时调整运动方案，并鼓励患者坚持运动。

本章撰写者：雷莎（绵阳市第三人民医院）

第七章　呼吸系统疾病的体育康复

有数百种不同的疾病可以影响呼吸系统，从普通感冒和流感，到肺炎和慢性阻塞性肺病。其中许多是慢性的，随着时间的推移而逐渐发展，在某些情况下会危及生命。国际呼吸学会论坛发表的一项研究显示，世界上有数亿人患有一种或多种慢性呼吸系统疾病，而每年有超过400万人死于此类疾病。然而，通过适当的治疗和后续护理，这些疾病可以治愈或保持在正常的状态下。

第一节　呼吸系统疾病总论

每个不同的病症都有其自身的致病因素，同样的病症也可能是多种因素共同作用的结果。呼吸系统疾病常见的原因可能包括病毒/细菌感染等、吸烟、对某物的过敏反应、长期吸入对肺部有害的物质（煤、石棉）、呼吸道一个或多个部位的先天性畸形、异常自身免疫反应、遗传/遗传因素和空气污染等。其中，病毒和细菌感染占大多数，常见疾病包括流感、肺炎和扁桃体炎。呼吸道感染在老年人和免疫系统较弱的人中很常见。

在2019年出现的新型冠状病毒感染（Corona Virus Disease 2019，COVID-19），简称"新冠感染"，也属于呼吸系统疾病。新型冠状病毒感染是指2019新型冠状病毒感染导致的感染。根据现有病例资料，新型冠状病毒感染以发热、干咳、乏力等为主要表现，少数患者伴有鼻塞、流涕、腹泻等上呼吸道和消化道症状。重症病例多在1周后出现呼吸困难，严重者会快速进展为急性呼吸窘迫综合征、脓毒症休克、难以纠正的代谢性酸中毒和出凝血功能障碍及多器官功能衰竭等。值得注意的是重症、危重症患者病程中可为中低热，甚至无明显发热。轻型患者仅表现为低热、轻微乏力等，无肺炎表现。从目前的病例情况看，多数患者预后良好，少数患者病情危重。传播途径主要为直接传播、气溶胶传播和接触传播。

总体来说，预防呼吸系统疾病要遵循以下措施：

①主动吸烟和被动吸烟是许多呼吸系统疾病（哮喘、慢性阻塞性肺疾病和肺癌）的主要危险因素，因此鼓励患者戒烟和远离烟雾环境。

②用抗菌肥皂或者消毒液洗手，尤其是在吃或接触食物之前。

③不要用不干净的手触摸脸或鼻子，这是传染病传播的主要途径之一。

④避免走近流感患者或任何类似的细菌或病毒感染者，因为这些细菌能在空气中传播，人们可能通过吸入受污染的空气而受到感染。

⑤接种流感疫苗，尤其是在流感季节。

⑥遵循营养饮食和饮用大量的水，有助于增强免疫力和排出毒素。

第二节　慢性阻塞性肺疾病的体育康复

慢性支气管炎是支气管内膜的炎症，它的特点是每天咳嗽和产生痰液。虽然慢性阻塞性肺疾病是一种进行性疾病，随着时间的推移会变得更糟，但慢性阻塞性肺疾病是可以治疗的。通过适当的管理，大多数慢性阻塞性肺疾病患者可以实现良好的症状控制和生活质量，以及降低其他相关疾病的风险。

一、慢性阻塞性肺疾病的概述

慢性阻塞性肺病（chronic obstructive pulmonary disease，COPD）是一种慢性炎症性肺病，导致肺部气流受阻。症状包括呼吸困难、咳嗽、产生黏液（痰）和喘息。它通常是由长期接触刺激性气体或颗粒物引起的，最常见的是香烟烟雾。慢性阻塞性肺病患者患心脏病、肺癌和其他各种疾病的风险增加。肺气肿和慢性支气管炎是导致COPD的两种最常见的疾病，这两种情况通常同时发生，只是在慢性阻塞性肺疾病患者中严重程度不同。

二、慢性阻塞性肺疾病的症状

慢性阻塞性肺疾病的症状在严重的肺损伤发生之前一般不会出现，通常会随着时间的推移而恶化，特别是在持续吸烟的情况下。慢性阻塞性肺疾病的症状和体征可能包括：呼吸急促，尤指在体育活动中喘息、胸闷，这是一种慢性咳嗽，可能产生透明、白色、黄色或绿色的黏液（痰）、频繁呼吸道感染、精力不足、体重减轻（后期）、脚踝、脚或腿肿胀。

三、慢性阻塞性肺疾病的原因

（一）阻塞性通气障碍

慢性细支气管炎时，由于小气道的狭窄、阻塞或塌陷，导致阻塞性通气障碍，使肺泡内残气量增多。细支气管周围的炎症使肺泡壁破坏、弹性减弱，更加影响肺的排气能力，末梢肺组织则因残气量不断增多而发生扩张，肺泡孔扩大，肺泡间隔也断裂，扩张的肺泡互相融合形成气肿囊腔。

此外，细支气闭塞时，吸入的空气可经存在于细支气管和肺泡之间的Lambert孔进入闭塞远端的肺泡内（即肺泡侧流通气），而呼气时，Lambert孔闭合，空气不能排出，也是导致肺泡内储气量增多、肺泡内压增高的因素。

（二）弹性蛋白酶增多、活性增高

与肺气肿发生有关的内源性蛋白酶主要是中性粒细胞和单核细胞释放的弹性蛋白酶。此酶能降解肺组织中的弹性硬蛋白、结缔组织基质中的胶原和蛋白多糖，破坏肺泡壁结构。慢性支气管炎伴有肺感染，尤其是吸烟者，肺组织内渗出的中性粒细胞和单核细胞较多，可释放多量弹性蛋白酶。同时，中性粒细胞和单核细胞还可生成大量氧自由基，能氧化 α-1-抗胰蛋白酶活性中心的蛋氨酸使之失活。α-1-抗胰蛋白酶是弹性蛋白酶的抑制物，其失活后则增强了弹性蛋白酶的损伤作用。

（三）α-1-抗胰蛋白酶缺乏症

α-1-抗胰蛋白酶（α-1-antitrypsin，AAT）由肝细胞产生，是一种分子量为45000～56000的糖蛋白，它能抑制蛋白酶、弹性蛋白酶、胶原酶等多种水解酶的活性。遗传性 α-1-抗胰蛋白酶缺乏是引起原发性肺气肿的原因，有大约1%的慢性阻塞性肺疾病患者会出现这种情况。α-1-抗胰蛋白酶缺乏具有遗传性，肺气肿的发病率比一般人高15倍，主要是全腺泡型肺气肿。α-1-抗胰蛋白酶缺乏可导致肝病、肺病或两者兼而有之。对于与AAT缺乏相关的COPD成人，治疗方案包括那些更常见类型COPD患者的治疗方案。此外，部分患者可以通过替换缺失的AAT蛋白来治疗，防止进一步对肺部的损害。

四、慢性阻塞性肺疾病的治疗

现有药物治疗可以减少或消除患者的症状、提高活动耐力、减少急性发作次数和严重程度以改善健康状态。吸入治疗为首选，指导患者正确使用各种吸入器，向患者解释治疗的目的和效果，有助于患者坚持治疗。

五、慢性阻塞性肺病的体育康复疗法

（一）康复锻炼的目的

①改善肺部的通气功能，提高呼吸的效率。

②缓解或控制COPD的急性症状及并发症。

③消除疾病遗留的功能障碍和心理影响，开展积极的呼吸和运动训练，发掘呼吸功能潜能。

④指导患者如何争取日常生活中的最大活动量，并提高其对运动和活动的耐力，增加其日常生活自理能力，减少对住院的需要。

（二）呼吸功能评定

目前，较为便捷的呼吸功能评定是主观感觉判断，以有无气短、气促症状为标准，通常分为0～5级（表7-1）。

表7-1　呼吸功能评定量表

0级	存在不同程度的呼吸功能减退，但活动如常人，日常生活活动能力不受影响，即和常人一样，并不过早出现气短、气促
1级	劳动时出现气短，但同样的常人尚未出现气短
2级	平地步行无气短，但速度较快或上楼、上坡时出现气短而同行的同龄健康人并未出现气短
3级	平地慢走不及百步出现气短
4级	讲话或穿衣等轻微日常生活活动时出现气短
5级	安静时也有气短，无法平卧

（三）体育康复方法

COPD康复锻炼常用的几种方法：缩唇呼气；腹式呼吸；强化呼吸肌；体位引流；拍背排痰；有效咳嗽；骨骼肌放松锻炼；有氧运动。

1. 缩唇呼气

（1）目的

升高呼气时的气道内压，防止气道塌陷和气体陷闭。

（2）方法

患者闭嘴经鼻吸气，然后缩唇（吹口哨样口形）缓慢呼气4～6s，其缩唇大小程度由患者自行选择调整，不要过大或过小，以呼出气流能使距口唇15～20cm处的蜡烛火焰倾斜而不熄灭为适度。吸气和呼气的比例在1：2进行，慢慢地吸气和呼气的比例可达到1：4。因活动导致呼吸困难时采用缩唇呼气可很快缓解呼吸困难并解除其紧张、惊恐的情绪。

2. 腹式呼吸

（1）目的

重建生理性的呼吸模式。COPD患者活动时易出现呼吸困难的症状，长此以往，患者渐渐习惯于胸式呼吸。但是作为基本的呼吸类型的胸式呼吸可造成呼吸效率低下，增加呼吸困难，引发恶性循环。这时就需要患者采用高效率的呼吸方法。

（2）方法

①体位：患者可取卧位、半卧位、坐位、前倾坐位（20°～45°）等各种体位。

②姿势：一只手放在腹部，另一只手放在上胸部。

③动作要领：吸气时患者自觉地鼓起腹部，尽量用腹部肌肉推动放在腹部的手向前移动；呼气时放在腹部的手稍用力，帮助腹部恢复。放在上胸部的手用于监督胸部有无明显起伏。

④呼吸节律和频率：呼吸须按节律进行，吸与呼之比以1：2或1：3为宜。尽量每分钟呼吸7～8次，每日3次，每次10～15min。

腹式呼吸能使横膈肌的活动变大，胸锁乳突肌等辅助呼吸肌的活动减少，从而使潮气量、呼吸效率、动脉氧分压上升，而呼吸频率、每分钟通气量减少。又称膈式呼吸锻炼，能增加膈肌的收缩能力和收缩效率，增加潮气量，缓解呼吸困难。缩唇呼气和腹式呼吸最好能联合应用，持之以恒，尽量做到"习惯成自然"，能使呼吸困难得到最大改善。开始此项锻炼时应由医护人员示范并指导，每日训练2次，每次10～15min，掌握方法后增加锻炼次数和时间，力求成为患者不自觉的习惯性呼吸形式。

3. 强化呼吸肌

（1）目的

增加呼吸肌的力量，以改善通气功能、改善呼吸急促的状态、改善运动能力。

（2）方法

①腹部重锤负荷法：在进行腹式呼吸锻炼时（尤其是在吸气过程中），在腹部加重物以对抗腹部膨隆，使腹部辅助呼吸肌及横膈肌的运动强度增加。

②利用呼吸训练器具增强呼吸肌：使用吸气训练仪，在吸气时增加抵抗。

4. 体位引流

又叫"体位排痰"。

（1）适用

用于以下几种情况：①痰多不能咳出；②避免体力过度消耗；③需尽可能地完全将痰排出。

（2）原则

将病变部位放在高位，使引流支气管开口向下。

（3）时间

排痰时间不宜过长。分泌物少时以每日2次为宜，分泌物多时以每日3~4次为宜。每个部位5~10min；如多个部位需要引流，不得超过45min。

（4）注意

①年老体弱、患有严重的心脏病和（或）高血压、心力衰竭及明显呼吸困难、紫绀、高热等患者应禁用。

②有支气管痉挛者，可先吸入支气管扩张剂。

③宜在饭前进行。

④近期脊柱损伤或脊柱不稳定、近期肋骨骨折及严重的骨质疏松的患者禁用。

5. 拍背排痰

（1）方法

以微屈手掌（手屈曲成杯状，又称"空心掌"）或机械叩拍器叩击胸壁产生震动，使患侧部位支气管壁上的分泌物向较大支气管移动。总体上应遵循"从外向内，从下向上"的顺序叩击。

（2）时间

每日3次，每次2~3min；叩拍和震动宜在进餐后2h进行；患者咳嗽时可酌情增加叩击次数。

（3）注意

对老年人和外科术后的患者，叩击的力度不能过大；叩击的时机应在呼气时。

（4）禁忌证

疑有肺栓塞、出血、疼痛严重、肿瘤等疾患的人禁用。

6. 有效咳嗽

①患者坐位或立位，上身略前倾（最好抓扶结实的支撑物）。
②缓慢深吸气，屏气几秒后腹肌用力收缩。
③张口连咳3声，咳嗽时可用手按腹部促进气体排出。
④停止咳嗽，缩唇将余气尽量呼出。
⑤连做2~3次，休息和正常呼吸几分钟后再重新开始。
⑥如深吸气诱发咳嗽，可尝试断续分次吸气。

7. 骨骼肌放松锻炼

患者可舒适地平卧在床上或坐在椅子上，也可取立位，使所有肌肉尽可能放松，缓慢地吸气，缩小口形呼气。取坐位时，躯干前倾20°左右，双肘弯曲90°，肩部放松，双上臂及肩关节前后做环形运动，动作应轻柔、缓和，头部缓慢地左右旋转。改为立位，两脚分开，与肩同宽，两臂自然下垂、放松，然后缓缓地前后摆动，躯干左右缓慢旋转。上述每个动作按要求做10~20次。

取卧位，对以下各部分进行锻炼：
①足部：先将足和趾用力屈，持续5s，然后放松，左右足交替进行。
②下肢：将下肢抬离床面，该侧下肢保持紧张达5s，然后平放床上，使肌肉放松，左右下肢交替进行。
③骨盆：腹部、臀部肌肉用力收缩5s，然后放松。
④腹部：缓慢深吸气后屏气，使胸背部肌肉保持紧张3s，然后放松，并缩唇缓慢呼气，经鼻吸气，从口呼气，呼吸气应缓慢均匀。
⑤上肢：上肢前伸并握拳，使上肢肌肉保持紧张5s，然后平放于床上放松。
⑥肩部：高耸双肩3s，然后放松。
⑦颈部：下颌接近胸壁，颈部肌肉保持紧张3s，然后左右轻摆头部，放松颈部肌肉。
⑧面部：紧闭双眼，皱锁眉头，咬紧牙关，然后放松。

8. 有氧运动

意义和目的：COPD患者常伴有行动困难、耗氧量增加，若同时因肺部病理变化导致摄氧量不足，则容易导致呼吸困难，会进一步导致运动量下降，肌力、耐力随之下降，引起废用性综合征，长此以往，会形成恶性循环。有氧运动的目的在于提高患者全身的耐力，改善心肺功能，防止上述恶性循环发生。

运动强度的测定：有氧运动的运动强度主要由患者的自觉症状、心率、心律、血压、血氧饱和度、摄氧量、无氧阈等指标综合判断决定，还可以进行心肺运动试验（CPET）来决定。

（1）步行锻炼

步行的速度可以根据患者的心功能情况而定，慢速每分钟60～80步，中速每分钟80～100步，快速每分钟100～120步。步行中可结合上肢扩胸式辅助动作，以增加效果。目前多采用12min行走试验，即受试者在12min内做最大努力平地行走的最长距离。

随着全身活动量的增加，12min平地行走距离增加。试验时根据患者主观感觉呼吸困难与心悸的程度，结合呼吸频率、心率、肺通气量等客观指标确定锻炼强度。疗效的评定主要根据12min行走距离以及锻炼前后呼吸、心率的变化。

（2）登楼梯

登楼梯运动配合呼吸训练也是一种运动锻炼方式，先用鼻吸气，然后缩小口唇呼气，每登2级阶梯呼吸一次。

六、慢性阻塞性肺疾病的注意事项

①戒烟。

②减少职业粉尘的吸入和化学物质的吸入，接触职业粉尘的工人要做好防护，比如煤矿工人、金属矿、棉纺织业工人。

③不要紧闭窗门，注意室内通风。

④应该避免在室内、生活区抽二手烟。平时要防止呼吸道感染，积极预防感冒。

⑤在阴霾天气尽量减少外出，在流感季节减少出入公众场所，以避免流感感染和加重病情。

⑥少吃低碳水化合物的食物。病情比较严重的慢性阻塞性肺疾病患者会因为该病症而出现呼吸困难的情况，而碳水化合物的食用会导致患者的呼吸中枢兴奋，使得呼吸困难加重，导致病情加重，使患者承受更多的痛苦。

⑦高蛋白饮食，比如猪肝、鸡蛋、黄花鱼、带鱼、瘦牛肉等。避免食用奶制品，奶制品的食用会导致患者体内的痰液变得更加浓稠，使得患者排痰受到阻碍，加重感染的情况发生。

⑧多食用富含维生素C的水果和蔬菜，这类食物可以帮助患者有效提高支气管黏膜的防御能力，有效改善呼吸道感染的症状，起到辅助治疗慢性阻塞性肺疾病的效果。

七、慢性阻塞性肺疾病的预防

与某些疾病不同，慢性阻塞性肺疾病通常有明确的病因和明确的预防途径，而且有办法减缓疾病的进展。大多数病例都与吸烟直接相关，预防慢性阻塞性肺病的最好方法是永远不吸烟或者立刻戒烟。

①避免接触化学烟雾和粉尘。

②每年接种流感疫苗。

③定期接种肺炎球菌肺炎疫苗，以减少或预防某些感染。

④如果感到悲伤或无助，或者认为自己正在经历抑郁，及时和医生交谈。

⑤呼吸功能锻炼。COPD患者治疗中一个重要的目标是保持良好的肺功能，只有保持良好的肺功能，才能使患者有较好的活动能力和良好的生活质量。因此呼吸功能锻炼非常重要。患者可通过呼吸瑜伽、呼吸操、深慢腹式阻力呼吸功能锻炼、唱歌、吹口哨、吹笛子等进行肺功能锻炼。

⑥耐寒能力锻炼。耐寒能力的降低可以导致COPD患者出现反复的上呼吸道感染，因此耐寒能力对于COPD患者同样很重要。患者可采取从夏天开始用冷水洗脸、每天坚持户外活动等方式锻炼耐寒能力。

第三节　哮喘的体育康复

哮喘是一种常见的疾病，在美国患病率约为5%，是2～17岁人群疾病和残疾的主要原因。在过去的25年中，哮喘的发病率一直在上升，特别是在5岁以下的儿童中。发生在儿童期的哮喘更容易引起过敏，并表现出季节性变化。职业暴露于空气中的刺激物或过敏原导致至少10%的成人慢性哮喘。此外，慢性鼻窦炎和胃食管反流病与哮喘也有统计学相关性。

一、哮喘概述

哮喘是以反复发作的呼吸困难为特征的一种疾病，是一种慢性炎症性疾病。主要是由于平滑肌痉挛、黏膜水肿和气道内黏液过多而导致支气管和细支气管的口径可逆地缩小。主要症状是呼吸困难、喘息和咳嗽。从偶尔的喘息和轻微的呼吸困难到几乎导致窒息的严重发作，差别很大。空气中的过敏原（例如霉菌、花粉、动物皮屑、尘螨和蟑螂抗原等）、吸入刺激物（例如冷空气、香烟烟雾、臭氧等）、体育锻炼、呼吸道感染、心理压力或其他因素，都可能导致发病或病情加重。支气管哮喘的症状和体征是由肥大细胞、嗜酸性粒细胞、淋巴细胞、中性粒细胞和上皮细胞局部释放的炎症介质（例如组胺、白三烯、前列腺素）及其他物质引起的。在阵发性发作期间或用乙酰胆碱或组胺进行诊断性激发后，气道口径可能突然急剧减小，并且在施用支气管扩张剂（例如吸入β-肾上腺素受体激动剂或皮下肾上腺素）后可能迅速恢复正常。

哮喘恶化的特点是症状迅速进行性恶化，主要是呼吸困难、咳嗽、喘息和胸闷。病情恶化的程度可能有所不同，从咳嗽和以中度呼吸急促为特征的轻微、短暂恶化到非常严重和危及生命的状况均有可能发生。哮喘的临床特征包括呼吸频率增加、咳嗽、呼气时间延长和呼吸困难。呼气流量限制可通过肺功能测量［呼气峰流速（PEF）或第一秒用力呼气容积（FEVI）］进行量化、客观化和监测。

正确认识急性期的早期症状，判断其严重程度，及时开始治疗是至关重要的。治疗哮喘恶化的策略包括反复使用快速作用的吸入性支气管扩张剂、早期应用全身糖皮质激素和补充氧气，尽快解决气流限制，改善低氧血症。

二、哮喘的原因

根据病因可将哮喘分为三类。

（一）过敏性或特应性哮喘

有时称为外源性哮喘，是由抗原过敏引起的。通常过敏原以花粉、灰尘、烟雾、汽车尾气或动物皮屑的形式悬浮在空气中。超过一半的儿童和青年哮喘病例属于这种类型。

（二）固有性哮喘

通常继发于支气管、鼻窦、扁桃体和腺样体的慢性或反复感染。有证据表明，这种类型是因对引起感染的细菌或更常见的病毒过敏而引起的。感染、情绪因素和暴露于非特异性刺激物中都可导致发病。

（三）混合型

是外在和内在因素的结合，它可能与免疫反应的超敏反应有关。患者通常会给出一个家族病史，包括一种或另一种过敏原和个人过敏性疾病史。包括产生情绪压力的事情、湿度和温度的环境变化以及暴露于有毒烟雾或其他空气中的过敏原。

三、哮喘的症状

典型的哮喘发作以呼吸困难和喘息型呼吸为特征。患者通常采用典型的坐姿，身体前倾，以便使用所有辅助肌肉呼吸。皮肤通常因出汗而苍白湿润，但严重时嘴唇和牙床可能发绀。在发作的早期，咳嗽可能是干咳。但随着发作的进行，咳嗽会变得更浓、顽固，有黏液样痰。

四、哮喘的治疗

外源性哮喘的治疗首先要确定引起哮喘发作的过敏原。需要通过患者的描述将触发或加重症状的特定环境物质和情感因素联系起来。非过敏性哮喘患者应避免感染、非特异性刺激物（如香烟烟雾）和其他引起哮喘发作的因素。

治疗哮喘的药物主要用于缓解症状，目前还没有治愈哮喘的方法，但是可以通过个体化的药物治疗加上休息、放松和避免致病因素来控制。支气管扩张剂如肾上腺素和氨茶碱可用于扩大细支气管，从而缓解呼吸窘迫。也可以使用药物（祛痰药）稀释分泌物并帮助排出。哮喘患者病情特别严重者必须给予特别的关注和药物治疗，以避免心脏过度紧张和严重的呼吸困难。

五、哮喘的体育康复疗法

Franca Pinto等人（2015年）的一项前瞻性随机试验研究了58名中重度哮喘患者，作为非药物治疗的补充，将其随机分为对照组或有氧训练组，并进行了为期3个月的随访。结果表明，肺康复对支气管高反应性、血清炎症、生活质量和哮喘恶化有积极影响。所以，定期进行体力活动可能有益于呼吸系统症状、生活质量和支气管炎症。

（一）有氧运动

比如走路、跑步、骑自行车，游泳（尤其是没有使用氯气消毒的泳池）可使哮喘的症状减少。最初可从每周2～3次开始，逐渐提升至5次/周。最好在医院进行运动测试后，由医生帮助制订运动计划。如果因为各种原因不能进行心肺运动试验的，也可以使用80%的6min步行试验的速度作为初始的运动强度，后期可以逐渐提升。最初至少20～30min/d，以后可以逐步增至40min。

（二）抗阻训练

可以使用健身房的固定器械，也可以在家里使用弹力带、小哑铃等进行锻炼。推荐以复合动作为主，如胸部推举、肩部推举、下拉、下背部伸展、卷腹、腿部推蹬、下蹲，也可以进行一些重要肌群的单关节动作，如二头肌弯举、三头肌伸展、四头肌伸展、腿弯举（小腿屈伸）、提踵运动等。以自己能完成10～15次的重量进行比较合适，一次进行3～4组，同一块肌肉一周2～3次。通常建议30～40min。

开始时根据之前的1次重复最大力量测试量身定制重量。患者通常从8次重复开始，最多进行10次。当患者能够在理想次数以上重复1～2次时，负荷应依次增加2%～10%。频率从每周3～5次不等，总共15～20次。

（三）耐力训练

虽然运动提高耐力的机制尚不清楚，但是一些研究已经证明，除了心理训练效果外，运动训练还能增强外周肌肉，使生物和生理变化，降低呼吸频率、通气需求，减少动态肺过度膨胀。

耐力训练包括上肢和下肢的训练，随着患者表现改善，耐力训练的工作量也会增加。通常在12周内每周安排2～5次。对于哮喘患者，根据当前指南，应在开始运动前15min服用短效β2受体激动剂（Spooner等人，《全球哮喘倡议》，2018年）。训练负荷基于心肺运动试验或野外行走试验（分别为60%～70%VO_{2max}或最大60%～80%～100%HR），连续或间歇运动20～30min。

（四）体力活动

体力活动可能影响哮喘的发病率。在一项系统综述和荟萃分析中，Eijkemans等人强调，体力活动可能是预防哮喘发展的一个保护因素。如果没有禁忌证，应嘱患者保持积极的生活方式，世界卫生组织建议"每周至少进行150min的中等强度体力活动，或每周至少进行75min的高强度体力活动，或者是中等强度和高强度运动的等效组合。所有活动必须在至少10min的时间内进行，以便有益于心肺系统"。

（五）呼吸再训练

呼吸再训练被认为是一种替代性的运动训练，是一种较为新型的运动形式，其在肺康复中的作用尚不完全清楚。呼吸再训练技术旨在降低呼吸频率，改善通气和气体交换，以减少空气滞留。吸气肌训练已被证明可以减少哮喘患者的呼吸困难，增加吸气肌力量，提高运动能力。到目前为止，还没有明确的证据支持或否定哮喘患者的吸气肌训练，因此，特定的呼吸肌测试和训练应限于临床医生根据临床病史仔细挑选的患者。

（六）呼吸训练

呼吸训练有助于呼吸症状控制不好的哮喘患者。训练通常包括鼻呼吸和慢呼吸训练、控制屏气和放松训练，应由呼吸治疗师面对面进行，或由数字支持进行自我指导。此外，瑜伽也是一种新的治疗方法，瑜伽对哮喘患者的生活质量和症状都有积极影响。

（七）营养咨询和体重管理

康复计划应包括营养咨询和体重管理。呼吸系统疾病患者因为体力活动受到限制，并且在病情恶化时口服糖皮质激素产生不良影响，会出现肥胖的情况。减肥有助于减少呼吸工作。肥胖是哮喘的一个重要风险因素，超重的人比体重正常的人更容易患哮喘。因为肥胖者风险增加高达92%，因此《全球哮喘倡议》（全球哮喘倡议，2018年）中建议所有肥胖哮喘患者减肥。事实上，肥胖是哮喘患者常见的共病，肥胖患者很有可能发展为难以治疗的哮喘，其呼吸系统症状控制不佳，对皮质类固醇的反应降低。

（八）心理咨询

哮喘是焦虑和抑郁的危险因素，可能导致疲劳和减少体力活动。对患有持续性哮喘的成年人，应单独或分组进行心理咨询，鼓励患者参加社会活动，因为讨论能使患者对自己的疾病感到更舒服。与常规护理相比，认知行为疗法更能改善患者生活质量、哮喘控制和焦虑水平。

（九）哮喘患者的体育康复注意事项

①正处在急性发作期（症状恶化）的哮喘患者不能进行训练，应等症状缓解，气道功能改善后再开始运动。

②根据医生的建议，可以在运动前或后，使用短效支气管扩张剂来避免或治疗运动诱发的支气管收缩。

③应避免在寒冷的环境或者经空气传播的过敏原或污染物的环境中运动。

④运动诱发的支气管收缩，除了可能被高强度的运动诱发以外，也可能被长时间的运动诱发，所以应当避免运动总时间过长。

⑤长期使用口服激素来治疗哮喘的患者可能会存在外周肌肉萎缩，因此应当加强抗阻训练。

第四节　慢性缺氧血性肺源性心脏病的体育康复

慢性肺源性心脏病最常见的为慢性缺氧血性肺源性心脏病，又称阻塞性肺气肿性心脏病，简称肺心病，是指由肺部胸廓或肺动脉的慢性病变引起的肺循环阻力增高，致肺动脉高压和右心室肥大，伴或不伴右心衰竭的一类心脏病。肺心病在中国是常见病、多发病。

2000—2002年在全国调查2000多万人，其中肺心病的平均患病率为0.4%。居住在日照不足又过于潮湿的西南高原地区及抽烟的人群患病率更高，并随年龄的增长而增高，91.2%以上患者年龄在41岁以上。男女性别无明显差异，患病率最高可达15.7%～49.8%。

一、慢性缺氧血性肺源性心脏病的发病机制

①支气管病变。支气管黏膜炎变、增厚、黏液腺增生、分泌亢进，腺泡扩张伴大量分泌物，支气管腔内炎症渗出物及黏液分泌物潴留，形成黏液阻塞，支气管纤毛上皮遭受不同程度损害，波及纤毛上皮净化功能。病变向下到细支气管，可出现平滑肌肥厚，使管腔狭窄而不规则，加上管壁痉挛、软骨破坏、呼吸气时管腔容易发生闭陷等改变，使细支气管不完全或完全阻塞。

②肺泡病变。由于支气管发生上述病变，使排气管受阻，肺泡内残气量增多，压力增高，肺泡过度膨胀，使泡壁在弹力纤维受损的基础上被动扩张，泡壁断裂，使几个小泡融合成一个大泡而形成肺气肿。

③肺血管病变。慢性阻塞性肺疾病常反复发作支气管周围炎及肺炎，炎症波及支气管动脉和附近肺动脉分支，使支气管动脉呈不同程度增厚，出现肺细动脉肌化，Ⅰ型及Ⅱ型胶原面积增多，肺小动脉内膜纤维性增厚。此外可有非特异性肺血管炎、肺血管内血栓形成等。约30%患者中出现扩张的交通支，可产生动-静脉分流。

④心脏病变。右心室肥大、室壁增厚、心腔扩张、肺动脉圆锥膨隆、心肌纤维有肥大和萎缩等改变，间质水肿，灶型坏死，坏死灶后为纤维组织所替代。部分患者可合并冠状动脉粥样硬化性病变。

肺心病引起的并发症最常见为酸碱平衡失调和电解质紊乱。其他可能会有上消化道出血和休克，其次为肝、肾功能损害及肺性脑病，少见的有自发性气胸、弥散性血管内凝血等，后者病死率高。

二、慢性缺氧血性肺源性心脏病的症状和体征

（1）患者会出现慢性咳嗽、咳痰或有哮喘史，逐步出现乏力、呼吸困难

肺心病的早期表现是长期咳嗽、咳痰及不同程度的呼吸困难，特别是活动后或在寒冷季节症状更为明显。肺心病的早期心肺功能处于代偿期，患者没有特异性症状，患者安静时可以没有症状，所以该病不易引起人们注意。但是只要出现以下情况，往往提示已患有肺心病：

①长期反复咳嗽、咳痰。

②每到寒冷季节病情加重，咳嗽加剧，痰量增多、变浓或呈黄色。

③稍微活动如上楼梯或快步走路时，出现气短、呼吸急促、心悸、心前区疼痛、乏力、胸闷等症状，休息后可以好转。

④指端、口唇及口唇四周呈青紫色。

⑤心率加快，心律不齐。

（2）肺组织损害严重引起缺氧、二氧化碳潴留，可导致呼吸和（或）心力衰竭

①呼吸衰竭缺氧早期主要表现为紫绀、心悸和胸闷等，病变进一步发展时发生低氧血症和高碳酸血症，可出现各种精神神经障碍症状，称为肺性脑病。表现为头痛、头胀、烦躁不安、语言障碍，并有幻觉、精神错乱、抽搐或震颤等。动脉血氧分压低于3.3kPa（25mmHg）时，动脉血二氧化碳分压超过9.3kPa（70mmHg）时，中枢神经系统症状更明显，出现神志淡漠、嗜睡症状，进而昏迷以至死亡。

②心力衰竭多发生在急性呼吸道感染后，因此常合并呼吸衰竭，患者出现气喘、心悸、少尿、紫绀加重、上腹胀痛、食欲不振、恶心甚至呕吐等右心衰竭症状。可出现各种心律失常，特别是房性心律失常、肝肿大伴压痛、水肿和腹水，病情严重者会导致休克。

此外，由于肺心病是以心、肺病变为基础的多脏器受损害的疾病，因此在重症患者中，可有肾功能不全、弥散性血管内凝血、肾上腺皮质功能减退所致面颊色素沉着等表现。

三、慢性缺氧血性肺源性心脏病的体育康复疗法

（一）呼吸训练

呼吸训练可以增强呼吸肌尤其是膈肌的活动，减慢呼吸频率，变浅快呼吸为深慢呼吸，提高肺泡通气量，改善气体分布，提高血氧饱和度（SaO$_2$），从而改善呼吸功能。

1. 呼吸功能康复操

训练原则：以主动活动为主，被动活动为辅。训练开始前由治疗师讲解注意事项，并分析呼吸康复操的作用原理，端正患者训练态度，引导患者掌握正确的锻炼方式。

2. 缩唇呼吸训练

指导患者取半坐卧位或坐位，闭嘴，用鼻呼吸，完成后指导其缩唇训练（形似吹口哨），缓慢呼吸3～5s，在锻炼的过程中，缩唇程度与大小可根据患者实际情况进行调整，呼气力度以呼出的气体恰好使远处15～18cm的蜡烛火焰向后倾斜。每日练习3～5次，每次10～15min。

3. 全肺深呼吸训练

患者直立，两脚展开与肩平齐，双臂向外展，并缓慢向上，双掌在头部上方合十。指导患者身体前倾，同时告知患者做深呼吸，每次15min，每日2～5次。

4. 单侧下肺呼吸训练

患者双脚与肩平齐，单侧上臂外展并向上抬起。嘱患者做深吸气，同时身体向右侧弯曲，与身体呈45°～60°角，做深呼气，缓慢恢复至原位。

5. 腹式呼吸训练

患者取坐位，一手放在胸前，另一只手放在腹部。嘱患者腹部尽量保持稳定一致，患者在呼气时，稍微用力按压腹部，保持其腹部最大限度地回缩。吸气时与手部压力对抗，腹部鼓起，保持呼吸时鼻进口呼，呼气时间为吹气时间的1～2倍，每次3min，逐渐延长训练时间至8～15min，每日3～5次。

6. 躯干动力性呼吸训练

患者坐位，自然吸气，吸气时保持身体前倾，双手自然下垂，训练5～8min。指

导患者双手平举并吸气，一条腿向腹部弯曲，双手围抱呼气。完成后，患者做行走呼吸，走2步吸气1次，再走5步呼气1次。以此重复练习10min，每日3～5次。

（二）力量训练

指导患者进行力所能及的活动和锻炼。力量训练可以改善代谢能力、增强耐力、提高免疫力，对延长缓解期，减少急性发作具有重要意义。

四、注意事项

①根据医嘱限制进食液体。询问医生每天摄入液体的量。过多的液体会增加肿胀的风险，使肺心病恶化。

②吃健康的食物，通过改变饮食来控制症状。吃含盐量低的食物和健康的食品，包括水果、蔬菜、全麦面包、低脂乳制品、豆类、瘦肉和鱼类。

③保持健康的体重。

④如果是女性，防止怀孕。怀孕期间，心脏需要比平时更努力地工作，对孕妇和胎儿都有生命危险。

⑤禁酒。酒精会使人呼吸困难，加重肺心病恶化。

本章撰写者：张童（首都体育学院）

第八章　代谢障碍的体育康复

本章主要讨论的是三大营养物质糖、脂肪、蛋白质代谢异常所导致的疾病。糖、脂肪、蛋白质代谢由中间产物联系互相关联，往往其中一种物质代谢紊乱会引起其他物质的代谢异常。运动是糖尿病、肥胖治疗的必要措施之一，且具有副作用小等优点。

第一节　糖尿病的体育康复

糖尿病（Diabetes Mellitus）是一组由于胰岛素分泌缺陷和（或）作用缺陷所引起的，以慢性高血糖为特征的代谢性疾病。当今社会科技水平不断进步，生产力提高，人们生活方式发生改变，饮食结构随之变化，糖尿病的发生率不断上升。根据世界卫生组织（WHO）统计，截至2000年全球有糖尿病患者1.7亿，预计至2030年，全球糖尿病人数将上升至3.6亿。

据中国糖尿病流行病学调查发现，至2008年，我国成年糖尿病人数高达9240万，已成为全球糖尿病人数最多的国家。近年来糖尿病的发病率呈迅猛上升状态，据2013年最新统计数据显示，我国成年人糖尿病的发病率已经达到11.6%，其中2型糖尿病（Type 2 Diabetes Mellitus）占90%以上。

糖尿病新的分型方案将糖尿病分为4种类型，即1型糖尿病、2型糖尿病、妊娠糖尿病和其他特殊类型糖尿病。

1型糖尿病是由于β细胞被破坏，导致胰岛素的缺乏，血糖水平增高；2型糖尿病主要由于胰岛素抵抗同时伴有胰岛素相对不足或是胰岛素分泌缺陷伴有或不伴有胰岛素抵抗，导致血糖升高；妊娠糖尿病是由妊娠妇女原来未发现糖尿病，在妊娠期，通常在妊娠中期或中后期才发现的糖尿病；其他特殊类型糖尿病是由β细胞功能缺陷、胰岛素作用遗传缺陷、胰外分泌疾病、其他内分泌并所致者、病毒感染、特殊免疫调节异常、其他伴糖尿病的遗传性代谢病等。

一、易患糖尿病的原因

（一）遗传因素

糖尿病是有遗传性的。糖尿病患者亲属中，糖尿病的发生率显著其他普通人。

（二）环境因素

病毒感染是最重要的环境因素之一，病毒感染可直接损伤胰岛组织引起糖尿病发生，也可损伤胰岛组织后，诱发自身免疫反应，进一步损伤胰岛组织而引起糖尿病。

（三）运动因素

适量的运动有助于消耗体内多余的热量，但如今人们已经越来越懒散。在日常生活中，抽烟、高糖高脂膳食、高胆固醇、肥胖症、高血压病以及缺乏有规律的运动都会诱发糖尿病。

二、糖尿病的危害

糖尿病会造成患者微血管病变、大血管和神经病变，这些并发症是其致死、致残的主要原因。微血管病变主要指肾脏病变和眼底病变。大血管病变主要指脑血管、心血管和其他大血管，特别是下肢血管的病变。神经病变主要包括负责感官的感觉神经，支配身体活动的运动神经，以及管理内脏、血管和内分泌功能的自主神经病变等。

随着糖尿病患病率的增加，糖尿病大小血管并发症像心肌梗死、脑卒中、尿毒症等的死亡率也随之上升。

三、糖尿病的诊断标准

（一）糖尿病

有典型糖尿病症状（多尿、多饮和不能解释的体重下降）者，任意血糖大于11.1mmol/L，或空腹血糖大于7.0mmol/L。

（二）正常

空腹血糖小于6.11mmol/L，并且餐后2h血糖小于7.77mmol/L。

四、运动疗法的作用

法国著名的思想家和哲学家伏尔泰曾有句名言——"生命在于运动。18世纪一位著名的医生也告诉我们："运动就其作用来说可以代替药物，但所有的药物都不能代替运动。"可见运动在人类的生命与保健中的重要性。

有效控制血糖水平对2型糖尿病患者来说尤为重要。长期持续的高血糖状态是加速糖尿病病情进展和慢性并发症的发生及发展的主要原因。糖尿病并发症一旦形成将很难逆转，且对患者的生命和生活质量威胁极大，其中，心功能衰竭、心肌梗死和脑卒中是糖尿病患者主要的死亡原因；糖尿病视网膜病变引起的失明和糖尿病足引起的截肢是糖尿病患者致残的主要原因。

（一）运动有助于控制血糖

运动一方面可以促进肌肉组织对糖的利用；另一方面还可以提高肌肉组织对胰岛素的敏感性，改善胰岛素抵抗。这两点都有助于降低血糖、减少尿糖，并减少降糖药物的使用。

（二）运动有助于减肥、降脂、降压

预防糖尿病慢性并发症肥胖、血脂异常、高血压均是导致心脑血管疾病的重要危险因素。运动可以促进脂肪分解、减轻体重、改善胰岛素抵抗；降低胆固醇、甘油三酯及低密度脂蛋白胆固醇，增加高密度脂蛋白胆固醇，纠正脂代谢紊乱；增加血管弹性，辅助降低血压。因此，运动有助于预防糖尿病人的心脑血管并发症。

此外，持续合理的适量运动，可以增强心肺功能、增进体力，并且改善代谢和调整神经内分泌功能，从而防止或延缓糖尿病导致的眼病、肾脏病变及下肢血管病变等并发症的发生和发展。

（三）运动可以增强体质，提高机体免疫力

运动可以促进全身血液循环及新陈代谢，增强机体免疫力及抗应激的能力，减少感染机会。

（四）运动可以预防骨质疏松

糖尿病会加重骨质疏松，运动不仅能加强关节肌肉的柔韧性和灵活性，还可以提

高骨密度、增强骨强度，从而预防骨质疏松。

（五）运动可以促进患者的心理健康

适当的运动可使人心情舒畅，可以消除紧张情绪，改善睡眠及精神状态，促进心理健康，提高生活质量。心情不好不但阻碍患者积极就医，还会引起血糖的波动，而参加运动锻炼的患者，因增加了交流的机会，心情相对更好，对病情的控制也更有效。

五、运动疗法

运动疗法是指根据患者个人情况所制订的特定的运动方式、运动强度、运动时间、运动频率以及在运动中应该注意的事项，其体现了个体化原则，从而达到治疗目的。

（一）运动方式的选择

糖尿病的运动方式应以有氧运动为主。有氧运动是指人体在氧气充分供应的情况下进行的体育锻炼。即在运动过程中，人体吸入的氧气与需求相等，达到生理上的平衡状态。简单来说，有氧运动是指任何富有韵律性的运动，其运动时间较长（约15min或以上），运动强度在中等或中上的程度（最大心率为75%～85%）。如购物、散步、做操、太极拳、气功、快走、慢跑、骑自行车、爬楼梯、健身操、跳绳、爬山、游泳、球类、跳舞等。

（二）运动强度的选择

运动强度可用运动时的心率进行控制，即运动中耗氧量为VO_2max的60%时心率=170-年龄（岁）。如一名57岁糖尿病患者，其运动中心率约控制在170-57=113（次/min）。对于老年体弱多病者，此公式应改为：运动时心率=（165-150）-年龄（岁）。例如65岁老人，中等强度运动时心率应达到（165-65）～（150-65），即100～85次/min为宜。

（三）运动时间的选择

运动时间应根据患者的个人情况而定，并且逐步增加，为了避免对关节和肌肉造成损伤，最长运动时间应该限制在60min以内。为了抑制餐后血糖上升，餐后60～120min时间段的运动最好。另外，有研究发现，对2型糖尿病患者餐后降糖最适合的时间是在餐后90min。但是为了防止发生低血糖，餐后运动时应该避开药物作用高峰。

（四）运动频率的选择

运动频率也根据身体情况而定，特别是有肥胖的患者，可以坚持每天运动1h，分1~2次完成。糖尿病的运动保健康复贵在坚持，不可间断或少间断。有研究表明，运动间歇如果超过3~4d，那么之前已经获得改善的胰岛素敏感性就会随之消失，运动效果和作用也会减少。

六、运动疗法的适应证和禁忌证

（一）适应证

肥胖、超重的2型糖尿病患者，血糖在16.7mmol/L以下；病情稳定的Ⅰ型糖尿病或接受胰岛素治疗的2型糖尿病患者，空腹血糖小于11.1mmol/L；糖尿病妇女妊娠后或妊娠糖尿病患者心率小于120次/min。

（二）禁忌证

患有Ⅰ型糖尿病者如血糖控制得不理想，暂时不要去运动锻炼；如果糖尿病患者有心绞痛、心功能失调、心律失常、肾病，并出现严重蛋白尿、下肢溃疡或变性关节病等，需进行积极治疗，待病情好转后再根据医生的见意去选择运动项目；有视网膜病变者，不可参加运动量过大的锻炼，以免诱发眼底出血；有的糖尿病患者一运动血压就会上升，或运动后出现直立性低血压，也要加倍注意防止发生意外。

七、糖尿病运动注意事项

（一）饮食时间

运动治疗的时间应和进食及药物治疗综合安排，不宜在空腹及药物治疗作用高峰时刻进行锻炼，以免发生低血糖反应。

（二）长期坚持

体育锻炼必须循序渐进，持之以恒，逐渐增强运动量和时间。要以适度为原则。要先做热身运动，5～10min增加运动量，使心率上升不致太快，运动中若有头晕、胸闷、恶心、心悸等不适感要立即停止并对症处理。

（三）必要体检

对老年糖尿病患者，在运动疗法前应进行心血管运动机能检查，排除隐性心血管系统疾病，防止发生意外。

（四）定期复查

定期检查血糖和尿糖，随时观察机体对体育运动的反应，以便及时调节和掌握运动量，观察疗效。

第二节　单纯性肥胖症的体育康复

近年来，随着高热量和大量动物性食物的摄入及体力活动日益减少，肥胖症患者越来越多，且发病群体更趋于低龄化。肥胖症不仅影响外观体型，还对人体健康存在很大的威胁。肥胖的危害从儿童期开始，一直可延续到生命终结，累及全身几乎所有器官系统。及时采取预防和治疗措施，对我们的健康至关重要。

超重和肥胖已成为威胁全球人类健康的公共卫生问题，其患病率在全球范围内持续增长。2016年发表在《柳叶刀》杂志上的NCD-RisC调查报告显示，全球肥胖人数从1970年的1.05亿激增至2014年的6.41亿，其中我国肥胖人口数量居全球第一，男性有4320万，女性有4640万。

肥胖症是指体内脂肪堆积过多和（或）分布异常，通常伴有体重增加。世界卫生组织（WHO）则将肥胖定义为可能导致健康损害异常或过多的脂肪堆积。

肥胖症分单纯性和继发性两类。单纯性肥胖无明显神经内分泌功能改变，仅为营养过度引起，此类肥胖最为常见；继发性肥胖则常为内分泌疾病如皮质醇增多症等的一种症状。本节主要讨论单纯性肥胖的医疗体育。

一、导致肥胖症的原因

（一）遗传因素

一般单纯性肥胖症会有一定的遗传原因，如果父母中有一个肥胖的，子女肥胖的机率会占50%，要是父母两人都是肥胖者，子女肥胖的机率会上升到80%。而且子女还会遗传父母错误的生活方式和饮食习惯，因此，遗传在肥胖症的发病中占据很大因素。

（二）社会环境因素

我们常说能吃就是福，但是现如今的社会，食物种类繁多，各种各样的美食在诱惑着我们，再加上"大吃一顿"已经成为一种很普遍的娱乐方式了，这当然也是造成肥胖症的原因。

（三）心理因素

有时候人们为了解除心情上的烦恼和情绪上的不稳定，好多人会用吃来发泄，所以会造成饮食过量，而人体又无法消耗这些多余的能量，所以就会造成体内的脂肪堆积，这都是导致肥胖的原因。

（四）运动因素

适量的运动有助于消耗体内多余的热量，但是随着现代交通工具越来越发达，工具的机械化，家务量的减轻，导致如今的人们越来越懒散。在日常生活中，人体消耗热量的机会越来越少，而摄入的能量并未减少，所以导致热量化为脂肪堆积在体内，造成肥胖。

（五）疾病因素

有些疾病也是会导致肥胖的，一些疾病会使内分泌发生紊乱或者代谢障碍。虽然会出现体内脂肪堆积过多的症状，但还是以原发性疾病的症状为主要表现，肥胖只是疾病的症状之一，一般出现于皮质醇增多、甲状腺功能减退、性腺功能减退等多种疾病中。

（六）药物因素

有些治疗疾病的药物会导致肥胖，特别是含激素类的药物。例如，一些治疗糖尿病、降血压的药物，前者会储存脂肪，增加人的食欲，从而导致肥胖。后者会使人感到疲惫，失去运动锻炼的动力，从而导致肥胖。另外，女性朋友经常口服避孕药也是会导致肥胖的。

二、肥胖症的危害

（一）肥胖会增加患心脑血管疾病的风险

一般肥胖的人都容易患"三高"，因为肥胖的人血液中存储了大量的脂肪，所以血液的总量也会相应地增加，心脏也就需要相应地增加血液收缩的能力，以保证血液的正常循环，所以会加重心脏的负担。当心脏负担过重时，就无法及时为我们提供泵血，导致血液无法循环而集聚在心血管周围，也就会引起一系列的心血管疾病。

（二）肥胖会造成人行动不便

行动不便会影响人们进行劳动。肥胖的人因为体重的增加导致体型增大，身体各个器官的负重都会增加，会使人产生腰痛、关节痛、消化不良、气喘的现象。同时身体肥胖的人还会特别容易怕热，容易出汗，皮肤褶皱的地方容易发生皮炎、擦伤，并容易滋生细菌甚至导致真菌感染。肥胖的人还会因为行动不便而导致自身受伤。

（三）肥胖的人容易引起内分泌以及代谢性疾病

肥胖容易导致体内代谢和内分泌异常，一般常会引起糖尿病、高脂血症、高尿酸血症、女性月经不调等代谢性疾病。

（四）肥胖会危及人的呼吸

当人的体重增加时，肺部就必须输送更多的氧气供人体所需，但是，肺部并不会因为人的体重增加而相应变大。另外，腹部下脂肪的肥厚也会影响肺的呼吸活动。肥胖的人还会出现睡眠窒息综合征，特别容易引起呼吸衰竭和心力衰竭甚至危及人的生命。

（五）肥胖严重威胁着人们的身体健康

肥胖的人脑栓塞与心衰等心脑血管疾病的发病率比正常体重的人高1倍，患冠心病、高血压、糖尿病、胆结石症的概率比正常体重的人高 3 ~ 5倍，这些疾病的入侵会使人们的寿命明显缩短。

三、肥胖的主要诊断标准

（一）身体质量指数（BMI）

即BMI=体重/身高的平方（kg/m^2）

根据世界卫生组织（WTO）发布的亚太地区指标，BMI数值23 ~ 24.9者属超重，25 ~ 29.9者属Ⅰ度肥胖，≥30者属Ⅱ度肥胖。

（二）简易公式

标准体重（kg）=身高（cm）–105

或标准体重（kg）=［身高（cm）–100］×0.9（男性）［或×0.85（女性）］

如果患者的实际体重在标准体重±10%范围内，可视为正常，若超过标准体重10% ~ 19.9%可判读为超重，超过标准体重20%或以上者，则考虑肥胖。

（三）腰臀比

腰围也是另一重要的判读标准。腰围是衡量脂肪在腹部蓄积（即中心性肥胖）程度的简单常用指标，是WHO推荐的用于评价中心性肥胖的首选指标。腰臀比（WHR）分别测出肋骨下缘至髂前上棘之间的中点的经线（腰围）与股骨粗隆水平的经线（臀围），再算出其比值。

男性腰围≥90cm，女性腰围≥85cm作为中心性肥胖的切点，当腰臀比（WHR）男性＞0.9，女性＞0.85，可诊断为中心性肥胖。

（四）体脂测定

测试方法有水下称重法、皮褶测量法、阻抗法等。

男性体脂百分比的正常标准为15%，女性为22%。男性超过25%、女性超过30%为肥胖。

四、运动疗法的作用

①医疗体育通过肌肉运动调节代谢功能，促进脂肪分解。肌肉运动可改善神经内分泌系统对新陈代谢的调节作用。肌肉运动需要大量的能量，短时间的剧烈运动主要由糖燃烧提供能量，较长时间中等强度的运动主要由脂肪燃烧来提供能量。在运动时肌肉对血液内的游离脂肪酸的摄取和利用加强，血液从脂肪细胞内加速释放游离脂肪酸来获得补充，从而使体内脂肪减少，体重下降。肌肉运动还能提高血液内葡萄糖的利用率，防止多余的糖转化为脂肪，减少了脂肪的形成。体内脂肪减少后，可避免因脂肪在实质性器官，如心脏、血管及肝脏内的沉积而引起这些器官的合并症。

②肥胖者有相对的心功能不全，较轻微的活动时会心跳加快。医疗体育可逐渐加强心肌收缩力量，改善心功能，增加血管的弹性和血循环的动力。肌肉运动还可改善血液循环的心外动力因素，如加快外周血液向心脏回流，因而减轻心脏的负担，改善心脏对体力活动的适应能力。

③肥胖者有相对的呼吸功能不全，开始运动时常出现气喘现象。通过医疗体育的锻炼，特别是呼吸运动，能增加胸廓和膈肌的活动范围，加深呼吸，改善肺的通气功能。

五、运动疗法

肥胖的根本原因是能量的摄入大于能量的消耗，因此肥胖的治疗应以调节能量摄入与能量消耗之间的关系为主。运动减肥主要以耐力性运动为主，辅以一定负荷的医疗体操及球类运动等，有条件的可配合水浴。可根据肥胖者的体质和个人爱好选择运动项目。在准备进行各类方式的有氧运动锻炼前，应做5~10min热身预备活动，这样可以起到伸展身体各部位关节、韧带，加强心血管系统适宜性的作用。热身活动对于防止运动损伤，增强锻炼效果意义重大。运动结束后可做一套减肥医疗体操或动作较轻缓的广播操，充分伸展身体，进入运动后的主动恢复过程，对于消除疲劳有积极作用。

（一）游泳

1. 游泳运动环境与运动减肥的关系

游泳运动与其他运动最大的区别就是运动场地的不同，游泳运动的训练活动都是在水中环境进行，以对公众开放的商业游泳馆为主要的运动场地。游泳项目与陆上运动项目对身体的影响具有显著差异。

（1）水的浮力

游泳运动在泳池中进行活动时运动者借助水的浮力呈现水中漂浮的状态。此时人体运动时所受到的自重负荷大幅度降低，有效避免了过度肥胖的人群选择陆上跑跳类、旋扭类运动方式作为减肥首选方法，但却容易因其体重过重对自身不同部位关节产生的过度负荷而导致一些关节磨损的出现。

（2）水的压力

水的深度每增加1米时，每平方厘米体表面积所受到的压力就要增加0.1个大气压，入水后身体受到大于体内压的环境压力，这就增加了血液循环的外周阻力，加重了心脏的负担。游泳运动时就需要克服这些阻力，消耗更多的能量，同时由于压力的作用，运动中所需要呼吸的空气量也大幅增加。长时间的游泳锻炼将有效降低体内脂肪含量，提高呼吸系统机能。

（3）水的温度

水的导热能力是空气的27倍，夏季水中的温度远低于气温。因此在水中运动时由于保持人体正常温度的需要，人体会主动提高体内的能量消耗。脂肪供能的利用率对比陆上运动大幅增加，十分有利于提升减肥效果。室内游泳馆大部分为全年营业，室内恒温为28℃左右，肥胖人群可结合个人情况选择游泳馆以满足长期进行游泳运动的需求。

2. 游泳运动动作与运动减肥的关系

（1）游泳运动动作的协调性要求

游泳运动因其对动作协调性更高的要求也需要人体动员更多的肌肉群参与代谢功能，运动中的能量消耗自然增加，可以更有效地消耗脂肪获得减脂的效果。肥胖人群中部分稳定性较差的运动者也可以通过游泳运动逐步增强各部位肌肉群的力量来进行康复减脂同步锻炼。

（2）游泳运动动作的周期性特点

游泳姿势主要分为蛙泳、仰泳、自由泳与蝶泳四类。这些泳姿都具有手脚配合的周期性特点。肥胖患者可根据学习情况逐步选择适合自身的手脚配合次数，通过感知游泳运动时强度的变化，灵活调整运动中有氧运动和无氧运动的配合训练。这一周期性的特点也方便为肥胖患者制订游泳为主的运动处方中的动作组次，运动时间的选择，保障运动处方使用者的运动效果。

（3）游泳运动与心率、时间的关系

游泳运动的每分钟的心率=180−年龄−10。比如一个60岁的老人，其游泳时的心率可控制在每分钟180−60−10=110（次），运动时间不少于30min，每周不少于3次。

（二）耐力性运动

耐力性运动方式有步行、慢跑、划船、爬坡等，在体疗室则常用功率自行车、跑台、划船器、上肢功率器等。常用的耐力运动如下。

1.步行

①200～600m平路：用30～50m/min的速度行走，每走100m休息5min。

②800～1600m平路：用50～100m/min的速度行走，路程中及路程结束时各休息5min。

③2000m路程：用40～50m/min的速度走1000m，休息8min。返路亦用同样的速度走完1000m，休息8min。

2.慢跑

先以130～140m/min的速度慢跑1000m，可分次完成。待适应后，每周或每两周增加1000m，一般增至3000～4000m即可。

3.功率自行车

功率可从20W开始，每5min增加20W，当心率达到要求后，再持续运动15～30min。

4.球类运动

通常适合肥胖者参加的球类运动有羽毛球、乒乓球、网球、排球、篮球等。每次活动以20～30min为宜，活动时避免进行体育比赛时那种紧张激烈的争夺。

（三）医疗体操

医疗体操主要进行躯干和四肢大肌肉群的运动。由于大多数肥胖者脂肪沉积在腹部，所以广泛采用腹肌运动，可以优先消除此肌肉附近的脂肪积聚。常用的有以下几节。

1.第一节　屈伸腿运动

预备姿势：仰卧位，两臂自然伸直于体侧。

动作：①屈曲右侧髋、膝关节，尽量用力，使膝贴近腹部；②伸直左腿成预备姿势，然后屈伸左腿，左右交替各重复6~8次。

2. 第二节 抬头转体击拳运动

预备姿势：仰卧位，两手握拳屈肘于体侧。

动作：①上体抬起45°，向左侧转，同时右拳向左前方击出；②还原成预备姿势，然后反方向进行，击左拳，左右各重复6~8次。

3. 第三节 单直腿上抬运动

预备姿势：同第一节。

动作：①右腿上抬，膝关节保持伸直；②还原成预备姿势，然后抬左腿，左右交替各重复6~8次。

4. 第四节 自行车式运动

预备姿势：同第一节。

动作：①两腿同时交替屈伸，好像蹬自行车；②蹬10~12圈后休息片刻，再重复一遍。

5. 第五节 起坐抱膝运动

预备姿势：同第一节。

动作：①两臂侧平举，吸气，然后上体抬起，屈左腿，两手抱膝，呼吸；②还原成预备姿势，反向运动，抱右膝，左右各重复6~8次。

6. 第六节 屈伸双腿运动

预备姿势：同第一节。

动作：①两腿并拢用力屈曲，两膝尽量贴近腹部；②还原成预备姿势，反复进行10~12次。

7. 第七节 直腿上下运动

预备姿势：同第一节。

动作：①直腿交替上下同时摆动，摆动幅度不宜太大，似打水，练习15~20次；②还原成预备姿势，休息片刻后再重复15~20次。

8. 第八节 双直腿上抬运动

预备姿势：同第一节。

动作：①两腿伸直并拢，抬起坚持片刻；②还原成预备姿势，重复10~12次。

9. 第九节 仰卧起坐运动

预备姿势：同第一节。

动作：①两腿伸直固定不动，上体起坐，两臂前伸；②还原成预备姿势，重复10~12次。

六、注意事项

①运动减肥的主要目的。减肥是为了追求健康，切不可以损失健康为代价。初练者在开始实施运动处方练习前，须经过必要的医学检查，判定心功状况及有无心血管系统并发症，以保证锻炼的安全性。

②运动减肥与饮食控制相结合。虽然减肥的关键在于运动，但根据"节俭基因"学说，科学的饮食也是不容忽视的，提倡运动与饮食控制相结合来进行减肥。

③运动减肥人本管理。大运动量运动、短时间运动、快速爆发力运动是不利于减肥的三种方式。运动减肥的过程中应考虑肥胖者人格因素的影响，重视肥胖个体认知行为，以增强运动减肥的效果。体内脂肪沉积是逐渐发生的，要消除这些脂肪同样需要一个过程，一般至少锻炼6周以上才能见效。锻炼前要选择自己有兴趣易于长期坚持下去的运动项目，也可以阶段性地变换锻炼方式。减肥贵在坚持，而不能求速成。

④运动减肥安全监测。由于肥胖者可能存在糖、脂肪代谢紊乱及高压、冠心病等疾病，参照美国运动医学学会关于健身活动中的健康监测及危险分层的方法，对参加减肥运动的肥胖者在运动负荷试验和健身前应进行危险分层，并对在非医学条件下运动负荷试验进行安全性评价，及时发现运动的禁忌证，采取预防措施以降低危险概率。

本章撰写者：戴迎春（上海市青浦区辅读学校）

第九章 神经系统疾病的体育康复

神经系统损伤继而导致运动感觉功能的障碍，是临床目前最为常见的需要进行体育运动康复的情况，如脑卒中、脊髓损伤（截瘫、四肢瘫）、小儿脑瘫等。掌握神经系统疾病的体育康复方法是必要的，具有重要的临床生活应用意义。

第一节 脑卒中的体育康复

脑卒中是脑血管疾病的主要临床类型，包括缺血性脑卒中和出血性脑卒中，以突然发病、迅速出现局限性或弥漫性脑功能缺损为共同临床特征，为一组器质性脑损伤导致的血管性疾病。

一、脑卒中概述

脑卒中的病因涉及高血压、动脉粥样硬化、动脉炎、动脉瘤等导致的血管壁病变、心脏病和血流动力学改变、血液成分和血液流变学改变以及其他因素。缺血性脑卒中发病3h以内实施超早期溶栓治疗，出血性脑卒中治疗原则为安静卧床、脱水降颅压、防治继续出血、加强护理防治并发症。不同类型的脑卒中预后差异较大，受梗死面积、出血量大小、病变部位、年龄、伴发基础疾病、是否出现合并症等多种因素的影响。部分患者遗留有感觉和运动功能障碍、言语和交流功能障碍、认知功能障碍、情感和心理障碍，以及吞咽障碍、二便控制障碍等。

二、脑卒中的体育康复机理

脑的可塑性和大脑的功能重组是体育康复的理论基础。大脑能够发生变化的能力，称为可塑性，即神经系统的修饰能力。短期的运动干预可引起突触效率和效力的变化，局部脑区功能改变，进而引起长期结构的改变。

体育康复中固定重复相同的康复训练动作所产生的有节奏的本体感觉和皮肤感觉冲动，刺激患者身体内感受器，可诱导感觉和运动皮质产生长时程的电位，从而促使机体运动再学习，促进患者受损动作的恢复，降低"习得废用"现象，缩短患者失能及依赖他人照顾的时间。

体育康复可以提高潜在的突触启用和轴突侧枝发芽所形成的新突触效率，动员利用其他功能的中枢结构重组承担新的使命，加强神经系统皮质代表区的修饰，促使损伤的中枢神经系统的结构和功能出现可塑性改变或功能重组，从而达到康复的目的。

一些新兴的体育康复如运动想象，其理论机制是在想象练习的过程中与参与动作的相关肌肉活动被激活，即清晰的动作想象会像实际身体做某种动作一样激发相关的肌肉活动，加强了完成这些动作相关肌肉的神经通路。运动想象训练可能与修复脑卒中患者异常变化的有效连接、强化运动想象相关脑区与损伤侧M1（初级运动区）的有效连接，调节损伤对侧小脑、额回到损伤侧M1的有效连接有关，能增强患者感觉运动皮质兴奋性，改善双侧大脑半球平衡性。

双任务训练增强了大脑的背外侧前额叶皮质的血流动力学，并且在训练后与双任务处理相关的某些中枢表现出较少的激活，表明训练后对处理的需求减少。

三、脑卒中功能障碍评定

根据国际功能分类系统（international classification of function，ICF）原则，机能损伤评估包括患者脑卒中严重程度，呼吸循环系统之下肢深静脉血栓危险程度，心血管系统病变，皮肤系统之压疮情况，肌肉骨骼系统之关节活动度、肌力、骨密度情况，神经肌肉系统之整体活动协调能力（包括意识状态、沟通能力、脑神经完整性、感觉功能、视觉功能、感知能力、肌肉张力以及反射），功能状态评估包括动作功能状态（平衡、步态、行走、转位等动作功能）、认知功能状态、情绪、泌尿系统功能。

（1）运动功能评定

包括肌张力、痉挛的评估采用改良Ashworth量表，平衡采用Berg平衡量表，运动模式和功能的评定采用Brunnstrom分期评定和Fugl-Meyer评定。

（2）感觉功能评定

包括一般感觉的检查、定量感觉检查（quantitative sensory testing，QST）、神经传导速度。

（3）认知功能评定

整体认知评定多采用蒙特利尔认知评估（Montreal cognitive assessment，MoCA），简易精神状况检查表（Mini mental status examination，MMSE），完全性失语神经心理评定量表（The glabal aphasic neuropsychological battery，GANBA）等。记忆采用记忆功能检测量表，Rey听赏语言学习测试（Rey auditory verbal leaming text，RAVLT）AVLT，空间结构采用画钟测验，注意采用连线测验A（TMT-A），执行功能采用连线

测验B（TMT-B），Stroop色词测验，日常生活能力采用工具性日常生活活动能力量表（IADL），精神行为采用神经精神量表（NPI-Q）。

（4）言语功能评定

包括动物流畅性测验（AFT）、波士顿诊断性失语症检查（第2版）（Bosten diagostic aphasia examination，BDAE）、西方失语症成套测验（western aphasia battery，WAB）。

（5）吞咽功能评定

采用洼田饮水试验进行评定。

（6）活动和参与功能障碍评定

包括巴氏量表（Barthel index，BI），功能独立性评定（Functional Independence Measures，FIM），日常生活活动能力评定（ADL），SF-36生存质量量表。

四、脑卒中的体育康复

（一）脑卒中体育康复目标设定

脑卒中是造成慢性失能最常见的原因。由于脑卒中导致的神经系统损伤以及相应功能缺失如偏瘫、偏身感觉障碍、失语、认知障碍等后遗症会导致照顾困难，容易引起并发症，造成患者生理、心理与社会功能的障碍。根据ICF模式的概念，脑卒中体育康复的主要目标是尽量使原发性损伤、次发性损伤和失用性退化对患者日常生活影响最小化，选用适当的评估，了解体育康复技巧，分析、决定体育康复介入优先顺序，对患者进行安全、有效、整合性的训练干预，最终使患者功能恢复最大化，最大限度地恢复并参与社会生活和提高生活质量。

（二）脑卒中体育康复流程

脑卒中按病程可分为急性期（1个月）、恢复期（2～6个月）和后遗症期（6个月以后）。脑卒中后24h内生命体征平稳后，最迟于第3天即可进行积极频繁的体育康复活动，如在治疗师帮助下起床、坐起、站立及行走，可有效减少脑卒中相关的并发症，若脑卒中超过一年，尽管在体育康复介入期间患者行走等动作功能可进步，但效果在康复停止后无法持久。

制订脑卒中体育康复计划前需要依据ICF模式对患者进行一系列完整的筛检以及临床评估，评估内容包括各系统机能损伤、功能限制、失能程度、整体健康程度的判断，了解患者的近期康复及远期康复目标，询问病史，系统回顾，以及机体各系统机能与功能评估。根据评估结果选择合适的体育康复方法。

（三）脑卒中的体育康复方法

脑卒中体育康复方法，源自解剖学的肌肉再教育（muscle re-education）、神经生理为基础的神经诱发模式（neurofacilitation）及由教育与学习理论出发、以系统为基础的任务取向模式（systems-based task-oriented model）等理论与技术，再配合循证医学的发展而形成目前临床的治疗模式。

体育康复的基本种类有被动运动、主动辅助运动、主动运动、抗阻运动、牵伸运动。从临床使用方面出发，体育康复可分为常规运动疗法如维持关节活动度，增强肌力，增强肌肉耐力，增强肌肉协调能力，恢复平衡功能，恢复步行功能，增强心肺功能，神经发展训练、姿势稳定训练、柔韧性训练等；神经生理学疗法主要有Bobath疗法、Brunnstrom疗法、本体感觉神经肌肉促进疗法（proprioceptive neuromuscular facilitation，PNF）、Rood疗法等。另外，临床也有一些新兴的体育康复方法，如运动想象、双任务训练等。

1. 脑卒中的常规体育康复方法

（1）感觉训练

首先应提供重复且足量的刺激。其次感觉刺激的部位应与动作功能训练部位一致，如欲增进下肢远端动作功能，可提供足背的轻抚或拍打刺激、下肢腓肠肌表皮处的轻拍刺激、整个下肢的牵拉刺激等。最后刺激种类应多样化，可配合环境选用。偏盲或偏侧忽略的患者感觉训练强调中线的刺激，如坐姿训练时，请患者用眼睛寻找位于患侧的物品，或在患侧手做特殊标记，嘱咐患者用检测手去触碰。

（2）维持关节活动度训练

每日至少1次，若已经出现手腕关节挛缩或下肢跖屈现象，可增加至每日2次，并且需要在动作末端适当拉长时间或给予加重压力以达到维持角度的效果。上肢可采用双手合抱举高进行水平外展与内收活动，双手伸直擦桌子活动，坐姿弯曲躯干与双手触地活动，躺姿双手抱握头后方且双手放松触床。手部应注意保持功能性手部姿势，可在掌心放置橡胶握力器以维持手腕关节伸直20%~30%，掌指关节屈曲40%~50%，指间关节屈曲10%~20%，拇指对掌。下肢训练时可采取仰卧位，患侧足部垂直放置于地面以牵张踝关节、髋关节，同时可配合床上—地面交替放置练习，预防剪刀步态。

（3）肌力训练

多采用渐进式抗阻训练提升患者肌力。肌力弱者，可在无抗重力的平面使用滑板、悬吊或水中训练，如水平面擦桌子增加手部肌力。训练强度以患者能够做出相当纯粹的单关节肌肉收缩为宜。肌力稍强者可在抗重力的平面进行肌肉收缩训练，当肌肉收缩次数达到8~12次/组时，可利用沙袋、哑铃、弹力带等进行抗阻训练，如在脚踝部位绑沙袋上下楼梯增加下肢肌力。运动频率为2d/周，隔天进行，运动强度为50%~70%1RM，运动时间为1~3组，重复8~15次。

（4）改善痉挛训练

尽管脑卒中后痉挛可造成肌肉紧张、全身僵硬，使穿衣、洗澡等日常生活不能正常进行，但也可借助痉挛手勾拿物品、痉挛下肢支撑走路，对痉挛的处理需要以不影响肢体功能为前提。目前临床多采用加强痉挛肌对侧的肌力训练以改善痉挛，如上肢肌群出现屈肌痉挛，应诱发增强肱三头肌的肌力；下肢肌群出现伸直痉挛，应增强腘绳肌的肌力。对于过强的痉挛或者痉挛的对侧肌尚无法主动收缩的患者，可使用牵伸体位，静态、动态或本体感觉性神经肌肉易化拉伸术（PNF）以控制过强的张力。如通过主动或被动关节运动，对痉挛肌肉的牵张姿势长时间（10~15min/次）摆位手法来改善，上肢屈肌痉挛采取坐姿且上肢承重手肘伸直的姿势来牵张，下肢股四头肌痉挛可采用双手—双膝跪姿（狗趴式）牵张。运动频率≥2~3d/周，每天做效果最好。

（5）有氧耐力训练

脑卒中患者多为中老年人，多伴有冠状动脉粥样硬化、关节炎和代谢紊乱等病症，动作控制能力差，使得患者进行一般正常活动时能量消耗增加，体能较普通人减退，因此有必要进行有氧耐力训练来增进呼吸循环系统功能。运动项目可根据患者认知、平衡、独立程度来选择，程度低者建议采用平地行走运动、功率车、半坐卧式踏步机，独立程度高者可选择跑台训练。运动频率3~5天/周。若患者心率正常，可采用40%~70%心率储备（HRR），若患者有房颤，可用自我感知运动强度（RPE）11~14（6~20分）。运动时间从20min/d逐渐增加至60min/d，考虑分次完成，每次持续10min。

（6）平衡训练

平衡能力包括躺、坐、站等不同姿势下维持平衡的能力。平衡训练包括稳定训练、位移训练、动态平衡训练。在平衡训练过程中，可以通过以下方式增加难度。

①逐渐减少支撑底面积，患者从躺姿、坐姿、跨脚坐姿向修正式四肢伸直着地、跪姿、半跪姿、双脚并拢站姿、双脚直线站姿逐渐过渡。

②逐渐增加支撑面的不稳定性，患者从水泥地、木头床面、软垫向球面、空气

垫、拐杖把手逐渐过渡。

③上下肢动作与躯干位移程度逐渐加大，患者从手或头触碰目标物体到躯干旋转看身后物体逐渐过渡，动态姿势由坐到站、改变姿势、转身，由地板站起逐渐过渡。

④坐位和站立位下进行上肢训练，如拾起和放置游戏，逐渐增加够物距离；负重训练如站立位下推墙、负重物或抗阻力下拉拽游戏。

改变不同感觉讯息以提高感觉整合平衡能力，患者可从睁闭眼、摇头、抬头向软垫、地面、晃动床、虚拟实境投影画面逐渐过渡。依次按照走直线，在窄的空间行走，跨杆走，睁眼和闭眼行走，逐渐增加运动的复杂性，满足患者不同生活与运动场景下的平衡需求。

（7）步态训练之下肢控制训练

站立期髋伸直与膝伸直的情况下收缩髋外展与踝背屈动作训练，患者可首先进行仰卧位屈膝踩床训练，而后进行仰卧位下肢伸直时髋外展训练，包括髋外展与踝背屈合并髋膝伸直的动作、髋内缩合并髋膝屈曲动作、髋伸直合并膝屈曲动作、骨盆动作、膝关节控制能力、踝背屈动作、踝外展等。

（8）步态训练之步行练习

鼓励患者及早开始步行训练，早期可借助安全腰带、四角助行器、悬吊系统和部分载重跑步机训练，体重悬吊程度由30%逐渐过渡至0%，训练时间建议每天30min，每周5d，持续6~12周，步行速度由0.23m/s逐渐增至0.98m/s。在手持拐杖训练步行时，建议患者按照拐杖—健侧脚—患侧脚的出脚顺序进行步态练习。功能性目标的步行练习除了练习向前行走，还需练习向后走，边走边转身，蹲下取物，侧走，走直线或窄路，走楼梯、斜坡、电梯等。双重任务的步行练习注意在行走训练中增加打电话、撑伞、端茶、跨越连续障碍等任务，以满足日常生活所需。

（9）上肢功能训练

姿势支撑训练包括翻身侧躺时将上半身撑起，用患侧手肘支撑，坐在床缘时以伸直的患侧上肢支撑，站立时以患手支撑于桌面或拐杖上，趴卧或跪姿时以双手支撑等。伸取训练包括肩胛骨往前和前突动作，早期侧躺练习，而后坐姿或站姿练习患侧或双侧上肢的伸取动作与抬举动作，可配合PNF手法、Brunnstrom手法或上肢机器人辅助。抓握训练主要以患侧上肢协助日常生活动作为主，如吃饭时以患侧手固定碗的位置、倒水、喝水、放杯子、握笔等。

（10）吞咽障碍及失语的体育康复

体位维持在头部略微缩下巴的姿势，避免头后仰。头颈姿势控制训练应维持良好的对称姿势，训练左右转动、侧屈动作的控制能力。呼吸训练注意增强胸廓活动度，如练习吹蜡烛等。口、唇、舌部位的动作训练包括缩唇、舌头前吐后缩及左右侧外顶的动作，两颊肌肉控制如鼓腮、吹泡泡、用吸管吸布丁等。训练时注意以锻炼患侧为主，避免劳累。颞颌关节动作训练如张合嘴、下颚左右移动等。

2. 脑卒中的神经生理学疗法

（1）Bobath疗法

脑卒中患者动作失调主要是受到不正常的姿势张力、协同反应、反射等影响，Bobath疗法通过利用正常的自动姿势反射和平衡反映调节肌张力，抑制肌痉挛和病理性运动模式，从而诱发正确动作。在训练过程中，治疗师可拍打目标肌群，姿势固定后各动作维持以加强刺激，使得患者对各运动记忆深刻，有利于患者正常运动模式的建立。

（2）Brunnstrom疗法

根据Brunnstrom理论，脑卒中后偏瘫患者的运动功能分为六分期，应用Brunnstrom理论进行体育康复指导时，应考虑患者肌张力低下、反射减弱到肌张力增强至痉挛反射亢进的过程。初期利用反射诱发动作产生，反复练习；根据患者病变程度选择训练项目，逐渐减少神经诱发产生的动作，逐一打破协同运动引导自主性、分离性运动；患者能够控制患侧整体性动作后，练习控制某一部分的单独动作，如促进手的功能、进行行走前需准备运动的练习。

Ⅰ期（弛缓期，肌肉迟缓，无反射）：①指导患者仰、侧卧位时的良姿位摆放。②指导患者头转向患侧，利用颈、腰的反射及足背屈肌的刺激完成翻身及床位坐起。③对健、患侧躯干肌加强控制，提高坐位平衡能力，用手向前、后、左、右推动患者，提高平衡重心维持能力。

Ⅱ期（轻度痉挛期，出现联合反应）：①嘱患者利用健侧使躯干向前倾斜维持躯干平衡，施加倾斜度诱出屈髋肌的反应性收缩。站于患者身后，将双手分别放于患者两侧肩峰上，嘱患者肩向左侧旋转时，头向右侧旋转，左右交替引出肩部屈肌、伸肌的共同运动，并诱导躯干旋转；②头颈运动训练：一手放在患侧肩上，另一手放患侧耳后，让患者用耳朵接触肩峰，施加阻力诱发肩上举及耸肩运动，并给予肩关节被动活动训练，以维持肩关节活动度。

Ⅲ期（痉挛加剧期，可随意引起协同运动）上下肢协同运动训练：①抵抗健侧上肢屈肘、伸肘运动，牵拉患侧的近端引出上肢屈、伸肌的共同运动；②患者仰卧，分别抵抗健侧下肢伸展，诱发患侧下肢的屈曲；③将患侧肢体置于外展位，健侧下肢抗阻内收，诱发患侧下肢内收运动；④将双下肢均置于中间位，健侧下肢抗阻外展，诱发患侧下肢外展运动。

Ⅳ期（痉挛减弱期，出现分离性运动）打破协同动作训练：①上肢放于身后，上肢由身旁垂直位尽量向前抬至水平位，肘部屈曲90°，紧贴身体，前臂做旋前和旋后动作；②当手指可做屈曲动作时，练习拇指与其余手指的对指训练，并进行各手指独立的屈曲和伸展训练；③患者站在双杠内，进行小幅度的膝关节屈伸训练，患腿摆动时做踝关节的背、跖屈训练。

Ⅴ期（自主运动建立期）上下肢分离运动训练：①托住患侧肘使上肢水平前伸，患者用手触摸对侧肩再回至上肢伸展位；②膝关节稳定性增强练习，站立时患膝微屈，再缓慢站直，重心逐渐向患侧转移，膝微屈练习承重；③练习跨度较大的髋、膝、踝屈曲，类似正步。

Ⅵ期（运动接近正常期，协调运动接近正常，共同运动及痉挛消失）：①手部精细动作练习；②步行训练：控制步幅、步行节奏及纠正膝过伸等问题。

（3）本体感觉神经肌肉促进疗法

PNF通过少量适当的阻力或牵拉，刺激机体皮肤、肌肉、肌腱与关节处的本体感觉，诱发机体产生动作。训练过程中强调应用螺旋形对角线式运动模式，诱导肌肉与神经的控制正常化，使肌肉能够主动或被动地收缩和放松，从而增进肌力，增加关节活动度，促进肢体运动功能恢复。

（4）Rood疗法

即皮肤感觉输入促通技术或多种感觉刺激治疗法，适用于有上肢及手运动控制障碍的患者，是较为常用的浅感觉训练方法。它可有效促进运动控制，利用感觉刺激来诱发上肢关键肌收缩。其中触觉刺激包括快速刷擦、按摩、摩擦刺激、拍打、轻触摸等。

3. 新兴体育康复疗法

（1）双任务疗法

同时进行2项或2项以上的认知和运动训练，已证实可应用于脑卒中患者以及可有效改善患者的平衡、步态及双任务表现。

（2）镜像疗法

在上肢运动康复及疼痛、认知等治疗中应用较多。可采用平面镜成像疗法和视频引导下的多模态镜像疗法，即利用摄像头拍摄健侧影像，通过处理后将镜像翻转的影像反馈到患侧，并对训练进行规范、系统的操作，以便形成视错觉，达到激活特定脑区的作用。

（3）运动想象训练

是指运动活动在大脑中对特定动作进行反复的模拟排练，而不伴有明显的身体活动。运动想象训练（motor imagery training, MIT）对患者运动功能水平无特殊要求，是一种较具潜力的脑卒中后上肢功能训练的补充干预技术（Ⅱa级推荐，A级证据），它能充分调动脑卒中患者的主观能动性，实施方便，为脑卒中患者的康复奠定了中枢重塑基础。

（4）健身气功

在进行传统养生功法如太极拳和八段锦等锻炼时，能够有效结合形体活动、呼吸和心理调节，运动中重心不断迁移，形成动态的稳定变化，如八段锦中"两手托天理三焦、调理脾胃须单举、五劳七伤往后瞧、摇头摆尾去心火"等动作，均需要患者在保持躯体稳定的前提下，连续进行躯干拉伸、扭转等动作，在锻炼的过程中需要患者视觉、本体感觉、前庭功能等共同参与。由于步态的构成不仅包括肢体肌力、稳定性、核心力量的参与，还与视觉、前庭功能、本体感觉、空间感觉，甚至高级皮层认知功能等密切相关，因此健身气功对患者步态的对称性、步宽、步长等有一定调整作用。六字诀对脑卒中后心肺功能的康复有益处。

需要注意的是，脑卒中后中重度运动功能障碍的患者除了肢体运动功能障碍，还伴随严重的痉挛、平衡、异常姿势等问题，如果将太极拳动作全套照搬应用，患者为了努力达到动作要求，则会出现错误的运动模式加重，导致躯干姿势控制异常加剧，痉挛加剧，膝关节损伤，肩胛带过分上抬等问题。因此，患者在锻炼过程中，对于太极拳动作的选取应不拘泥于成组的动作，可个体化选取太极拳中一组动作中的某一个动作反复练习，可以将上肢、下肢和躯干的动作分解开来，体位可以依据患者平衡能力，肢体功能的不同选择进行或者适当地改良，把Bobath技术，PNF技术等整合在一起，使不同损伤程度的患者都可以受益于太极拳。

（5）双侧运动疗法

双侧上肢同时进行对称或交替样运动，包括3种运动程序。肘关节屈/伸联合腕关节背伸/掌屈（图9-1a、图9-1b）；肘关节屈/伸联合腕关节尺偏/桡偏（图9-2a、图9-2b）；肘关节伸展下前臂旋前/旋后（图9-3）。双侧运动疗法有许多训练模式，可以是主动、被动运动，也可以是辅助运动，还可以与节律性音乐、神经电刺激等技术相结合，可以借助多种训练装置及工具，治疗的适宜阶段和内容多样。

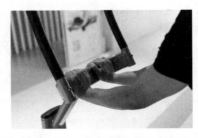

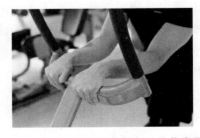

图9-1a　肘关节屈/伸联合腕关节背伸　　　　图9-1b　肘关节屈/伸联合腕关节掌屈

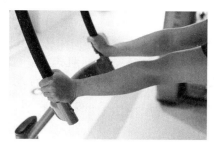 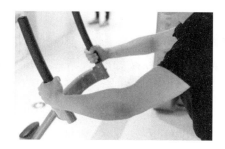

图9-2a　肘关节屈/伸联合腕关节尺偏　　　图9-2b　肘关节屈/伸联合腕关节桡偏

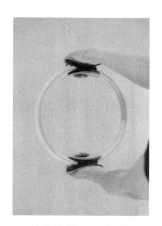

图9-3　肘关节伸展下前臂旋前/旋后

4.脑卒中并发症的体育康复

（1）下肢深静脉血栓

①髋关节被动运动：患者健侧卧位，双手叉腰，双肘向前伸，屈曲膝关节。治疗师坐于床边，用腰抵住患者臀部，一手托住患侧膝关节，另一手托住患侧足跟，协助患者做水平位髋关节外展、后伸、内旋、外旋动作。

②踝关节被动运动：治疗师一手握住患者足跟，另一手握住前脚掌，协助患者踝关节做跖屈、背伸、内翻、外翻、环转动作。

③踝关节主动运动：患者使用健侧脚尖协助患侧的脚掌，首先屈至45°后停留5s，然后用健侧脚尖协助患侧的脚背完成背伸30°动作，停留5s，健肢辅助患侧回归中立位。接下来健侧肢体协助患侧肢体踝关节缓慢外旋1周10s，缓慢内旋1周10s。

④腓肠肌挤压：治疗师对腓肠肌进行自上而下有节律的挤压与放松。

⑤下肢被动抬高：患者借助悬吊装置抬高下肢20°～30°。操作过程中注意手法由轻到重，关节活动范围由小到大。每个动作10个为1组，每次做3组，一天3次。

（2）尿失禁

指导患者进行盆底肌训练。①指导患者在不收缩腹部、臀部肌肉及下肢的情况下自主收缩盆底肌肉（会阴及肛门括约肌）。每次收缩维持5～10s，每组练习10～20次，每日3～8组。②若患者认知功能正常，可嘱患者排便中途收缩盆底肌，进行排尿—止尿间歇练习。

（3）复杂区域性疼痛（肩手综合征）

正确的体位摆放。①尽量避免腕关节的屈曲，保证腕关节尽可能处于背伸位；保持上臂推向肩关节内；避免肩关节半脱位和下垂。②维持肩关节的活动范围。在被动运动基础之上应尽量使患者进行主动运动，可进行双手交叉上举训练、主动耸肩、上肢抓握训练，活动顺序由近心端关节开始，关节活动范围由小到大，以不引起疼痛为度。③结合日常生活活动能力和上肢精细活动功能进行训练。

（4）认知障碍

①3次/周有氧运动并持续8周，可改善缺血性脑卒中患者的认知功能，有氧运动和抗阻运动结合的混合型运动会获益更大，但在抗阻运动时注意监测患者血压。②低强度运动能改善短期记忆，中等强度有氧运动能显著改善患者认知功能，但需注意循序渐进，考虑患者个体耐受程度。③运动想象。结合认知功能训练，嘱患者于安静、舒适环境下想象自己从事喜爱的运动如太极拳、八段锦等，需要身体众多关节参与及动作复杂的运动，日常活动如打字、做饭等，每项想象内容5min，共15min，每天2次，每周5d。

（四）脑卒中的体育康复治疗注意事项

①早期体育康复介入时，患者可能出现危急症候，如心律不齐，深静脉血栓，难以控制的血压，再度发生脑卒中、癫痫等情况，需对这些病症保持警觉。

②肌力训练前给予热身，评估心率、心律与血压值，避免进行高阻力性肌力训练或闭气式的等长收缩运动，引起血压过度升高。

③跑台训练开始时应该使用较低的速度（0.8mph），并根据吊带装置保障患者安全，必要时部分患者可采用无负荷的步行。

④脑卒中患者发病后，在相同的次、大强度水平运动摄氧量较高，但在峰值负荷下摄氧量下降，因此运动早期即可发生局部肌肉和全身疲劳，因此应合理制定功率和进阶速度。

⑤关注患者情绪，避免如焦虑、抑郁、挫败感、迷茫等不良情绪，针对不良情绪采用最小化负面影响的策略，以使体育康复产生积极的作用。

第二节 截瘫的体育康复

截瘫是指患者由于胸、腰和骶段脊髓横贯性损伤，所出现的双下肢、躯干或骨盆腔的感觉与运动功能不同程度的减少或丧失，但双上肢功能正常，多见于脊髓外伤、炎症、肿瘤等。

一、截瘫概述

截瘫的病因以外伤性伤害多见，多为车祸或工伤所致椎体脱位、骨折等导致的脊髓直接受压，或外伤的并发症如水肿、炎症和血-脊髓屏障等变化，进而引发脊髓损伤平面以下不同程度的感觉、运动功能丧失。

脊髓损伤早期为脊髓休克期，患者表现为脊髓损伤平面以下感觉、运动、反射丧失与自主神经功能异常（膀胱、直肠括约肌功能障碍，血压下降，心跳变慢），此期患者主要合并有运动缺失、感觉异常与疼痛、肌纤维颤动、痉挛。高位胸髓（T1–T6）损伤常合并呼吸功能异常、尿路感染、姿势性低血压、异位骨化、深静脉血栓、体温控制异常等病症。患者脱离休克期的标志是出现球海绵体反射。数天至数月后患者进入恢复期，常合并有呼吸并发症、挛缩、压疮、骨质疏松与骨折、自主神经反射异常、尿失禁或高残尿量、性功能障碍、心理调适障碍等病症。

面对截瘫患者，应根据疾病分期：急性脊髓休克期、亚急性离床初期、住院积极康复期和社会适应期，加强综合康复配合体育康复，减少并发症的形成，改善患者机体功能，提高患者日常生活水平，使其重返社会。

二、截瘫的体育康复机理

（一）运动图式理论

运动图式理论为患者提供了一种程序式运动背景或程序编码，这种程序或编码确定了肌肉收缩时机、收缩顺序以及收缩力量。截瘫患者在反复的训练后，会逐渐掌握某一类动作的正确运动模式，一旦该运动模式被确立或固定下来，类似的动作就可以在某种程度上自动执行，这就使得患者能在继续保持原来工作或动作状态的同时，可以分出更多的注意力执行新的工作任务。运动训练若能达到这种效果，患者就可以逐渐学会在不依靠反馈机制控制动作过程的情况下熟练地完成目标活动。

（二）运动阶段性学习理论

运动阶段性学习理论（motion phased learning theory）要求患者主动学习和贯彻整个运动过程各阶段活动的内容。患者对目标任务动作的分析，到动作过程中的动作组合，再到具体的动作实施阶段都需要有明确的认识。运动阶段学习分为三个关键阶段，第一阶段为认知阶段。在运动训练的开始阶段，患者需要不断地理解和体会整个运动任务过程，在反复尝试的具体活动中逐渐找到与正常动作最为接近的动作。在这一过程中视觉反馈和感觉关键点的运用是非常重要的。第二阶段是动作组合阶段。本阶段重在引导患者学习更加连贯的执行动作，逐渐消除额外的、不必要的、错误的动作，达到各种动作的精确执行。在这一阶段，本体感觉和肌力、肌耐力等运动控制因素的作用会逐渐加强，患者的具体动作也会更加精细。第三个阶段是动作自动化阶段。在患者运动控制能力逐渐加强的过程中，患者可逐渐学会在注意力分散的情况下正确地完成既定的、精确的目标活动。

（三）体育康复可维持截瘫患者体温恒定

交感神经受损后，脊髓损伤可导致温度调节障碍。而在运动过程中，由于代谢率的提高，自主神经系统和心血管系统提高皮肤血流，以达到皮肤表面散热的效果，其中，低强度运动比高强度运动更易提高皮肤血流，从而维持患者的体温恒定。

（四）体育康复可提高肌肉抗疲劳水平，增强心肺适应能力

运动可提高肌肉抗疲劳水平，肌肉的收缩速度和放松速度减缓，肌肉力量增强，最大工作负荷和总输出功率增加；等速训练通过促进运动纤维类型的转换，提高运动单位的同步性，从而增强了脊髓损伤后神经通路的可塑性变化。等速训练可提升肌力，在肌力提升的基础上，显著改善不完全截瘫患者的肌耐力，肌耐力的提升对不完全截瘫患者完成社区步行有重要意义。等速训练可显著提升患者6min步行表现，患者锻炼后肌力的提升，可降低或延迟局部肌肉的疲劳，提高截瘫患者的最大摄氧量和无氧阈，从而增强心肺系统的耐受水平，最终增强心肺适应能力。

（五）体育康复可减轻自主神经反射

在T6或T6以上的SCI患者，常会因自主神经过反射（autonomic hyperreflexia，

AHR）而产生心血管功能不稳，主要表现为血压阵发性骤然升高、脉搏变慢、出汗、鸡皮疹等。运动会减少机体对血压和心率的反应。截瘫患者还表现出运动能力降低和心率反应增加。运动已被证明是一种减轻自主神经反射、运动量依赖性的生理调节，增强氧气和微量营养素递送至肌肉组织，并维持血压和避免反射不良的安全治疗措施，且改善运动能力。与中等强度的运动相比，高强度运动训练能更有效地改善心脏代谢风险。

三、截瘫体育康复评定项目

截瘫按照国际功能、失能和健康分类系统（ICF模式）的评估层面分机能损伤、活动限制与参与受限，这一评估方案可作为康复目标设定与运动设计等的参考。脊髓损伤的评估一般包含下列项目：病史、关节活动度（ROM）、肌张力（改良Ashworth 量表：0、1、1+、2、3、4分）、心肺功能、骨骼肌肉状况、脊髓损伤的神经检查（脊髓损伤神经分类国际标准，ASIA）等。

（一）神经机能损伤

美国脊髓损伤协会评分标准（ASIA Impairment Scale，AIS）是在美国脊柱损伤协会（ASIA）多年的临床应用研究基础上和国际截瘫医学会（IMSOP）共同提出的脊髓损伤神经学分类标准。该分级方法基于标准化的运动和感觉功能评估，主要根据身体运动、感觉功能保留情况来确定患者脊髓神经损伤的平面和损伤程度。

表9-1　AIS脊髓损伤分级标准

等级	损伤程度	功能状况
A	完全损伤	在脊髓损伤区以下，包括骶髓（S4~S5）无任何感觉和运动的功能保留
B	感觉不完全损伤	在脊髓损伤部分保留区以下，直至骶髓肛门附近S4~S5的轻触觉或压觉保留感觉功能，但是脊髓损伤部分保留区（三节）以下的肌力为0分，无运动功能
C	运动不完全损伤	在脊髓损伤部分保留区以下存在感觉和运动功能，但一半以上关键肌的肌力在3分以下（0~2分）
D	运动不完全损伤	在脊髓损伤区以下存在感觉和运动功能，且至少一半以上关键肌的肌力等于或大于3分（≥3分）
E	正常	正常感觉和正常运动功能

（二）活动限制评估

活动限制评估是指翻身、转体、坐到站立、坐姿平衡、步行能力与上下楼梯能力等个人的日常活动的障碍程度评估。目前采用Itzkovich等提出的第三版脊髓损伤独立自主评估（spinal cord independence measure，SCIM Ⅲ）量表，共19项，包括自我照顾（0~20分），呼吸与括约肌处理（0~40分），活动（0~40分），满分100分，分数越高表示限制越少。

（三）参与受限评估

参与限制评估除评估教育程度、工作与否、人际交往与社区活动社会参与互动状态，还可以评估生活品质。目前采用1998年Hall等提出的克雷格残障评估与报告技术表（Craig assessment and reporting technique，CHART），该量表可评估其工作能力与社会生活等。与AIS的A、B、C、D等级密切相关。

四、截瘫的体育康复方法

对于T7~T12部位损伤的截瘫患者，躯干控制好，呼吸储备充分，提重物时肩带稳定性好，诸如进食、修饰、洗脸和刷牙、穿衣、洗澡、家务劳动等日常活动大多能够独立完成；患者使用手动轮椅可实现室内和社区活动，可独立操控轮椅上下斜坡、绕过路边石和通过不平路面，独立轮椅坐姿减压；可实现室内短距离步行，但需借助辅助器具如腋拐、肘拐和下肢矫形器；大部分可恢复就业，但需环境改造。对于L1、L2、L3部位损伤的截瘫患者，日常生活可完全自理，室内和社区内短距离可独立步行，社区步行能耗较大，推荐使用轮椅进行远距离活动，辅助器具选择腋拐或肘拐，绝大部分可恢复就业。对于L4、L5、S1部位损伤的截瘫患者，可实现室内和社区独立步行（L4平面损伤者远距离转移活动需使用轮椅），辅助器具：前臂拐、手杖等，可全部再就业。根据不同节段完全性脊髓损伤患者功能分析及 ADL预期，可合理安排患者适宜的体育康复。

（一）截瘫的体育康复治疗目标设定

脊髓损伤患者的近期康复目标主要包括：①改善气道清除功能；②改善有氧运动能力（耐力）；③保持或改善皮肤完整性；④肌肉功能提高；⑤降低继发性风险。

远期康复目标主要包括：①提高直立体位耐受力；②提高独立转移能力；③提高独立驱动轮椅的能力；④提高生活自理能力；⑤掌握并独立完成皮肤减压；⑥回归社会。

根据截瘫的体育康复治疗目标，截瘫急性期综合康复治疗方法包括体位摆放、关节被动运动、早期坐起训练、起立床训练、呼吸训练、二便的处理、关节保护和训练、直立适应性训练、压疮防护、心理治疗。恢复期综合康复治疗方法包括四肢及躯干肌力训练、牵伸训练、坐位训练、转移训练、步行训练、轮椅训练、日常生活能力训练。以上综合康复治疗方法每周训练5d，连续训练3个月。

（二）截瘫的体育康复方法

1. 悬吊训练

若截瘫患者肌肉的肌力为2/5级，一般采用减重方式进行训练，就是让患者的肢体在水平面上进行无负荷运动，常用的方法为悬吊训练。

悬吊训练包括肌肉放松训练、关节活动度训练、关节稳定性训练、感觉运动的协调训练、肌肉势能训练等。这一体育康复方法着重于运动感觉的综合训练，强调在不平稳状态下进行训练，可加强中央躯干肌肉、髋部深层肌肉的力量，提高身体在运动中的平衡、控制能力和稳定状态。多点多轴悬吊训练，分别采取仰卧、俯卧、侧卧等体位，结合静态闭链、动态闭链等运动，主要训练多裂肌、腰背肌、臀中肌等躯干核心肌群。具体方法如下。

①患者仰卧位，将宽带置于患者腰部，连接弹力带上的扣件、宽带扣件及悬吊主绳，根据患者所能完成的最大重量，调节弹性阻力。治疗师一手控制双膝关节，另一手放于髂前上棘处引导患者充分做双桥式运动，强化躯干伸肌群。

②仰卧位，双侧骨盆上抬，使用两个非弹性吊带固定于双侧脚踝处，1个弹性宽吊带置于腰和骨盆处，根据患者腰部情况利用弹性宽吊带减轻或增加负重。仰卧位单侧骨盆上抬，将1个非弹性吊带固定于一侧脚踝处，1个弹性宽吊带置于腰和骨盆处，根据患者疼痛情况利用弹性吊带减轻或增加负重。

③俯卧，双腿悬挂，屈髋并维持，提腰注意应保持腰前凸消失的位置，即腰椎应处于中立位。俯卧，单腿悬挂，另一侧下肢水平外展。

④侧卧，单腿悬挂并维持，提髋，动态训练。如髋关节内收和外展肌力 2/5级，可以让患者在仰卧位下用绳子把下肢悬吊起来做髋关节减重肌力训练。

每组动作重复6次，重复3组，组间休息1min。每日1次，每周5次，持续6周。训练中如有疼痛不适，可以暂时休息。在实际工作中，要想给力量较弱的肌肉设定8～12RM阻力负荷是非常困难的，一般采用近似值负荷进行训练。

2. 肌力训练

大部分截瘫患者都是依靠自身健全的上肢来实现各种功能活动的，此时其上肢力量就会因需要承担整个身体重量而变得相对不足了。对腰段以上完全性脊髓损伤和AIS B级的患者，体育康复最为关键的部位是上肢和肩胛带，以及损伤平面以上未受影响的其他健全肌肉。重点针对腕伸肌、指屈肌、肱二头肌、肱三头肌、胸大肌、背阔肌、菱形肌、前锯肌等神经支配完整的肌肉。脊髓损伤患者失去下肢功能后，在床上的各种活动都会面临重大挑战，尤其是躯体相对床面的位置调整，这是最考验患者的活动。因此，截瘫患者肌力训练的重点在于上肢力量训练和床面上前、后、左、右的移动训练。

（1）上肢力量训练

上肢正常肌肉训练常采用渐进抗阻训练法，其核心要素是负荷、重复和渐进。该训练方法最理想的阻力负荷相当于8~12min。训练时，给患者施加此负荷，嘱患者每组动作重复8~12次，休息1~3min，然后重复进行第2组和第3组，最多可进行5~8组。这种肌力训练每周至少进行3次。随着患者肌力的增高，运动训练的负荷也应该及时调整，这就是阻力的渐进。

（2）床面上前、后、左、右移动训练

在上肢力量有限的情况下适度增加身体前倾角度，可更多地提高臀部抬离床面的高度。在这种体位下训练患者在成90°角放置的两张床之间的转移（图9-4），或者在不等高床面之间的转移（图9-5），可迅速有效地提高患者的整体转移能力。

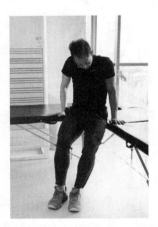

图9-4　成90°角放置两床之间的转移

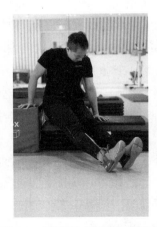

图9-5　不等高床面之间的转移

（3）特殊的肌力训练

对于截瘫患者，上肢肌力训练还包括常见的特殊技能，如轮椅操控技巧、极端条件下的空间转移（地面到床面或地面到轮椅座面之间的转移）等（图9-6）。

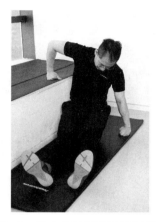

图9-6　独立从地面到床面的转移

（4）瘫痪肌肉的肌力训练

如股四头肌肌力2/5级或3/5级时，患者主动伸膝能力不足，无法实现有效的下肢支撑功能进而无法实现步行功能或步行中有跌倒风险。除悬吊训练外，还可以让患者在直立床站立时进行蹲下和站起这种和实际应用状态接近的动作来训练股四头肌。

肌力0~2级肌肉的力量训练方法可采用最基本的、容易掌握的方法，如等长收缩或离心收缩，此外还可以采用认知（精神）训练或运动想象。认知训练是让患者系统地重复对动作的认知练习，运动想象是想象动作产生的情景而实际上不产生肢体动作，研究证明，反复强化脑海里的情景模拟对提高高水平运动员和其他类型神经损伤患者的运动表现有良好的促进作用。

（5）肌肉爆发力与耐力训练

要提高患者上肢爆发力，可以让患者以尽可能快的速度驱动轮椅驶上斜坡，甚至还可以在轮椅上增加额外负荷。另外，要想提高患者穿着膝踝足矫形器（KAFO）上下楼梯的能力，可在双杠内训练患者反复快速撑起的动作，以提高上肢和肩带肌力，并且可在患者踝关节处绑上沙袋等以增加阻力负荷。上肢测力计也可以作为训练上肢爆发力的方式，30s快速循环击打拳击沙袋也是很好的提高上肢爆发力的方法。

（三）截瘫常见并发症的体育康复治疗方法

1. 心肺疾病康复

截瘫后患者由于运动量减少，体能与耐力下降，T6～T12平面损伤的截瘫患者的心肺功能较正常人群明显下降，心肺疾病高发已成为截瘫患者不容忽视的重要问题。美国心脏协会（American Heart Association）推荐每周3～5次、每次持续不少于30min、50%～75%最大心率的有氧运动来改善心脏功能。目前针对截瘫患者的有氧运动方式主要有上肢转轮、四肢联动、减重跑台、轮椅跑台等，但这些方式均需要相应的设备支持。而我国恢复期的截瘫患者多数居住在家中，没有相应的设备支持，且外出活动量少，现有的有氧运动方式并不适合截瘫患者在家中进行锻炼。由于患者仅有部分躯干及双上肢肌肉功能保留完好，体育康复项目可选择上肢功率车运动或有氧轮椅操。

上肢功率车运动：患者在佩戴心率表后开始运动，先在低阻力情况下缓慢转轮，提升心率；然后通过调整功率车的阻力，上肢功率车运动强度可采取50～60r/min的转速，按照每2min增加10W的幅度递增，使其心率达到靶心率的范围（最大心率的60%～80%），并努力保持20。同时询问并记录患者的劳累等级，使之保持在11～14分；最后逐渐降低阻力和主动转速，恢复、调整至安静状态。每周运动5d，每天1次，每次30min。（图9-7）

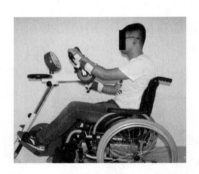

图9-7　手摇功率车进行有氧训练

轮椅有氧操：练习持续30min，共有3个部分，分别为准备运动部分、有氧运动部分和整理运动部分，每一部分的运动都配以节奏相当的音乐。其中准备运动部分约5min，分为4节，包括摆臂运动、头部运动、肩部运动、躯干运动，目的是调整呼吸，头、肩、躯干肌肉的热身、调动，为有氧运动部分做好准备。有氧运动约20min，分为12节，包括上下展臂运动、屈伸肘运动、屈伸臂运动、上举伸肘运动、扶持体前屈运动、击拳运动、支撑坐起运动、屈肘压臂运动、体侧运动、屈伸转体运动、前倾转体运动和腹斜肌运动。12节体操的练习，充分调动了截瘫患者双上肢及躯干相应肌肉的参与，每节体操按照先慢后快的节奏，逐步增加动作强度，稳步提升患者心率，达到有氧运动的目的。整理运动部分约5min，分为4节，包括呼吸调整、头颈拉伸、上肢及躯干拉伸、全身放松，目的是调整呼吸、牵伸紧张的肌肉，达到恢复心率、放松身心的效果。有氧运动过程中可根据患者的实际能力，在其手腕添加沙袋或配合使用弹力带等调整动作难度，以保证达到有氧运动的强度。

2. 关节挛缩

关节挛缩（joint contracture）是脊髓损伤患者常见的并发症之一。关节挛缩有两大类诱发因素。一是非神经性挛缩，主要是因为关节内或关节周围的软组织粘连或结构缩短所引起的该关节活动范围受限。二是神经性挛缩，主要是因为上运动神经元损伤后，肌张力增高或痉挛的长期作用使关节固定于某一体位，不仅会引起非神经性组织挛缩，而且因失神经控制而发生痉挛的肌肉也会发生明显短缩的现象。

关节挛缩带来的影响主要因脊髓损伤平面和损伤程度而变化多样。踝关节屈曲挛缩对完全依赖轮椅的四肢瘫患者来说几乎没有明显的影响，但对有步行潜力的患者却影响很大，这将决定患者的步行功能能否实现。

截瘫患者长时间坐姿容易造成髋内收肌和腘绳肌肌张力增加，虽然适度紧张的腘绳肌有利于患者维持长腿独立坐位平衡，方便患者独立穿衣和转移，但过度的腘绳肌紧张会影响患者独立穿脱裤子、鞋和袜子。要避免髋关节的共同伸展或共同屈曲运动，也应该尽量避免长时间将肌肉置于伸展位，因此髋内收肌和腘绳肌牵拉维持10～30s/次，一天3～10次，累计10min以上即可。（图9-8～图9-11）

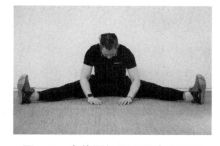

图9-8　牵伸腘绳肌和髋内收肌群

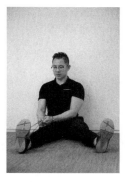

图9-9a　借用带子牵伸小腿三头肌

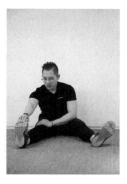

图9-9b　徒手牵伸小腿三头肌

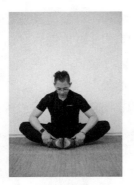

图9-10　蛙状坐位牵伸髋内收、内旋肌群

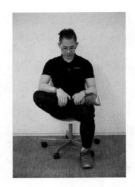

图9-11　患者坐位下翘二郎腿以持续牵伸髋内收、内旋肌群

（四）截瘫的体育康复注意事项

①由于自主神经反射亢进可能在训练中导致患者卒中、抽搐和死亡，因此运动中应注意膀胱充盈等诱发自主神经过反射，运动前排空膀胱以降低上述风险。

②肌肉瘫痪可能会限制截瘫患者的某些运动形式，因此应当根据患者的损伤特点制订针对性的训练计划，注意避免上肢肌肉的过度使用而产生肌肉骨骼的损伤。

③运动之前可适度牵伸肌肉，原因是截瘫患者牵张反射亢进易产生痉挛或阵挛，限制了正常功能性活动。

④运动环境应温度适宜。截瘫患者体温调节功能障碍可能会导致患者在运动时体温过高，或在较冷环境中导致患者体温过低，两种情况均可能影响患者的运动状态。

⑤运动时应当注意患者的血压变化，因为直立性低血压和劳累性低血压可能会导致头昏、头晕甚至晕厥，诱发不良后果。

⑥感觉功能障碍可能会导致新的损伤产生，如跌倒、擦伤、皮肤压力过大导致皮肤受损甚至压疮等。因此运动时应严格调整及管控感觉障碍患者的运动姿势，以防意外损伤发生。

⑦在训练中，需注意训练负荷应缓慢递增至患者出现疼痛或动作完成不正确为止。如此可以不断增加对神经肌肉的刺激，快速恢复稳定肌的活力。每次训练时，应根据上次训练的结果逐渐增加训练强度，在以提高肌肉力量和耐力为目的的中后期训练时，应遵循超量恢复和渐进抗阻训练的基本原则。

⑧截瘫患者预后佳的因素包括年纪轻、痉挛程度低、休克期短以及不完全性损伤。脊髓损伤平面越低，截瘫患者躯干控制能力越好，能独立完成的活动越多，使用辅助器具的需求就越小。

第三节 颅脑损伤的体育康复

颅脑损伤是指大脑或颈部受到突发性的直接暴力或间接暴力（非血管性），造成意识状态的降低或改变，同时多伴随其他器官系统的损伤。常见于交通事故、坠落以及其他意外受伤等情况，致死率、致残率较四肢伤高。

一、颅脑损伤概述

原发性颅脑损伤主要包括脑震荡、脑挫裂伤、弥漫性轴索损伤、原发性脑干损伤等。继发性颅脑损伤主要包括脑水肿和颅内血肿。临床表现因颅脑损伤的严重程度而有较大差异，轻者如脑震荡，表现为受伤后一过性的脑功能障碍，经过短暂的时间后可自行恢复，无肉眼可见的神经病理改变；重者如原发性脑干损伤，伤后即刻出现深度昏迷，延髓损伤时患者呼吸、循环功能紊乱，早期即出现去大脑强直或交叉性瘫痪、锥体束征阳性、脑神经功能障碍等体征。一经诊断为急性硬膜外血肿，外伤性蛛网膜下腔出血等危急病症，多采用手术治疗。根据疾病的严重程度，患者神经系统功能缺失症状轻重不一，严重者遗留有认知和躯体的联合损伤，或伴有行为、情绪以及个性的改变，可接受高压氧治疗，对症药物治疗以及康复治疗。

二、颅脑损伤的体育康复机理

脑外伤康复治疗的神经生理学基础包括神经可塑性理论和神经顿抑等。颅脑损伤动物实验表明，早期运动训练可增加损伤区域神经元干细胞的增殖和神经发生。颅脑损伤后的运动障碍多种多样，但以肌张力增高多见。通过合理的体育康复，可以改善肌力，减少肌肉萎缩，维持关节活动度和减少并发症的发生，有利于患者改善运动功能，重建正常运动模式，提高ADL能力。现代康复理论认为，脑外伤后中枢神经系统在功能上具有重新组织的能力或可塑性，在适宜条件下，部分神经元可以再生，基于这一原理，通过体育康复可加快这种功能重组。

早期对患者进行良姿位的摆放及被动运动，可防止异常运动模式的形成及各种并发症的产生。被动运动所产生的各种感觉刺激，可提高中枢神经系统的紧张度，降低患者的觉醒阈值，从而改善意识障碍。

恢复期通过站立训练、任务导向性训练、运动再学习方案可以向中枢提供感觉、运动和反射性刺激，随着运动重复性渐增，大脑皮质能够建立更多的暂时性联系和条件反射，从而提高神经活动的兴奋性、灵敏性和反应性，促进大脑皮质受损功能的重组，形成新的神经通路，调动处于储备、休眠状态的神经阻滞发挥代偿作用，最终提高中枢神经对全身的协调作用。动物实验证实，运动疗法可抑制Bax蛋白，增加Bcl-2蛋白表达促进损伤大鼠海马的神经功能恢复，改善大鼠的记忆能力。

三、颅脑损伤运动功能障碍评定

1. 严重程度评定

颅脑损伤后起始时昏迷的深度，昏迷的时间以及损伤后遗忘的长短可被用来区分颅脑损伤的严重程度，并可作为预后的预测指标。

意识状态是评估颅脑损伤患者严重程度最常用和可靠的临床参数。格拉斯哥昏迷量表（Glasgow coma scale，GCS）可在伤后48h内明确颅脑损伤严重度，尤其是GCS的运动部分与出院的总体预后高度相关。GCS评分13～15分为轻度损伤，9～12分为中度损伤，3～8分为重度损伤。

昏迷的时间作为判断损伤程度的分类标准为：>6h为重度，20min到6h（包括）为中度，≤20min为轻度。

创伤后遗忘是从损伤后开始出现意识受损直至对现行事物出现持续性记忆的阶段。分类标准为：>4周为极重，1～4周为很重，1～7d为重度，1～24h为中度，<1h为轻度。

2. 综合功能

指日常生活活动能力（activity of daily living，ADL），常用的指标是Barthel指数（Barthel index，BI），改良BI和功能独立性功能评估（functional independence measure，FIM）。BI简单实用，信度和效度较好，但是仅有运动内容，缺乏认知内容，而且对功能变化不够敏感，一般用于急性期后即时治疗的评估。FIM从躯体和认知两方面综合反应残疾程度，评级精细，对残疾严重程度较BI敏感，应用广泛，但使用者需接受培训及授权。

3. 总体评估

Northwick公园依赖性量表（northwick park dependency scale）和纽卡斯尔独立性评估表（Newcastle independence assessment form）等，更广泛地评价了残疾的影响，可用于长期结果评估。

4. 特定功能障碍评估

针对具体的功能缺陷有不同的评估方法，如评估运动功能的Fugl-Meyer评定，运动评估量表（MAS，Carr，et al. 1985）等，评估痉挛的Ashworth量表法和临床痉挛指数以及认知功能评定如简易精神状态速检表（mini-mental state examination，MMSE）、神经行为认知测试表（neurobehavioral cognitive status examination，NCSE）、洛文斯顿作业疗法认知评定成套测验（Loewenstein occupational therapy cognitive assessment，LOTCA）等。评价手功能的进步，使用九孔木试验（nine hole peg test）更合适，而步行能力的提高可以用简单的6分钟步行试验（6MWT）检测。

四、颅脑损伤的体育康复方法

（一）颅脑损伤的体育康复治疗程序

颅脑损伤康复治疗包括意识、运动、认知等多个方面，涉及多个学科。颅脑损伤后的功能恢复不局限于躯体恢复，还包括社会、情绪、社区和职业区域的重整，后者尤其重要，因为颅脑损伤患者可能在独立性、认知和行为缺陷方面与机体损伤并不一致。

颅脑损伤康复主要由两个阶段组成：住院治疗阶段，一般需要1~3个月，包括早期康复治疗和转入康复单元后的综合康复治疗；出院或社区康复阶段，需要1~2年，主要取决于患者的年龄、损伤严重度和遗留的残疾状态。

（二）颅脑损伤的体育康复治疗方法

1. 急性期体育康复

急性期大致是伤后2周内。患者病情危重且变化迅速，生命体征不平稳，多有明显的意识障碍，只能被动接受治疗。目前普遍主张颅脑损伤后康复治疗介入应尽可能早，急性期患者昏迷不能活动时，体育康复的主要目标是预防次发性损害，预防肌肉和软组织挛缩。可采用以下方法。

①此期间患者若出现去大脑强直或去皮质僵直姿势，患者卧床时尤其应注重进行良姿位摆放，体位摆放为侧卧位或半俯卧位，以帮助预防挛缩的出现，在微屈的两腿之间夹一个枕头来预防髋关节内收，在上肢处摆放一个枕头使得肩关节前伸，肘关节伸展。良肢位可以预防肢体挛缩畸形，改善局部循环，避免压疮的形成，改善呼吸功能，降低过高的肌张力，预防颈源性疼痛以及周围神经损伤，使患者习惯移动。

②使用支具进行长时间的被动牵伸，或对易短缩的肌肉和软组织进行被动牵伸，主要包括患侧肩关节前屈、外展和外旋运动，肘关节屈、伸运动，前臂旋前、旋后运动，腕关节的腕背伸、桡侧偏及尺侧偏运动，手握拳及展开运动，掌指关节分、合运

动，拇指对掌和回旋运动；患侧髋关节屈伸、内旋、外旋及环转运动，膝关节屈、伸运动，踝关节背屈、跖屈运动。每天训练2次，每次30min。由于痉挛是速度依赖性的，关节被动活动进行过快时可导致反射亢进，因此尽可能缓慢柔和地进行被动活动，在关节活动末端多加小心，避免损伤结缔组织，避免形成异位性骨化。

③感觉刺激有助于提升患者警醒程度，协助诱发患者动作。间歇式的多感官感觉刺激可有效地刺激网状活化系统，进而有益于促进患者的清醒。

2. 并发症期

大致是伤后2～6周。患者多器官并发症逐渐显现，以呼吸及泌尿系统最为常见，生命体征相对平稳，多数患者存在明显精神障碍，仍有少数患者存在轻度意识障碍。在患者生命体征稳定，尤其是颅内压持续24h稳定在2.7kPa以内即可进行康复治疗。患者多在普通病房或者转入康复治疗科室进行相关康复治疗。

此期患者可处于躁动状态，常服用镇静剂和抗痉挛药物，易出现癫痫状态。体育康复主要目标为增进患者耐力，维持关节活动度，降低次发性伤害概率，增加参与活动承受能力，开始动作功能练习。

此期应注意保持康复团队及家属体育康复一致性，维持患者情绪稳定，避免躁动，体育康复时注意自我保护及患者保护。可进行一定时间的坐立和下肢关节承重的站立训练。站立训练时注意脚踏板向上翘起，小腿处采用连续石膏固定术以帮助小腿肌肉牵伸；若患者第一次尝试站起时应当监测血压和颅内压，防止脑血流大幅度下降。

此期应根据传统的神经发展治疗，患者可采用趴式、狗趴式、修正式双手支撑与双脚着地姿势等符合降低重心、增加支撑等生物力学原则的体位，对于改善患者动作控制技能有帮助。

3. 脑恢复期

大致是伤后7周至半年。患者多遗留肢体功能障碍及精神障碍，生命体征平稳。此时患者转入社区康复阶段，可自行主动配合康复治疗。外伤后大约3个月恢复曲线是陡峭的，在这个快速提高阶段应尽可能多地提供康复训练。当患者认知功能有所恢复，虽仍有迷惑，但可遵循有结构的清晰指令时，患者可根据实际情况考虑居家体育康复。

（1）指导健侧肢体的主动活动训练
深呼吸及腰腹肌的训练；健、患侧翻身练习。

（2）主动运动
随着肌力的不断恢复，逐渐减少被动运动，加强助力运动，向主动运动和抗阻运动过渡。主动活动由卧位、坐位、站位逐渐过渡到行走及上下楼梯训练，穿过拥挤的街道，注意避免在人工建造的治疗中心训练。每次训练 20～30min，每日2次。

每次锻炼时应选择具体的功能性任务，如稳定地坐于桌前、慢跑、向上跳、从踏板上跳下、单脚向前跳等，兼具趣味性，并且反复练习。

渐进抗阻训练开始时可以在仰卧位下使用哑铃进行抗阻训练以加强三角肌力量，而后可逐渐进阶。

（3）平衡训练

尽早开始斜床站立训练，根据患者的具体情况逐步开始坐位平衡、站立平衡、重心转移和单腿站立等训练。可采用趣味性活动，如练习足球带球绕8字路线、对墙踢球、两人间传球等技巧，可使患者改善平衡和手眼协调能力，并且预估到何时脚部可接触到足球；或应用电脑游戏如虚拟滑雪游戏改善平衡和协调能力。

（4）强制性训练

建议患者在清醒的90%时间内都避免使用健侧上肢，而是使用瘫痪上肢练习6h以上的动作活动，或在健侧使用连指手套并训练瘫痪上肢。这一方法对于脑外伤患者的上肢功能具有良好的功效。

（三）颅脑损伤常见症状体育康复

1. 膀胱和直肠功能异常

小便失禁和大便失禁在创伤性脑损伤后相对常见，原因是盆底肌肌力减弱，认知障碍以及神经源性膀胱和直肠功能障碍。除了采用外部收集设备外，体育康复中可采用盆底肌训练的方法。

2. 认知障碍

学习和记忆障碍是重度到极重度创伤性脑外伤患者早期常见的认知障碍类型，部分患者可持续5～10年。存在记忆障碍的患者需要借助记录表、视频、照片来记录需要进行的练习以及治疗的目标进行任务导向性训练。

若患者训练过程中遇到注意力缺陷或进程缓慢，可进行患者感兴趣的任务训练，使用明确的视觉或听觉提示或反馈，调整环境以消除注意力分散。

执行功能障碍的治疗着重于多步骤、策略思维性训练，也可进行个体和群体多重任务的训练。如在体育康复时，除了动作的训练外，可以加上认知训练，"走到十步以外的蓝色椅子，坐下来"属于多步骤、策略思维性训练。双重任务训练如在拥挤的走廊内行走，可改善患者的运动表现。

3. 行为异常

情绪调节障碍和行为障碍在颅脑损伤后很常见，与额叶损伤后无组织性行为和认知区域受损有关。体育康复的干预应基于应用行为学分析，并且使用有助于建立有意义价值观的行为治疗，如像表扬、产生兴趣及社会相互作用的社会性奖励，或食物，赢取积分、代币等奖励方法，严格避免对社会不接受的行为进行鼓励。

4. 心肺失能

颅脑损伤1年以上患者有氧能力降至预测值的65%～74%，导致患者疲劳感增加，工作和休闲活动受限，身体结构改变，增加糖尿病和心脏疾病等并发症的风险。

体能康复可增强患者体力并且减轻心肺失能状态。美国运动医学制订了颅脑损伤患者特定的体能康复计划指南，要求患者每周进行3～5次有氧训练，强度在40%～70%最大耗氧量，或20级分级自觉疲劳指数的13级，根据患者体能采用适当的方式（如行走、游泳、自行车），训练时间在20～60min。力量，柔韧性以及神经肌肉训练作为体能康复计划的一部分同样不可缺少。

（四）颅脑损伤的体育康复治疗注意事项

①治疗强度尤其是物理和心理治疗强度的增加，可提高运动功能恢复，但是对认知功能的恢复意义不大。

②运动训练中应注意指导患者关注运动中关键的生物力学特性；调整任务难易程度，使其能够成功完成；整合环境，以便强化使用和参与；使用相同的言语或非言语提示进行常规训练；设定具体目标；运动改善后减少提示；检测一天中的运动表现；提供鼓励；每一阶段建立目标；提供具体和明确的反馈；记录患者的进程；提供图片或文字指令；评估训练的效果。

③颅脑损伤的康复治疗最佳时间窗在6个月左右，与脑卒中相比明显更长，这可能与颅脑损伤患者的平均年龄较小、发病机制和恢复机制更为复杂、影响恢复的因素更多等有关。

第四节　帕金森病的体育康复

帕金森病（Parkinson's disease，PD）是一种常见于中老年人的神经系统退行性疾病。大部分帕金森病属于原发性帕金森综合征。典型症状主要有运动系统症状，如静止性震颤、动作迟缓、肌强直和姿势平衡障碍，非运动系统症状如感觉障碍、自主神经功能障碍和精神、认知障碍，病程不可逆。主要病理改变为黑质多巴胺能神经元变性死亡，发病机制涉及环境、遗传、神经系统老化的多因素交互作用。

一、帕金森病的体育康复机理

帕金森的运动症状和非运动症状应采取综合治疗，包括药物治疗、手术治疗、心理疏导、照料护理以及体育康复。目前应用的治疗手段无论药物或手术，只能改善症状，不能阻止病情的发展，更无法治愈。体育康复具有不良反应少、改善运动障碍症状效果明显的优势。

运动是治疗帕金森病的重要辅助治疗手段。规律运动会较少或推迟患者因身体活动较少而继发的骨骼肌系统和心血管系统问题。帕金森病属于慢性进展性疾病，有必要通过持续运动来预防。有证据表明，运动可以改善步态，对患者起到神经保护作用，提高生活质量和有氧运动能力，降低疾病的严重程度。

基底节是帕金森病的病理损害基础，它参与运动、情感和认知环路。脑血流激活试验显示：基底节和辅助运动功能区Supplementary motor area（SMA）参与习惯性动作（如行走）的协调管理。完整的基底节—额叶环路保证了大脑执行功能的完成，如计划、思维转移、推理选择合适行为等。帕金森患者的基底节病理损害导致患者的行为、认知发生了改变，使得患者的体育康复变得复杂。在体育康复的过程中，帕金森患者集中注意力可使步态得到短暂的改变，从而维持适当的步幅步长。患者运动功能的控制更多依靠视觉信息，PET扫描显示患者在运动时前额叶和补充运动皮质未激活，而非基底节依赖的神经环路则代偿性活化，以促进与外界环境进行有意识的交互作用。因此，帕金森病患者的体育康复可能涉及"忽略自动导航"机制，适宜使用提示策略、注意力策略和复杂运动策略等，当这些策略应用于活动中，可诱导运动学习，通过代偿途径提高疗效来促进运动和日常生活活动能力。

二、帕金森病体育康复评估

帕金森病是一种慢性进展性疾病，无法治愈。在临床上常采用Hoehn-Yahr分级法（5级）判断帕金森病患者的疾病发展程度。患者运动功能障碍的程度及对治疗的评判常采用统一帕金森评分量表（UPDRS）。

（一）Hoehn-Yahr分级法（5级）

0级=无疾病体征。

1级=单侧肢体症状。

1.5级=单侧肢体合并躯干症状。

2级=双侧肢体症状，无平衡障碍。

2.5级=轻度双侧肢体症状，能从后拉试验中恢复。

3级=轻至中度双侧肢体症状，不能从后拉实验中恢复，存在姿势不稳、转弯变慢等平衡障碍，保留独立能力。

4级=严重障碍，在无协助的情况下仍能行走或站立。

5级=患者限制在轮椅或床上，需人照料。

（二）帕金森评分量表

UPDRS量表包括第一部分精神、行为和情绪，用于判断帕金森病患者的精神活动和情感障碍；第二部分日常生活能力，用于判断帕金森病患者的日常生活能力；第三部分运动检查，用于判断帕金森病患者的运动功能；第四部分运动的并发症（记录过去1周的情况），用于判断帕金森病患者治疗的并发症。

（三）ICF模式评估

帕金森病身体功能和结构评估要区别原发性障碍和继发性障碍。原发性障碍即帕金森病的主要临床症状，包括震颤、僵硬、动作迟缓、异常步态与姿势不稳、平衡障碍等。继发性障碍包括肌肉萎缩、关节挛缩、体能下降、压疮、骨质疏松与心肺功能衰退等并发症。另外，还包括个体的日常生活水平能力评估，言语功能、吞咽功能及非运动功能障碍评估。

活动功能评估包括翻身、转体、伸取、坐到站立，穿衣、进食、写字、做饭、服药等。评估动作从简单的功能性动作开始，执行运动性动作时，记录动作转换的状况及严重度。异常步态评估含直线步行与计时起走等，可评估帕金森病患者跌倒的风险。

参与度评估采用特定活动平衡顺应性量表（activities-specific balance confidence scale，ABC score），39项帕金森病生活质量问卷（Parkinson's Disease questionnaire，PDQ-39）和健康状况调查简表（the Mos item short from health survey，SF-36）内容涉及家庭（家庭决策、抚养子女、家务劳动）和社会（工作、学习、文娱活动、社交）等，可反映患者步态、姿势及疾病严重程度对生活质量的影响。

环境评估包括周围环境是否设置为无障碍环境，是否能发挥患者的个人价值及能力，是否暴露于不利于患者的农药、工厂毒物等有害环境。

个人因素评估包括并发症，如肺炎、泌尿系统感染、长期卧床等，初发症状为单侧、震颤则预后良好，初发症状为僵硬、动作迟缓或双侧者则预后相对较差。

三、帕金森的体育康复方法

（一）体育康复目标的设定

典型的帕金森病病程约20年，多数帕金森患者在疾病的前几年可继续工作，但数年后逐渐丧失工作能力。至疾病晚期，由于全身僵硬、活动困难，终至不能起床，最后常因肺炎等各种并发症而死亡。因此，帕金森病更适合社区与居家体育康复，总体目标为加强四肢与躯干的活动度，维持或增强胸廓扩张，增进平衡反应，维持或恢复功能性活动，提高生活品质。另外，还可根据疾病的进展，针对不同阶段制订不同的体育康复目标。

帕金森病早期（Hoehn-Yahr分级1～2.5级）体育康复主要目标为避免不活动，减少害怕跌倒的心理因素，维持或增进身体机能，体育康复介入治疗计划为提升活跃生活型态，促进身体机能，主动运动以促进肌力、平衡、关节活动度与有氧运动能力。

帕金森病中期（Hoehn-Yahr分级2～4级）体育康复主要目标为预防跌倒，维持或改善转身、姿势维持、伸取与抓握、平衡与步态。体育康复计划主要采用认知运动策略，即将步骤复杂的动作分解为若干串联的小段落练习，另外需鼓励患者进行主动与生活功能取向运动。

帕金森病晚期（Hoehn-Yahr分级5级）体育康复主要目标为维持生命功能，预防压疮，预防挛缩。主要体育康复计划为调整床上或轮椅的姿势，协助性主动运动，减少压疮与挛缩。

（二）帕金森病不同时期的体育康复方法

帕金森病的体育康复项目的选择应因人而异，需根据PD患者疾病严重程度及存在的各种功能障碍类型和程度，制订个体化康复目标和针对性体育康复策略。

对于早期患者，以自我管理和促进积极主动的生活方式为主，鼓励参加体育运动，如健走、太极拳、瑜伽和舞蹈等，适度进行有氧训练（如活动平板等）、抗阻训练以及双重任务训练，改善体能，减少白天静坐，推迟活动受限的发生。

对于中期患者，以进行主动功能训练，维持或提高活动能力和预防跌倒为主，尤其是平衡、步态和上肢功能活动训练；可采用心理提示、外部提示和认知运动策略。

对于晚期患者，以维持心肺等重要器官功能为主，同时避免压疮、关节挛缩和静脉血栓等并发症，及时进行床上或轮椅上的体位变换，以及辅助下的主动运动训练。

（三）帕金森病常用的体育康复项目

1. 放松运动

患者首先在坐姿下进行热身运动，而后进行有节奏的躯干旋转，缓慢且稳定地伸展以降低僵硬程度。由于帕金森病患者近端僵硬程度大于远端，运动的顺序建议由远端动作开始，逐步扩展至近端及躯干的区域，此外，放松运动还可采用深呼吸法，想象放松和推拿按摩等方法以改善僵硬的肌群。

2. 呼吸运动

由于帕金森病患者存在运动障碍，运动量减少，故随着病程的增加患者普遍存在肌肉力量与心肺功能的下降，疾病后期甚至影响到呼吸肌，诱发肺炎。因此帕金森病应加强呼吸功能锻炼。

具体可采用腹式呼吸配合四肢伸展操的呼吸运动，也可练习健身气功八段锦、六字诀、五禽戏等传统功法。如腹式呼吸配合本体感觉诱发运动，双手外展抬高配合鼻腔吸气（腹部隆起），双手内收交叉向下配合弯腰缩唇呼气（腹部内收）。

3. 被动关节运动与牵张运动

被动关节运动与牵张运动可维持正常的关节活动度，减缓僵硬所造成的肌肉紧缩与不适，增进四肢与躯干活动度，预防关节挛缩。主动诱发式牵张为常用方法，锻炼时利用本体感觉神经肌肉诱发技巧的固定放松与收缩放松。如，先进行约5s短时肌肉主动等长收缩，主动放松后进行被动牵拉维持约15s。

锻炼时缓慢地静态牵伸所有大肌肉群，重点进行屈曲肌群，如躯干屈肌、腘旁肌和腓肠肌的牵伸；胸廓的扩张运动；躯干旋转运动，锻炼时从稳定姿势开始，向左右旋转至最大角度，持续10～30s，重复2～4次。训练时略超过患者原本关节活动度的最大角度，但要注意避免过度牵拉及疼痛。运动频率为每周≥2d，每天进行更有效。

4. 肌力训练

肌力训练重点锻炼核心肌群及四肢近端肌群如股四头肌，以增加肌肉的离心收缩能力。可利用手法和器械进行渐进式抗阻训练，如借助弹力带或沙袋，建议运动强度从40%～50%的1RM开始，能力更强的患者可采用60%～70%的1RM，运动频率为2～3d/周，运动时间为8～12次/组，≥1组/d，安全起见，避免自由重量练习。

5. 耐力训练

研究显示帕金森病患者较普通人耗氧量增加，故需进行适度的心肺耐力训练。运动项目可选择持续的、节律性的大肌肉群参与方式，如固定式功率自行车、跑步机、水中运动、走路、舞蹈等。运动时间为服药后1～2h进行30min间断式运动，运动频率为3～5次/周，运动强度为40%～59%最大心率，RPE达到Borg量表（自觉疲劳量表）的12～13级。

6. 协调运动

帕金森患者需进行适度的协调运动以提高日常生活自理能力。具体锻炼时遵从由易到难，从坐姿到站姿，双边对称的运动模式进展到交互动作模式，配合口令或音乐，节奏由快到慢。具体可采用手脚与躯干的转体行走方式，也可练习太极拳、舞蹈（探戈以改善动作启动困难、转弯和动作迟缓，芭蕾有益于姿势控制和运动协调）。

7. 平衡训练

所有帕金森病患者都应进行平衡训练。平衡训练包括坐位和立位下三级平衡（一级静态、二级自动态和三级他动态平衡）训练，可通过重心的高低、支撑面的大小和睁闭眼等调整训练难度；也可以借助平衡板、平衡垫和平衡仪进行训练以增强患者的本体感觉，增进患者的动态平衡能力，减少跌倒风险。还可加强练习八段锦的"左右弯弓似射雕"（图9-12），五禽戏的"鸟飞"等传统功法以提高平衡能力（图9-13）。

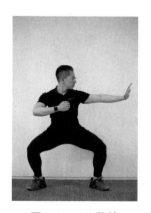

图9-12　八段锦

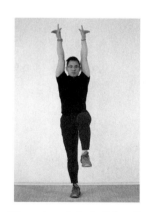

图9-13　五禽戏"鸟飞"

8. 功能训练

包括床上翻身和平移、床边坐起、坐位起立和床椅转移等训练。晚期患者应在床上定时翻身，可进行床椅间体位变换训练。通过重复性练习功能性任务，以使患者维持日常生活能力。

9. 步态矫正与步行训练

重点在于矫正躯干前倾姿势，改善由于追赶身体重心所致的慌张步态。建议患者行走时抬头挺胸，足跟先着地，可借助姿势镜进行原地高抬腿踏步和双上肢摆臂训练，以改善上下肢协调性。可通过增大步幅、增快步速、跨越障碍物、绕障碍行走和变换行走方向等方法调整步行训练难度。也可借助悬吊系统跑步机进行训练，单一任务完成较好后，采用外界感觉（视觉、听觉、触觉与本体觉）提示训练与双重任务训练进行步态矫正与步行训练。具体方法如下：

①大步直线行走，配合上肢节律摆动。

②重心转移和平衡训练。

③在泡沫板上站立和行走，伴或不伴躯干平衡的干扰（推或拉）。

④正确的转弯方式。

⑤绕障碍步行，步行时突然停住、转弯，包括退步走。

⑥在进行平衡和步行时增加双任务，如谈话、手持物品，或把头从左转向右看墙上的东西，并说出看到了什么。

⑦让患者处于易诱发冻结的环境中，如狭小的空间、设置障碍物等，鼓励患者适应这种环境，减少冻结步态发生。

健身气功五禽戏中的"熊晃"（图9-14）与"猿摘"（图9-15）有助于改善步态。

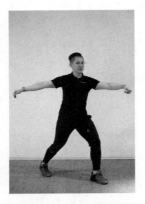 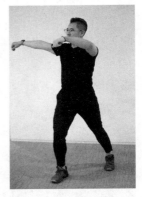

图9-14 五禽戏"熊晃"　　　　　图9-15 五禽戏"猿摘"

10. 手功能活动训练

重点进行够取、抓握和操控物体训练，提高活动的速度、稳定性、协调性和准确性。可结合日常饮水、用餐、扣纽扣等活动进行锻炼，也可加强健身气功八段锦的"怒目攒拳增气力"，易筋经的"倒拽九牛尾"（图9-16），五禽戏的"虎举"（图9-17）等手部动作练习。

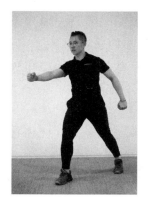

图9-16　易筋经"倒拽九牛尾"

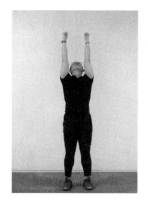

图9-17　五禽戏"虎举"

（四）帕金森的体育康复治疗的注意事项

①患者须在自觉轻松与活动自如的时段运动，一般建议配合药物作用时间，应在服药后1～2"开"期锻炼体能和学习新的运动技能；在功能受限的"关"期和家中，在保证安全的前提下，运用和实践已掌握的运动策略和技能，改善活动受限。

②穿着宽松舒适的衣服和鞋子，确保运动场所环境安全，摔倒主要发生在完成多重任务或冗长而复杂的活动时，强调预防或避免跌倒，记录跌倒史，若一年中有1次以上跌倒，则未来3个月再次跌倒的可能性极高。

③根据帕金森病患者临床病情严重程度选择运动类型。固定自行车、卧式自行车或上肢功率车对于严重患者来说是更为安全的运动方式。体育康复运动分散为数个段落，采用间断式训练。

④动作缓慢，配合呼吸，避免弹跳动作；运动过程中采用平静自然呼吸，避免憋气。

⑤动作由简单到复杂逐渐过渡，按照坐姿到站姿，参与肢体数目少到多的顺序进行，运动过程中强调动作的对称性。帕金森病的严重阶段，应加强脊柱活动与转体练习。

⑥可配合口令、节拍器、音乐等节奏，动作速度由慢到快。还可以配合视觉提示或回馈，增加动作距离与准确度等。

⑦发生冻结步态时，可先采用细长均匀的腹式呼吸以缓解紧张感，意念放松，而后左右摆臂以减轻僵硬，原地踏步以促进重心的转换。

⑧安全第一，量力而行。运动强度适度，循序渐进增加，同时根据身体状态进行调整。建议居家运动量控制在一种运动项目，每日3～4次，共计30～60min，避免过度运动产生不适状况。如果发生以下情况要停止训练并及时就医：恶心、胸闷、胸痛、呼吸急促（如每分钟超过40次）、头晕或眩晕、心动过速、疼痛、冷汗或严重疲劳感等。

⑨一些治疗帕金森病的药物会加重自主神经系统功能失调。左旋多巴或卡比多巴可能引起运动性心动过缓和突发峰值剂量性心动过速及运动障碍。因为无法预测新服用药物的反应，在评估和训练中要谨慎对待近期调整药物的患者。

⑩认知能力减退和痴呆是帕金森病的非运动系统症状，会对运动和病情发展产生不良影响。

本章撰写者：江岩（上海体育学院）

第十章　人工智能在体育康复中的应用

近年来康复科学在不断快速发展，人工智能假肢、矫形器具、虚拟仿真软件等技术越来越广泛地投入体育训练及康复治疗中。人工智能技术在体育康复中的发展也代表了康复科技的发展趋势。

第一节　人工智能概述

人工智能（artificial intelligence，AI）是研究、开发用于模拟、延伸和扩展人的智能的理论、方法、技术及应用系统的一门新的技术科学。

一、人工智能的概念

人工智能的定义可以分为两部分，即"人工"和"智能"。尼尔逊把人工智能定义为："人工智能是关于知识的学科——怎样表示知识以及怎样获得知识并使用知识的学科。"美国麻省理工学院的温斯顿教授认为："人工智能就是研究如何使计算机去做过去只有人才能做的智能工作。"这些说法揭示了人工智能学科所体现的基本思想和其研究的基本内容。也就是说人工智能是研究人类智能活动的规律，构造具有一定智能的人工系统，研究如何让计算机去完成以往需要人的智力才能胜任的工作，也就是研究如何应用计算机的软硬件来模拟人类某些智能行为的基本理论、方法和技术。

人工智能是计算机科学的一个分支，它企图了解智能的实质，并生产出一种新的能以人类智能相似的方式做出反应的智能机器，该领域的研究包括机器人、语言识别、图像识别、自然语言处理和专家系统等。人工智能从诞生以来，理论和技术日益成熟，应用领域也不断扩大，可以设想，未来人工智能带来的科技产品，将会是人类智慧的"容器"。人工智能可以对人的意识、思维的信息过程进行模拟，其不是人的智能，但能像人那样思考，也可能超过人的智能。

二、人工智能的发展历史

1956年，麦卡锡（John McCarthy）、明斯基（Marvin Lee Minsky）等科学家在美国达特茅斯学院开会研讨"如何用机器模拟人的智能"，首次提出"人工智能"这一概念，标志着人工智能学科的诞生。人工智能是研究开发能够模拟、延伸和扩展人类智能的理论、方法、技术及应用系统的一门新的技术科学，研究目的是促使智能机器会听（语音识别、机器翻译等）、会看（图像识别、文字识别等）、会说（语音合成、人机对话等）、会思考（人机对弈、定理证明等）、会学习（机器学习、知识表示等）、会行动（机器人、自动驾驶汽车等）。人工智能的发展主要分为六个发展时期，具体见表10-1。

表10-1　人工智能发展的几个重要历史时期

序号	时期	年代	典型事件	历史定位
1	第一发展期	1956年至20世纪60年代初	机器定理证明、跳棋程序	人工智能发展的第一个高潮
2	思想反思期	20世纪60年代至70年代初	无法用机器证明两个连续函数之和还是连续函数、机器翻译闹出笑话	发展走入低谷
3	应用发展期	20世纪70年代初至80年代中	专家系统在医疗、化学、地质等领域取得成功	应用发展的第二个高潮
4	低迷发展期	20世纪80年代中至90年代中	专家系统存在的应用领域狭窄、缺乏常识性知识、知识获取困难、推理方法单一、缺乏分布式功能、难以与现有数据库兼容	人工智能发展的第一个瓶颈期
5	稳健发展期	20世纪90年代中至2010年	深蓝超级计算机战胜了国际象棋世界冠军卡斯帕罗夫、IBM提出"智慧地球"	人工智能技术进一步走向实用化
6	快速发展期	2011年至今	图像分类、语音识别、知识问答、人机对弈、无人驾驶等人工智能技术实现了从"不能用、不好用"到"可以用"的技术突破；专家系统在医疗、化学、地质等领域取得成功	人工智能应用发展的新高潮

（引自谭铁牛.人工智能的历史、现状和未来［J］.智慧中国，2019（Z1），87-91.）

三、人工智能的应用领域

（一）生物医疗领域

生物医疗行业高度复杂，是自动化、智能化的难点。随着人工智能技术的迅猛发展，人工智能技术广泛应用于疾病预防、风险监测、新药开发等领域，人工智能在英美等先进国家医疗机构全面实践，人工智能在医学影像识别、医疗智能等领域发挥重要的作用。在临床医学领域，可以实现机器人辅助手术、护理、陪伴等服务，提高医疗服务的整体质量。

首先，人工智能医学智能决策是使计算机学习专业医学知识，对疾病进行诊断。人工智能专家系统可以对疾病的诊断和治疗提供较大的帮助，提高疾病诊断治疗的准确性。人们可以使用人工智能技术对某一疾病进行诊断和预判，了解其转归与预后，并可以通过专家系统给出基础的治疗方案。人工智能系统可以像病理科医生那样不断学习不同的影像数据，通过自主学习记忆大量影像数据，对影像结果进行初始判定，由医生复核快速得出诊断结果。医生也可以使用人工智能技术快速准确地诊断疾病，并可以把典型的影像资料及时进行更新。2012年美国IBM研发人工智能系统Watson，通过自主学习通过了执业医师资格考试。医生积累阅片量有限，但人工智能数量及经验远超人类医生。健康管理系统主要通过对人体健康信息采集，制定个性化监管方案，达到预防疾病发生的目的。目前国内通过人工智能系统采集中医四诊数据研制的中医四诊仪，使人们可以依据仪器判断症候进行调理。

其次，可以使用人工智能技术快速筛选出潜在合适的靶向药物。以往针对某项疾病候选药物的筛选往往要耗费很长时间，需花费巨额资金。计算机与人工智能技术结合使得疾病候选药筛选更加高效准确，大大降低了成本。Atomwise利用人工智能系统筛选埃博拉病毒药物，分析测试7000多种药物后找出两种候选药。2017年，Joseph P在*Oncogene*杂志发表研究成果，筛选出上市药物适应证，系统基于对美国食品药品监督管理局（FDA）批准上市药物大数据筛选与目标疾病匹配，快速发现具有潜在疗效的治疗药物。

再次，在应对新冠病毒大流行监控的过程中，可以使用人工智能和无线测量体温技术和智能视频监控网络，实时监控高速收费站口、景区门口、商场门口等人流量比较大的地方，发现体温超标的目标，可以自动报警实时追踪；可以通过手机App的定位功能或者运营商的网络监控，还原手机使用者过去一段时间内的移动轨迹，方便找寻接触人群和新冠病毒大流行防控；可以使用人工智能机器人，对医院、隔离点等容易感染区域进行空间消毒、送饭和送药等工作。

最后，手术机器人是人工智能在医疗领域核心技术的应用，可以减少人为因素导致的失误，部分手术无须医生操作，由机器人诊断患者疾病，确定手术方案，如2017年我国研发首台自动种牙机器人，将两颗新牙种入患者口腔，快速完成手术。未来人工智能机器人将具备独立的手术能力。

未来，可以为每位患者建立一个电子医疗档案，可以使用基于人工智能技术的医疗指导系统在家"看"病，并自动推荐药物供患者选择，待患者选择后，可以直接通过智能物流系统到患者家中。这样不但可以节约医疗资源，还可以减少看病等待时间。人工智能技术在预防疾病方面，也可以通过统计易感人群的基因信息、生活习惯、饮食习惯等数据，给出某个人可能得某种病的预测，这也有助于人均寿命的提高。

（二）教育领域

自20世纪90年代至今，很多成功的智能导学系统在一定范围内得以推广，并在各类学科教学中显示了其有效性。如教授物理解题Andes，教授代数的Algebra tutor，以对话形式教授学生信息技术、物理、生物等学科的AutoTutor，以虚拟3D环境辅助学生探究学习的Crystal island等。

人工智能技术可以基于教学平台的大数据改进教学方法。传统班级进行教学时，教师对于很多学生，教授的内容往往不能及时更新，且很难兼顾所有学生的情况，难以做到因材施教；人工智能技术可以根据学生之前的学习档案信息，及时推送不同的知识点供学生自主学习，学习结束后及时进行过程评价并对学习效果进行反馈。可以根据学生对某知识点的掌握情况，及时推送新的知识点，并适当增加学习的难度和深度。此外，无论是线上还是线下教学，人工智能技术都可以通过视频监控来实时判断学生的学习状态，并可以自动给出提示信息。由于采用线上教学的方式未来参与人工智能辅助教学的人数会呈指数级增长，人工智能技术可以根据学生的学习情况建立相应的数据库，通过大数据平台的数据，合理地给不同学习程度的学生分配不同风格的教师和不同难度的课程，然后使用户实现对某一知识领域的深度学习。

（三）电子商务领域

在电子商务领域，商家可以更好地使用人工智能技术来进行用户的细分和判断，提供个性化的商业服务。比如，商家可以利用电子商务网站后台的大数据信息（包括用户在电子商务平台的搜索记录、购买习惯，或者在搜索引擎或通过微信、微博发表的留言、图片，转载的文章、视频等）对用户进行详细分类，然后根据用户的个性化需求推荐相应的商品，从而促进了电子商务的繁荣发展。不久的将来，随着虚拟技术的不断推广，消费者可以拥有更好的消费体验。

（四）公共交通领域

人工智能技术可以大大节约人们的出行时间和提高出行体验感。考虑到人工智能在无人驾驶汽车、公共交通领域的不断应用，未来的可以通过视频监控系统、云平台、大数据平台实时反馈的数据，监控各个时刻城市道路拥堵情况及各种交通工具的乘坐率等，可以通过智能推荐系统向用户推荐其喜欢的交通工具、行车路线和错峰出行建议等，还可以及时推送用户周围停车场的车位数量及价格等相关信息，方便用户选择，有效缓解高峰时段公共交通的压力。

（五）农业生产领域

在农业生产领域，人工智能的应用可以更好地实现农业科技的现代化，实时地把农业生产和温度、湿度、土壤等基本信息的变化结合起来，把育种、施肥、灌溉、收割整个农业生产全过程的相关数据通过人工智能专家系统进行管理，真正实现科技农业。

在养殖领域，其养殖场的负责人可以利用人工智能技术监控养殖动物的体温、患病状况、活动能力等指标来判断动物是否健康，是否有传染病，如果发现某一动物出现健康状况的异常，及时开启预警系统，及时进行应急处理，避免进一步的损失。未来还可以通过芯片植入的方式来监控饲养动物的相关信息，对生产、加工、销售的全过程进行监控。

（六）工业领域

人工智能在工业领域的应用主要体现在工业机器人的大量应用上。越来越多的传统制造业领域实现了数字化、智能化的改造，一方面节约了大量的人力资源成本，另一方面也对产品质量的提高提供了强有力的保证。第一，人工智能对机器的故障诊断。人工智能依靠在机械设备上的传感器得知机械设备的生产情况并实时监控，建立故障模型，可以选取其中损失最小的方案进行实施。第二，人工智能在质检环节中的应用。人工智能的出现可以依据生产原材料的特点、生产设备的特点以及生产历史，有针对性地设计质检方案，提高质检速度，降低质检成本。第三，人工智能对生产过程的优化。人工智能可以全程合理规划生产流程，从原材料的合理选用到与之配合的生产设备的订购，人工智能可以通过对远超人脑计算量的数据进行全程计算，从而得出最终合理的生产计划。也可以通过视觉检测、视觉分拣、视觉定位等人工智能应用，来改造工业自动化生产线。第四，人工智能在维修服务方面的应用。随着人工智能技术的发展，可以将设备检修、装配的流程标准化，并利用人工智能的视觉识别技术将每一步的检修、装配动作进行识别固化。当工程师处理完某一故障时，系统会自动给出下一步的操作建议，避免工程师的遗漏。既可以降低对一线工程师的技术要求，也可以避免检修、装配的疏漏，提升了服务质量。

第二节　人工智能在体育康复中的应用及前景展望

人工智能由不同的领域组成，如机器学习、计算机视觉等。人工智能在体育康复中的应用主要集中运动功能的恢复及代偿、上肢精细动作的代偿、智能运动康复训练等方面，可以通过康复机器人、智能可穿戴设备、康复辅助外骨骼等对残障人士或者运动损伤人群进行功能恢复或者功能代偿，来实现其逐步恢复基本运动能力并重返社会或者重返赛场的目的。

一、人工智能在体育康复中的应用概述

人工智能在各个领域的应用越来越多，但就康复医学领域而言，应用人工智能的目的是生产出拥有类似于人类智慧的智能机器。人工智能技术已经被广泛应用于康复医疗领域，如上/下肢康复评估、中医舌像质量评价与分类、中医脉搏诊断与分类、肿瘤检测与诊断等。这些智能算法可以对患者的病情进行客观评估，并取得了很好的效果，具有很大的研究前景。

二、人工智能在体育康复中的具体应用

（一）人工智能在运动功能恢复中的应用

1. 人工智能型假肢

对于下肢截肢的患者，安装合适的假肢进行辅助行走，对其运动功能的恢复尤为重要。在加入了人工智能和仿生技术之后，假肢的生产和设计取得了较大的突破。

（1）仿生假腿

2011年秋，奥索集团制造出世界上第一款作为商品出售的仿生假腿Symbionic，它实际上是一种机器人，带有传感器，能够探测环境变化，判断使用者的意图。其传感器能够决定碳纤维假脚向前摆动的角度。基于视觉和听觉的义肢感受器，能够将原始的传感器数据完全转化成大脑能够解读的信号。所有这些仿生系统都能积极地适应使用者，恢复使用者失去的肢体功能。Symbionic假腿的力量传感器和加速器会追踪假腿相对于环境和使用者的位置。假肢处理器会以1000次/s的频率分析该信号，以决定如何做出最好的反应——何时释放拉力以及何时保持拉力。

Symbionic假腿在迈步时知道自己的位置，能实现基本形式的运动知觉，这需要的不止是一个控制膝盖松紧的脚趾那么简单。如果假肢不小心做出了错误的判断，导致

使用者走路不稳，那么最初的摇晃会启动假肢的"跌倒—恢复"模式。就像假腿的防抱死刹车一样，这时执行器会减慢至停止，膝盖中的磁控流体会变得更加黏稠，产生阻力，整个系统都拉紧以避免使用者跌倒或倾斜。（图10-1）

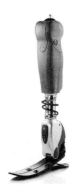

图10-1　奥索集团Symbionic3共生假腿

（图片来源于http://www.hfyfjz.com/display.asp?id=930）

（2）C-Leg四代

奥托博克公司1997年生产出了C-Leg一代，在积累了4万名用户数据的基础上经过不断改进生产出了C-Leg四代（图10-2）。它增强了绊脚恢复功能和防水功能，改进了站姿和摆动控制，增加了直觉站立功能，能够为使用者的日常活动提供更多支持；其高度和功能可以根据需求进行调整；C-Leg四代独有的两个模式能帮助人们更加自信地完成日常生活，可以通过模式选择以满足参加特殊活动的要求，例如骑行、跳舞或高尔夫。使用者还可以用安卓应用或者蓝牙对假肢进行控制和模式调整。

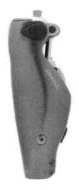

图10-2　C-Leg四代

（图片来源于http://www.granbao.cn/h-pd-19.html）

（3）精灵X3

精灵X3是美国军方与奥托博克公司合作研发的，它是世界上最先进的微处理器假肢（图10-3）。其目标是要研发出更耐用、更智能的假腿，帮助膝上截肢的士兵回归日常生活的正常活动，或者帮助他们继续服役（如果他们选择继续留在部队的话）。另外，其创新性的跑走模式，是短距离跑的理想选择，例如穿过街道、跑过一条走廊或追赶公交。在那种模式下，精灵X3探测到行走到跑步的转变，将自动增大摆动角度，同时消除预弯曲。

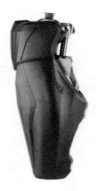

图10-3　精灵X3

（图片来源于http：//www.granbao.cn/h-pd-67.html）

精灵X3能够自动识别使用者的腿在空间的位置，以实现最自然的步态，使用者不必担心绊脚或跌倒，行动中也不必一直关注路面。精灵X3为患者在现实活动中提供的便利，比其他任何一款假肢都要多，能让使用者更加自然地跑步、退步走、跨越障碍等，以及在爬楼梯时不必做大量的补偿运动。这对于过去膝上截肢患者来说是不可能实现的。精灵X3充一次电可使用5d以上。

精灵X3带有5种运动模式，外加消声设置，支持骑行、高尔夫、驾驶等运动。它用到了手提电脑和蓝牙技术，支持遥控功能。必要时，如开会、看电影等情况下，可开启静音模式，以消除假肢的震动和蜂鸣信号声。

2.下肢康复机器人

对于康复机器人的研究，在美国、瑞士、英国、日本等国家都有所发展。20世纪80年代是康复机器人研究的起步阶段，1990年以后康复机器人的研究进入全面发展时期。特别是最近10年，国外相继研制出一些康复训练设备，并进行了初步的临床实验，取得了一些研究成果。

（1）瑞士Lokomat——全自动机器人步态评估训练系统

瑞士联邦理工学院和瑞士Balgrist大学联合研制的步行康复训练机器人系统Lokomat具有两条外骨骼腿，每一条腿有髋关节、膝关节两个自由度，通过把各个关节的角位移转换为直线位移，分别由电机驱动的滚珠丝杠机构来实现关节运动。踝关节的运动由弹性拉紧装置通过人体脚部在跑步机上的运动自然实现。

人体下肢被固定在两条外骨骼腿上，根据患者康复状况的不同，上部通过砝码减重装置减轻患者脚部受力。所有运动部分均有相应传感器来同步测量其位移、速度、力和力矩等相关参数，并通过显示屏实时显示相关值。通过调节相关参数，来改变患者重量的大小和步态运动。患者主动训练控制模式阶段，由于患者加强主动参与性，增加作用力在外骨骼助行腿上，导致外骨骼助行腿关节驱动力矩发生改变，影响外骨骼步态轨迹的变化，助行腿跟随患者步态轨迹运动，为此，阻抗控制、步态控制、步态轨迹自适应控制、生物反馈控制等方法被研究，在Lokomat上实验证明了这些控制方法的有效性。

（2）美国德拉华大学外骨骼系统

美国德拉华大学在 2007年研制出了一种机械化的步态训练机构，该机构的髋关节有两个自由度，其中一个在矢状面，另一个做外展内收运动。在膝关节有一个与大腿部分相关的一个自由度。该器件还具有一个连接小腿的足部，有一个踝关节的自由度。关节的驱动由伺服电机来实现（图10-4）。德拉华大学研究的主要创新在于其开发了三种针对步态康复训练的控制器，即轨迹跟踪控制器、设定点PD控制器和力场控制器，并通过实验取得了不错的成果。

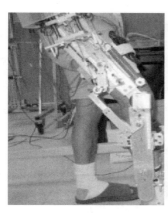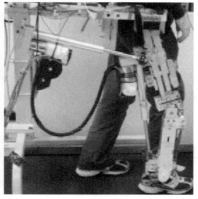

图10-4　美国Delaware大学的被动式和主动式外骨骼系统

（左图引自SK Agrawal的研究；右图片引自Kyle Winfree的研究）

（3）英国可穿戴辅助训练下肢外骨骼装置

英国Salford大学的Nelson Costa等研究者开发了可穿戴辅助训练下肢外骨骼装置。该系统有10个自由度，每条腿的髋关节有3个自由度，膝关节有1个自由度，踝关节有1个自由度。驱动方式采用气动人工肌肉驱动关节运动，且3个关节都为主动驱动。其他特点：腿部结构简单；支杆采用铝材料，关节部分是钢构成，所以外骨骼质量轻；驱动器尽可能靠近关节，使其结构紧凑。采用无线网络的通讯技术，通过带有阀门驱动的微控制器来控制系统。

（4）HAL外骨骼系统

2008年，由日本筑波大学研究成功的高科技混合辅助肢体（混合辅助肢体，HAL）正式发布。在外骨骼上安装一系列的传感器，当肢体移动时，传感器收集大脑发送到肌肉的脉冲信号，并使相应的肢体摆动。HAL的驱动依赖于生物电传感器，其能够收集皮肤上的生物电信号以识别用户的意图。为了驱动外骨骼系统进行相应的动作，HAL可以通过构思驱动器驱动更高级别的操作。

（5）中科院下肢外骨骼机器人

中国科学院深圳先进技术研究院研制的一款下肢外骨骼机器人。该外骨骼由小型化的动力系统及欠驱动机械结构组成，具有8个自由度，其中4个自由度由电机通过滚珠丝杠驱动，采用基于力、位置的控制策略。通过传感器采集人体运动过程中关节的角度和角速度，能够较好地根据实际环境要求调整行走过程中的步态，并通过大量的临床穿戴行走试验，建立基于康复机理的科学步态规划，可用于下肢功能障碍患者的功能恢复。

（二）人工智能在上肢功能康复中的应用

上肢功能的恢复对残障人士或者偏瘫、截瘫患者尤为重要，是提高其生活质量的关键因素。近年来，随着人工智能技术的不断深入，模块化假肢、智能机械手等产品不断涌现。

1.智能化上肢假肢

（1）模块化假肢

模块化假肢（MPL），由约翰霍普金斯大学研发，有望实现神经直接控制，这也是人们相信的仿生义肢的终极阶段。将电极植入实验对象的现有神经，或穿过颅骨将电极植入大脑皮层，实验对象可以将想法转换成行动。在2010年匹兹堡大学进行的一项研究中，一位四肢瘫痪者曾用MPL的假手握紧他女朋友的手。

通过反复试验，处理器将学会解读使用者的想法，能够完成的动作越来越多。迈克尔·麦克洛夫林（Michael McLoughlin）说："这个系统很聪明而且必须聪明，其算法能解读患者想做什么，然后就去做出来。"换言之，MPL假臂并不是真正由意念控制。电极传递指令，但并不是手臂自己决定如何执行指令。或者说，手臂是由机器网络组成的，包括每一个关节、每一根手指及其处理器。

（2）米开朗基罗之手

奥托博克公司制造的米开朗基罗之手，是目前可获得的技术最先进、功能性最强的假手。作为新型"轴突–巴士"（Axon-Bus®）假肢系统的核心，它为使用者提供了无与伦比的便利和活动自由度。米开朗基罗之手的拇指，能通过肌肉信号单独定位，这使该款假手能够做到的动作，比任何其他可获得的假手都要多。这款假手配备有两组驱动单元，以实现高度自然的活动模式。主驱动单元负责抓握活动和提供力量，拇指驱动单元使得拇指能够沿着另外一个轴活动，包括摊开手掌和侧捏等。拇指、食指和中指是主动驱动的，无名指和小指被动驱动，且自然地随着其他手指活动。米开朗基罗之手能帮助使用者轻松完成日常活动，如做饭、开车甚至打牌等。（图10-5）

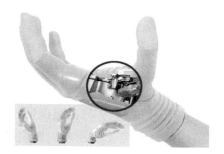

图10-5 米开朗基罗之手（Michelangelo® Hand）

（图片引自https://www.ottobock.com/en/search-results#stq=Michelangelo&stp=1）

（3）Bebionic仿生机械手

Bebionic仿生手由英国设计，并由RSLSteeper公司生产，并向全球供应。Bebionic仿生手第一代，是在2010年5月，德国莱比锡的世界大会和职业矫正与修复技术贸易展上发布的。Bebionic仿生手使用了单独的电机和微处理器。这款仿生假手依靠截肢者二头肌和三头肌中产生的电脉冲，这些电脉冲将假手移动到正确的位置。这款最尖端的机器手使用了337个机械部件，有改善速度和力度的磁性部件，和提高抓握精准度的气泡指尖。这款尺寸较小的仿生手，能模仿真手的性能，具有14种不同的精确抓握模式。手臂中装有受肌肉驱动传感器，每根手指都有独立的马达，能独自进行活动。（图10-6）

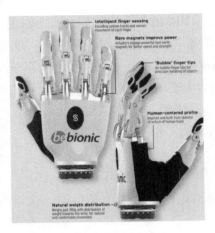

图10-6 仿生机械手

（图片引自https：//en.wikipedia.org/wiki/Bebionic）

这款仿生手装有强大的微处理器，能实时监控每根手指的位置，以对手部活动进行有效的控制；能对微小的动作进行精准控制；有四种腕关节可选（快速脱开式、多维弯曲式、普通弯曲式和短腕式），每种都有自己独特的功能性；非常牢固，能搬运高达99lb（约45kg）的重物；内置平衡软件，可以无线遥控、监测和设定。

（4）Dextrus假手

2014年10月24日，一名出生时左手手指未完全成形的5岁女孩成为英国第一个用3D打印技术制作的假手的孩子。美国e-NABLE团队为其设计了一只电动手臂，该假臂采用3D打印技术制做，使用了伺服系统和电池，通过肌电进行驱动。

Dextrus假手采用了电动马达代替肌肉，用钢索代替肌腱。3D打印的塑料部件起到了骨头的作用，橡胶涂层充当皮肤。所有这些部件都由电子器件控制，使其能运动自如，并抓握不同的物体。Dextrus假手可以用标准连接器连接到现有假肢上，还可以通过粘贴在皮肤上的电极，读取剩余肌肉发出的信号，并由此来控制假手开合。

2. 上肢康复机器人

（1）MIT手臂康复训练机

针对偏瘫患者的上肢恢复训练，1991年MIT研制了第一台上肢康复训练机器人系统——手臂康复训练机 MIT-MANUS（图10-7），与一般的工业机器人不同，MIT-MANUS尽管在机械设计方面考虑到了安全性、稳定性以及与患者距离物理接触的柔顺性，但不具有穿戴性，主要针对患者手臂（肩关节、肘关节、腕关节）的康复训练，不涉及手部各个指关节的功能训练。

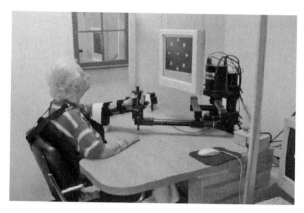

图10-7　手臂康复训练机MIT-MANUS

（图片引自Bruce T Volpe的研究）

（2）Hand Mentor腕部康复机械人

美国KMI公司在手部康复机械人领域也取得了一定的研究成果。该公司生产的Hand Mentor主要用于脑卒中偏瘫患者手腕功能的恢复。Hand Mentor首先鼓励患者尽力伸展手腕，到达伸展极限时，Hand Mentor启动气动装置辅助患者将手部腕关节完全伸展开，以达到康复效果。

（3）基于视觉交互的手部运动功能康复系统

丁伟利等设计的基于视觉交互的手部运动功能康复系统硬件部分包括个人计算机、普通摄像头、可调高度的简易平板和简易辅助训练器件（如积木、细棒等）。其中个人计算机用来进行仿真场景生成以及视觉运算；摄像头用来获取人手的位置信息；简易平板和简易辅助训练器件主要用来辅助患者产生较为真实的力触觉感知。它可以利用视频演示正确的训练方式，供患者学习；也可以构建虚拟训练场景，并可以针对手部功能的康复，设计虚拟训练动作；还可以通过对手部轮廓的识别和动作完成时间的判断，评定动作训练效果。

（4）手功能智能康复系统

国内目前出现了一种手功能智能康复系统，其本质是一个外骨骼机器手，能够在写字、抓握等功能方面对患者进行康复。它是通过穿戴有5个电机驱动的手套，在3D视频、色彩、声音的引导下，通过运动想象、镜像治疗、主被动、双手运动、任务导向的训练，能够促进手功能精细动作和力行抓握的康复，同时促进患者认知功能、手眼协调、本体感觉的恢复。该系统定制的易于穿戴的手套富有弹性，且拥有5个独立的电机，可灵活地、相互独立地控制每个手指伸展屈曲，另外它的减重浮动支臂系统，能够根据患者上肢的重量和能力，来调节补偿力的大小，可活动自如地配合手进行功能性训练。它的交互系统可以有12种以上训练模式，可以利用镜像刺激、运动想象、任务导向等方式对患者进行康复训练。

（三）脑机接口技术在神经功能康复中的应用

脑机接口（brain-computer interface，BCI）技术是近年来研究的热点之一，形成于20世纪70年代。1999年，第一次BCI国际会议给出了BCI的定义，即"脑机接口是一种不依赖于正常的由外周神经和肌肉组成的输出通路的通讯系统"。近年来，脑机接口技术也广泛应用于运动神经元康复领域。

1. 脑机接口外骨骼

2014年，加拿大Ritik Looned等利用可穿戴的机械臂外骨骼、功能性电刺激（FES）和无线脑机接口设备，成功地使患者实现了独立饮用一杯水的心愿。

2016年，Mazoon S等研发了一款基于脑机接口手部外骨骼（图10-8）。手部的外骨骼主要包括三个主要部分：四个手指和三层滑动弹簧机构，一个固定患者拇指的延伸部分，以及连接所有手指和线性执行器的主体，在经过训练之后，受试者可以准确地完成抓住和释放一个轻泡沫球。

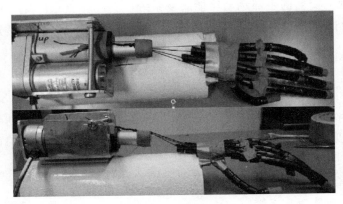

图10-8　脑控手部外骨骼

（图片来源于Maamari，MazoonSAl等2016年的研究）

2015年意大利PERCRO实验室提出了由运动想象（motor imagery，MI）的BCI系统触发的8自由度的上肢机器人外骨骼，用于脑卒中患者的抓握/释放的康复，实验得到运动想象分类的正确率为82.51%±2.04%。

2017年，印度理工学院的AnirbanChowdhury等研究出一种结合脑电（EEG）和肌电信号的新方法，使用光谱功率相关来创建用于控制手外骨骼的混合BCI设备，对用户的抓握尝试和静止状态进行分类，在成功检测到抓握尝试后，混合BCI触发手外骨骼以执行手指屈伸运动。

2. Neuralink设备LINK V0.9

LINK V0.9脑机接口技术具体来说，就是通过一台小手术机器人，像微创眼科手术一样安全无痛地在脑袋上穿孔，向大脑内快速植入芯片，实时读取脑电波，无线对外传输，并可以用手机控制。传感器设备Link V0.9，直径23mm，厚度8mm，一个硬币大小，植入人们颅顶部位后，与人脑连接（图10-9）。植入后，这个"小硬币"，就可以无线传输脑电波数据，让脑—机之间获得实时传输能力。这次是无线传送，电线连接在设备1cm以内，在大脑皮层中就可以获得实时信号，与手机"蓝牙"连接。更奇妙的是这种设备使用感应充电，只需晚上充电，白天能用一整天，甚至可以无线充电。

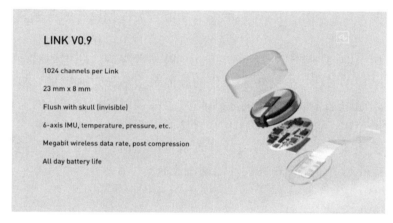

图10-9　脑机接口LINK V0.9

（图片引自http：//baijiahao.baidu.com/s?id=1676333463000819971&wfr=spider&for=pc）

三、人工智能在体育康复领域的展望

人工智能技术的不断发展，也为体育康复技术的发展带来了无限的可能性，未来人工智能技术将在以下方面进行不断探索，取得新的突破。

（一）连接神经的假肢

麻省理工学院的休·赫尔研究的BiOM智能踝足假肢能够对肌肉收缩做出反应，相应地调节扭矩和功率，使假肢的控制更加完善，能帮助使用者行走速度更快、更加省力、更加自然、减少关节受力，可以根据不同的地形、地面，选择不同的行走模式。赫尔还要做进一步的研究，他将与外科医生和其他研究员合作，研究能让神经系统直接控制仿生义肢的方法，未来几年他希望能在人类身上实现这一想法。赫尔希望能将电子器件连接于手术伤口处的周围神经，使患者能够通过现有的神经控制仿生义肢，甚至能感受假肢的知觉。

（二）智能化假肢DIY

智能化假肢由于价格昂贵，一直以来普及推广的难度较大，基于此，3D打印假肢取得了很大的进步。新的塑料和其他材料，如碳纤维，使假肢变得更强更轻，限制了操作假肢所需的额外能量。这对股骨部位截肢者尤为重要。额外的材料使假肢看起来更加真实，这对桡动脉（低于肘部）和经肱骨部位截肢者很重要，因为他们更有可能暴露假肢。许多公司正利用3D打印机的强大功能，为医疗设备的落后领域带来更新的设计。

除了新材料，在假肢上使用电子产品也变得非常普遍。肌电假肢通过将肌肉运动转化为电信号来控制肢体，这比电缆操作的肢体更为常见。肌电信号被电极接收，信号被整合，一旦超过某个阈值，假肢控制信号就会被触发，这就是所有的肌电控制本质上都是延后的原因。相反，电缆控制是直接的、物理的，并通过它提供了一定程度的直接力反馈，而肌肉电控制则没有。计算机也广泛应用于四肢的制造。计算机辅助设计和计算机辅助制造常用于辅助设计和制造假肢。

（三）全脑接口

Neuralink的终极目标是打造出"全脑接口"（whole-brain interface），使脑中几乎所有的神经元都能够与外界顺畅沟通。这种设备将完全融入脑，以至于在感觉上，全脑接口就是"身体的一部分"。这种接口能让脑无线连接到云，从而能和计算机，甚至其他拥有同样接口的脑连接。这样，脑和外界之间的信息交流就会变得轻而易举。

当然，我们离实现这一天还有很远的路要走，因为实现这一目标最大的困难在于，真要对每个脑神经元都建立"微观层面的电极—神经元接口"，不仅要考虑到脑中庞大的神经元数量（800亿以上），还要考虑当前的技术极限——仅能在脑内安置几百个电极，每个电极一次最多同时测量大约500个神经元。这样算下来，要想同时测量800亿个神经元是不可能的。所以，能同时记录的神经元数（马斯克称为"带宽"）就成了全脑接口的瓶颈。

Neuralink计划遇到的第二个困难是如何把电极植入脑内。目前所有无创记录脑活动的技术，要么空间分辨率方面很差，远远达不到记录单个神经元活动的层次，要么时间分辨率极差，不能实时记录变化迅速的脑活动。不用说单神经元记录，即使是少量神经元记录，目前的技术都需要带有创伤性的开颅手术，而只有当患者面临生命危险时才可能接受。但是Neuralink的长远目标是人机融合，这就要求健康人也接受开颅手术。如此一来，安全问题就成了一大障碍。另外，颅内植入手术价格昂贵，而且只有技术高超的神经外科专家才能做，故而难于普及。

即便如此，我们也可以大胆预见，全脑接口真的有一天会实现。

本章撰写者：王玮（安阳师范学院体育学院）

参考文献

［1］黄山，薛鹏.体育康复教学的探索与实践［J］.菏泽学院学报，2017，39（5）：128-130.

［2］荣湘江，姚鸿恩.体育康复学［M］.北京：人民体育出版社，2008.

［3］邹克扬，贾敏.体育康复［M］.北京：北京大学出版社，2011.

［4］世界卫生组织，世界银行.世界残疾报告（国际中文版）［M］.邱卓英，译.日内瓦：世界卫生组织，2013.

［5］黄文，汤细腊.老年慢性疾病体育康复服务的研究［J］.体育时空，2015，16：26.

［6］李雪斌，李雪萍.康复医学（第二版）［M］.南京：江苏凤凰科技出版社，2018：7.

［7］张宏.康复医学［M］.北京：北京中医药出版社，2017：8.

［8］JeMe Cioppa-Mosca，Janet B Cahill，et al.骨科术后康复指南［M］.陆芸，周谋望，李世民，译.天津：天津科技翻译出版公司，2007.

［9］白荣杰，殷玉明，娄路馨.实用骨科影像学［M］.北京：科学出版社，2018.

［10］王安利，矫伟，钱菁华.运动康复技术［M］.北京：北京体育大学出版社，2015.

［11］Kimberly，A Sackheim.康复医学临床手册［M］.周谋望，刘楠编，译.北京：北京大学医学出版社，2019.

［12］王煜.运动软组织损伤学［M］.成都：四川科技出版社，2010.

［13］周谋望，陈亚萍，葛杰.骨关节损伤与疾病康复治疗方案及图解［M］.北京：清华大学出版社，2007.

［14］国家心血管病中心.中国心血管病报告［R］.北京：中国大百科全书出版社，2018.

［15］国家卫生和计划生育委员会.2016中国卫生和计划生育统计年鉴［R］.北京：中国协和医科大学出版社，2016.

［16］Arnett D K，Blumenthal R S，Albert M A，et al.2019 ACC/AHA Guideline on the Primary Prevention of Cardiovascular Disease：A Report of the American College of Cardiology/American Heart Association Task Force on Clinical Practice Guidelines［J］.Circulation，2019，140（11）：e596-e646.

［17］王吉耀.内科学（下册）［M］.北京：人民卫生出版社，2010.

［18］丁荣晶，胡大一，马依彤. 冠心病患者运动治疗中国专家共识［J］. 中华心血管病杂志，2015，43（7）：575-588.

［19］刘遂心，丁荣晶，胡大一. 冠心病康复与二级预防中国专家共识［J］. 中华心血管病杂志，2013（4）：267-275.

［20］Pollock M L，Franklin B A，Balady G J，et al. AHA Science Advisory. Resistance exercise in individuals with and without cardiovascular disease：benefits，rationale，safety，and prescription：An advisory from the Committee on Exercise，Rehabilitation，and Prevention，Council on Clinical Cardiology，American Heart Association； Position paper endorsed by the American College of Sports Medicine ［J］. Circulation，2000，101（7）：828-33.

［21］Hambrecht R，Adams V，Erbs S，et al. Regular physical activity improves endothelial function in patients with coronary artery disease by increasing phosphorylation of endothelial nitric oxide synthase［J］. Circulation，2003，107（25）：3152-3158.

［22］Dimmeler S，Zeiher A M. Exercise and cardiovascular health：get active to "AKTivate" your endothelial nitric oxide synthase［J］. Circulation，2003，107（25）：3118-3120.

［23］Lenk K，Uhlemann M，Schuler G，et al. Role of endothelial progenitor cells in the beneficial effects of physical exercise on atherosclerosis and coronary artery disease ［J］. J Appl Physiol（1985），2011，111（1）：321-328.

［24］De Keulenaer G W，Chappell D C，Ishizaka N，et al. Oscillatory and steady laminar shear stress differentially affect human endothelial redox state：role of a superoxide-producing NADH oxidase［J］. Circ Res，1998，82（10）：1094-1101.

［25］Fleenor B S，Marshall K D，Durrant J R，et al. Arterial stiffening with ageing is associated with transforming growth factor-β1-related changes in adventitial collagen：reversal by aerobic exercise［J］. J Physiol，2010，588（Pt 20）：3971-3982.

［26］Momma H，Niu K，Kobayashi Y，et al. Skin advanced glycation end product accumulation and muscle strength among adult men［J］. Eur J Appl Physiol，2011，111（7）：1545-1452.

［27］Laughlin M H，Oltman C L，Bowles D K. Exercise training-induced adaptations in the coronary circulation［J］. Med Sci Sports Exerc，1998，30（3）：352-360.

［28］Jiang H K，Miao Y，Wang Y H，et al. Aerobic interval training protects against myocardial infarction-induced oxidative injury by enhancing antioxidase system and mitochondrial biosynthesis［J］. Clin Exp Pharmacol Physiol，2014，41（3）：192-201.

［29］Ribeiro F，Alves A J，Teixeira M，et al. Exercise training increases interleukin-10 after an acute myocardial infarction：a randomised clinical trial［J］. Int J Sports Med，2012，33（3）：192-198.

［30］Church T S，Lavie C J，Milani R V，et al. Improvements in blood rheology after cardiac rehabilitation and exercise training in patients with coronary heart disease［J］. Am Heart J，2002，143（2）：349-355.

［31］Leon A S. Exercise following myocardial infarction. Current recommendations［J］. Sports Med，2000，29（5）：301-311.

［32］Joyner M J. Effect of exercise on arterial compliance［J］. Circulation，2000，102（11）：1214-1215.

［33］Leitch J W，Newling R P，Basta M，et al. Randomized trial of a hospital-based exercise training program after acute myocardial infarction：cardiac autonomic effects［J］. J Am Coll Cardiol，1997，29（6）：1263-1268.

［34］Perk J，De Backer G，Gohlke H，et al. European guidelines on cardiovascular disease prevention in clinical practice（version 2012）：The fifth joint task force of the European society of cardiology and other societies on cardiovascular disease prevention in clinical practice（constituted by representatives of nine societies and by invited experts）［J］. Eur Heart J，2012，33（13）：1635-1701.

［35］Fletcher G F，Ades P A，Kligfield P，et al. Exercise standards for testing and training：A scientific statement from the American Heart Association［J］. Circulation，2013，128（8）：873-934.

［36］Kodama S，Saito K，Tanaka S，et al. Cardiorespiratory fitness as a quantitative predictor of all-cause mortality and cardiovascular events in healthy men and women：a meta-analysis［J］. JAMA，2009，301（19）：2024-2035.

［37］Haykowsky M，Scott J，Esch B，et al. A meta-analysis of the effects of exercise training on left ventricular remodeling following myocardial infarction：start early and go longer for greatest exercise benefits on remodeling［J］. Trials，2011，12：92.

［38］Rognmoø，Hetland E，Helgerud J，et al. High intensity aerobic interval exercise is superior to moderate intensity exercise for increasing aerobic capacity in patients with coronary artery disease［J］. Eur J Cardiovasc Prev Rehabil，2004，11（3）：216-222.

［39］Haskell W L. Cardiovascular complications during exercise training of cardiac patients［J］. Circulation，1978，57（5）：920-924.

［40］Digenio A G，Sim J G，Dowdeswell R J，et al. Exercise-related cardiac arrest in cardiac rehabilitation. The Johannesburg experience［J］. S Afr Med J，1991，79（4）：188-191.

［41］Franklin B A，Bonzheim K，Gordon S，et al. Safety of medically supervised outpatient cardiac rehabilitation exercise therapy：a 16-year follow-up［J］. Chest，1998，114（3）：902-906.

［42］Sharman J E，La Gerche A，Coombes J S. Exercise and cardiovascular risk in patients with hypertension［J］. Am J Hypertens，2015，28（2）：147-158.

［43］刘向辉，陈松娥. 高血压病运动康复的研究进展［J］. 邵阳学院学报（自然科学版），2004（4）：115-118.

［44］《中国高血压防治指南》修订委员会. 中国高血压防治指南（2018年修订版）［J］. 中国心血管杂志，2019，24（1）：24-56.

［45］陈慧. 美国预防、检测、评估和治疗高血压全国联合委员会第七次报告（JNC-Ⅶ）内容简介［J］. 高血压杂志，2003（4）：7-10.

［46］黄科，程志清. 运动疗法治疗高血压病的研究进展［J］. 心血管康复医学杂志，2004（1）：87-88.

［47］张宝慧. 运动对心脏康复的有益作用［J］. 心血管康复医学杂志，2003（S1）：499-503.

［48］吴闽芳. 中等强度有氧运动康复治疗在原发性高血压患者中的应用探讨［J］. 心血管病防治知识（学术版），2019，9（17）：8-10.

［49］杨京辉，汪亚群，楼青青，等. 高强度间歇运动对糖尿病前期患者糖脂代谢的影响［J］. 中国康复医学杂志，2017，32（8）：907-911.

［50］Guimarães G V，Ciolac E G，Carvalho V O，et al. Effects of continuous vs. interval exercise training on blood pressure and arterial stiffness in treated hypertension［J］. Hypertens Res，2010，33（6）：627-632.

［51］Liou K，Ho S，Fildes J，et al. High Intensity Interval versus Moderate Intensity Continuous Training in Patients with Coronary Artery Disease：A Meta-analysis of Physiological and Clinical Parameters［J］. Heart Lung Circ，2016，25（2）：166-174.

［52］Boutcher Y N，Boutcher S H. Exercise intensity and hypertension：What's new？［J］. J Hum Hypertens，2017，31（3）：157-164.

［53］Xiong X，Wang P，Li X，et al. Qigong for hypertension：a systematic review［J］. Medicine（Baltimore），2015，94（1）：e352.

［54］Thompson P D，Arena R，Riebe D，et al. ACSM's new preparticipation health screening recommendations from ACSM's guidelines for exercise testing and prescription，ninth edition［J］. Curr Sports Med Rep，2013，12（4）：215-217.

［55］托马斯·R.贝希勒，韦恩·L.威斯科特. 中老年人力量训练指南［M］. 2版.张佳兴，等译. 北京：人民邮电出版社，2019.

［56］田彦明. 呼吸—交感神经偶联在高血压发病中的作用及其机制研究［D］. 石家庄：河北医科大学，2017.

［57］NCD Risk Factor Collaboration（NCD-RisC）. Trends in adult body-mass index in 200 countries from 1975 to 2014：a pooled analysis of 1698 population-based measurement studies with 19.2 million participants［J］. Lancet，2016，387（10026）：1377-1396.

［58］Baskaran，Charumathi，Kandemir，et al. Update on endocrine aspects of childhood obesity［J］. Current opinion in endocrinology，diabetes，and obesity，2018，25（1）：55-60.

［59］Stephanie T Chung，Anthony U Onuzuruike，Sheela N Magge.Cardiometabolic risk in obese children.［J］. Annals of the New York Academy of Sciences，2018，1411（1）：166-183.

［60］Sophie N Ravanbakht，Asheley C Skinner，Eliana M Perrin.Early Prevention and Treatment Interventions for Childhood Obesity［J］. Current Pediatrics Reports，2017，5（4）：199-203.

［61］中华医学会内分泌学分会肥胖学组. 中国成人肥胖症防治专家共识［J］. 中华内分泌代谢杂志，2011，27（9）：711-717.

［62］刘灿模. 游泳作为运动处方主要锻炼内容的研究［J］. 体育科技文献通报，2012，20（11）：92-92，108.

［63］Xu Wang L，He J，et al.Prevalence and control of diabetes in Chinese adults［J］. JAMA，2013，310（9）：948-959.

［64］唐红梅，施榕.2型糖尿病的运动疗法［J］. 上海预防医学杂志，2004，16（2）：56- 59.

［65］张雪，潘明玲，戴娇娇.2型糖尿病与运动疗法［J］. 商品与质量，2011（S8）：216.

［66］Duruturk N，Acar M，Dorul M I. Effect of Inspiratory Muscle Training in the Management of Patients With Asthma：A RANDOMIZED CONTROLLED TRIAL［J］. Journal of cardiopulmonary rehabilitation and prevention，2018，38（3）：1.

［67］Shei R J，Paris H L R，Wilhite D P，et al. The role of inspiratory muscle training in the management of asthma and exercise-induced bronchoconstriction［J］. The Physician and Sportsmedicine，2016，44（4）：327-334.

［68］Yang Z Y，Zhong H B，Mao C，et al. Yoga for asthma［J］. Sao Paulo Medical Journal，2016，4（4）：CD010346.

［69］Ricketts H C，Cowan D C. Asthma，obesity and targeted interventions［J］. Current Opinion in Allergy and Clinical Immunology，2019，19（1）：68-74.

［70］Toennesen L L, Meteran H, Hostrup M, et al. Effects of Exercise and Diet in Nonobese Asthma Patients-A Randomized Controlled Trial［J］. J Allergy Clin Immunol Pract, 2017, 6（3）: 803-811.

［71］Zampogna E, Centis R, Negri S, et al. Effectiveness of pulmonary rehabilitation in severe asthma: a retrospective data analysis［J］. Journal of Asthma, 2019: 1-12.

［72］Yorke J, Adair P, Doyle A M, et al. A randomised controlled feasibility trial of Group Cognitive Behavioural Therapy for people with severe asthma［J］. Journal of Asthma, 2016, 54（5）: 543-554.

［73］NCD Risk Factor Collaboration（NCD-RisC）. Trends in adult body-mass index in 200 countries from 1975 to 2014: a pooled analysis of 1698 population-based measurement studies with 19.2 million participants［J］. Lancet, 2016, 387（10026）: 1377-1396.

［74］Baskaran, Charumathi, Kandemir, et al. Update on endocrine aspects of childhood obesity［J］. Current opinion in endocrinology, diabetes, and obesity, 2018, 25（1）: 55-60.

［75］Stephanie T Chung, Anthony U Onuzuruike, Sheela N Magge.Cardiometabolic risk in obese children［J］. Annals of the New York Academy of Sciences, 2018, 1411（1）: 166-183.

［76］Sophie N Ravanbakht, Asheley C Skinner, Eliana M Perrin.Early Prevention and Treatment Interventions for Childhood Obesity［J］. Current Pediatrics Reports, 2017, 5（4）: 199-203.

［77］中华医学会内分泌学分会肥胖学组. 中国成人肥胖症防治专家共识［J］. 中华内分泌代谢杂志, 2011, 27（9）: 711-717.

［78］刘灿模. 游泳作为运动处方主要锻炼内容的研究［J］. 体育科技文献通报, 2012, 20（11）: 92, 108.

［79］王强, 黄富表, 颜如秀, 等. 双侧运动训练对脑卒中恢复期上肢运动功能障碍的疗效［J］. 中国康复理论与实践, 2015, 21（7）: 821-825.

［80］范亚蓓. 脊髓损伤截瘫患者有氧运动方式及效果的探讨研究［D］. 南京: 南京医科大学, 2017.

［81］林光华. 神经物理治疗学: 第二版［M］. 台北: 禾丰书局有限公司, 2020.

［82］吴霜, 刘春风, 楚兰, 等.等速运动训练对不完全脊髓损伤患者肌耐力和社区步行的影响［J］. 中华物理医学与康复杂志, 2016, 38（12）: 900-903.

［83］尹正录, 孟兆祥, 王继兵, 等.悬吊运动训练对不完全截瘫患者平衡及步行能力的影响［J］. 中华物理医学与康复杂志, 2017, 39（2）: 114-116.

［84］许光旭, 蔡可书. 脊髓损伤物理治疗学［M］. 北京: 电子工业出版社, 2019.

［85］贾建平，陈生第. 神经病学［M］. 北京：人民卫生出版社（第8版），2018.

［86］宋鲁平，王强. 帕金森病康复中国专家共识［J］. 中国康复理论与实践，2018，24（7）：745-752.

［87］李伟，公维军，高磊，等.《欧洲帕金森病物理治疗指南》康复方案解读［J］. 中国康复理论与实践，2020，26（5）：614-620.

［88］美国运动医学学会. ACSM运动测试与运动处方指南（第十版）［M］. 王正珍，等译. 北京：北京体育大学出版社，2019.

［89］Janet H Carr，Roberta B Shepherd. 神经康复：优化运动技能［M］. 王宁华，黄真，译. 北京：北京大学医学出版社，2015.

［90］王茂斌，Bryan JO'Young，Christopher DWard. 神经康复学［M］. 北京：人民卫生出版社，2009.

［91］王强，黄富表，颜如秀，等. 双侧运动训练对脑卒中恢复期上肢运动功能障碍的疗效［J］. 中国康复理论与实践，2015，21（7）：821-825.

［92］刘珏，朱玉连，杜亮，等. PNF技术躯干模式强化训练对早期脑卒中偏瘫患者功能恢复的影响［J］. 中国康复，2018，33（3）：184-187.

［93］张颖，乔蕾. 健身功法与脑卒中康复［M］. 上海：上海科学技术出版社，2019.

［94］朱小伶. 人工智能技术在智能医疗领域的应用综述［J］. 无人系统技术，2020，3（3）：25-31.

［95］谭铁牛. 人工智能的历史、现状和未来［J］. 智慧中国，2019（Z1），87-91.

［96］徐刚. COVID-19疫情背景下人工智能在有关领域应用的分析和预测［J］. 洛阳师范学院学报，2020（8）：8，46-48.

［97］Koedinger，K R，Anderson，et al. Intelligent tutoring goes to school in the big city［J］. International Journal of Artificial Intelligence in Education（IJAIED），1997，8：30-43.

［98］Nye，B D，Graesser，et al. AutoTutor and family：A review of 17 years of natural language tutoring［J］. International Journal of Artificial Intelligence in Education，2014，24（4）：427-469.

［99］贾瑞锋. 人工智能在工业领域的应用探究［J］. 中国新通信，2020（10）：12-13.

［100］Lunenburger L，Colombo G，Riener R，et al. Clinical assessments performed during robotic rehabilitation by the gait training robot Lokomat［C］. Proceedings of the IEEE 9th International Conference on Rehabilitation Robotics，2005：345-348.

［101］Faolo D，Eugenio G. Robotic for medical applications［J］. IEEE Robotics and Automation Magazine，1996，54（6）：44-56.

［102］曹玉灵，马超，伍少玲，等.早期综合康复对脑卒中患者运动功能和ADL能力的影响［J］.中国康复医学杂志，2006（11）：1029-1030.

［103］Dallaway J L，Jackson R D，Timmers PHA. Rehabilitation robotics in Europe ［J］. IEEE Transactions on Rehabilitation Engineering，1999，3（2）：35-45.

［104］孙立宁，何富君，杜志江，等.辅助型康复机器人技术的研究与发展［J］.机器人，2006，28（3）：355-360.

［105］Hidler J，Wisman W，Neckel N . Kinematic trajectories while walking within the Lokomat robotic gait-orthosis ［J］. Clinical Biomechanics，2008，23（10）：1251-1259.

［106］Agrawal S K，Fattah A. Theory and design of an orthotic device for full or partial gravity-balancing of a human leg during motion ［J］. 2004，12（2）：157-165.

［107］Sophia，kousidou N. "Soft" exoskeletons for upper and lower body rehabilitation-design，control and testing ［J］. International Journal of Humanoid Robotics，2007.

［108］丁伟利，代岩，苏玉萍，等. 基于视觉交互的手部运动虚拟康复系统 ［J］. 系统仿真学报，2012，（24）9：2027-2029.

［109］Barsotti M，Leonardis D，Loconsole C，et al. "A full upper limb robotic exoskelton for reaching and grasping rehabilitation triggered by MI-BCI" 2015 ［J］. IEEE International Conference on Rehabilitation Robotics（ICORR），2015：49-54.

［110］Chowdhury A，Raza H，Dutta A，et al. EEG-EMG based Hybrid Brain Computer Interface for Triggering Hand Exoskeleton for Neuro-Rehabilitation ［J］. 2017，（6）45：1-6.

［111］翟文文.上肢康复训练机器人的脑机接口系统研究［D］.济南：山东建筑大学，2018.